全国高等医药院校药学类专业第六轮规划教材

U0741650

医药电子政务实验

（供药学类专业用）

主　编　孟令全
副主编　罗　刚　王　闯　周　莹　刘丹丹　范广伟
编　者　（以姓氏笔画为序）

王　闯（沈阳药科大学）　　　　　　王　素（沈阳药科大学）

王秋力（沈阳药科大学）　　　　　　朱　虹（哈尔滨医科大学）

朱伟松（长春中医药大学）　　　　　刘丹丹（福建卫生职业技术学院）

闫冠韫（哈尔滨医科大学）　　　　　李晓丹（漳州卫生职业学院）

杨菁郁（沈阳药科大学）　　　　　　连桂玉（沈阳药科大学）

孙婉萍（辽宁中医药大学）　　　　　江雯雯（浙江药科职业大学）

陈玉文（沈阳药科大学）　　　　　　范广伟（沈阳药科大学）

林　琳（沈阳药科大学）　　　　　　罗　刚（沈阳药科大学）

周　莹（沈阳药科大学）　　　　　　孟令全（沈阳药科大学）

赵美眯（中国医科大学）　　　　　　段　屹（吉林医药学院）

袁　静（澳门大学药品监管科学研究中心）　袁小量（沈阳药科大学）

雷　超（广东药科大学）　　　　　　樊玉录（上海健康医学院）

霍丽丽（黑龙江中医药大学）

中国健康传媒集团
中国医药科技出版社 ·北京

内 容 提 要

本教材是供《医药电子政务》理论教材配套使用的实验指导书，分为基础实验篇和专业实验篇。基础实验篇围绕医药电子政务基础理论架构与实践技能，设计了医药行政业务平台化及智能化建设、医药数据信息化建设、医药产品智慧监管平台建设、医药电子政务支持与安全保障系统建设 4 个模块共 11 个实验。专业实验篇遵循医药产品全生命周期监管各环节电子政务应用要求，设计了药品研发注册、生产、流通、使用等 9 个模块共 38 个实验，这些实验从验证性实验逐步过渡到综合性、设计性实验，由基础到专业，全面系统展示了医药电子政务环境中药品、医疗器械、化妆品等医药产品电子监管及服务的主要内容与一般过程，切合医药行业的从业者需求，有助于提升相应的知识学习能力、实践操作能力以及综合素养。本教材为书网融合教材，即纸质教材有机融合电子教材、教学配套资源（PPT、文档等）、数字化教学服务，使教学资源更加多样化、立体化。

本教材适合高等医药院校药学类专业教学使用，也适用于医药产品监管及研发、生产、流通、使用的从业者学习参考。

图书在版编目（CIP）数据

医药电子政务实验 / 孟令全主编. -- 北京：中国医药科技出版社，2025.7. -- ISBN 978-7-5214-5427-7

Ⅰ. R199.2-39

中国国家版本馆 CIP 数据核字第 2025P2T933 号

美术编辑 陈君杞

版式设计 友全图文

出版 **中国健康传媒集团** | 中国医药科技出版社

地址 北京市海淀区文慧园北路甲 22 号

邮编 100082

电话 发行：010 - 62227427　邮购：010 - 62236938

网址 www. cmstp. com

规格 889mm×1194mm $\frac{1}{16}$

印张 $10\frac{3}{4}$

字数 309 千字

版次 2025 年 8 月第 1 版

印次 2025 年 8 月第 1 次印刷

印刷 北京印刷集团有限责任公司

经销 全国各地新华书店

书号 ISBN 978-7-5214-5427-7

定价 39.00 元

版权所有　盗版必究

举报电话：010 - 62228771

本社图书如存在印装质量问题请与本社联系调换

获取新书信息、投稿、为图书纠错，请扫码联系我们。

"全国高等医药院校药学类规划教材"于20世纪90年代启动建设。教材坚持"紧密结合药学类专业培养目标以及行业对人才的需求，借鉴国内外药学教育、教学经验和成果"的编写思路，30余年来历经五轮修订编写，逐渐完善，形成一套行业特色鲜明、课程门类齐全、学科系统优化、内容衔接合理的高质量精品教材，深受广大师生的欢迎。其中多品种教材入选普通高等教育"十一五""十二五"国家级规划教材，为药学本科教育和药学人才培养作出了积极贡献。

为深入贯彻落实党的二十大精神和全国教育大会精神，进一步提升教材质量，紧跟学科发展，建设更好服务于院校教学的教材，在教育部、国家药品监督管理局的领导下，中国医药科技出版社组织中国药科大学、沈阳药科大学、北京大学药学院、复旦大学药学院、华中科技大学同济医学院、四川大学华西药学院等20余所院校和医疗单位的领导和权威专家共同规划，于2024年对第四轮和第五轮规划教材的品种进行整合修订，启动了"全国高等医药院校药学类专业第六轮规划教材"的修订编写工作。本套教材共72个品种，主要供全国高等院校药学类、中药学类专业教学使用。

本套教材定位清晰、特色鲜明，主要体现在以下方面。

1.融入课程思政，坚持立德树人　深度挖掘提炼专业知识体系中所蕴含的思想价值和精神内涵，把立德树人贯穿、落实到教材建设全过程的各方面、各环节。

2.契合人才需求，体现行业要求　契合新时代对创新型、应用型药学人才的需求，吸收行业发展的最新成果，及时体现2025年版《中国药典》等国家标准以及新版《国家执业药师职业资格考试考试大纲》等行业最新要求。

3.充实完善内容，打造精品教材　坚持"三基五性三特定"，进一步优化、精炼和充实教材内容，体现学科发展前沿，注重整套教材的系统科学性、学科的衔接性，强调理论与实际需求相结合，进一步提升教材质量。

4.优化编写模式，便于学生学习　设置"学习目标""知识拓展""重点小结""思考题"模块，以增强教材的可读性及学生学习的主动性，提升学习效率。

5.配套增值服务，丰富学习体验　本套教材为书网融合教材，即纸质教材有机融合数字教材，配套教学资源、题库系统、数字化教学服务等，使教学资源更加多样化、立体化，满足信息化教学需求，丰富学生学习体验。

"全国高等医药院校药学类专业第六轮规划教材"的修订出版得到了全国知名药学专家的精心指导，以及各有关院校领导和编者的大力支持，在此一并表示衷心感谢。希望本套教材的出版，能受到广大师生的欢迎，为促进我国药学类专业教育教学改革和人才培养作出积极贡献。希望广大师生在教学中积极使用本套教材，并提出宝贵意见，以便修订完善，共同打造精品教材。

中国医药科技出版社

2025 年 1 月

数字化教材编委会

主　编　孟令全
副主编　罗　刚　王　闯　林　琳　周　莹　李晓丹
编　者　（以姓氏笔画为序）

王　闯（沈阳药科大学）	王　素（沈阳药科大学）
王秋力（沈阳药科大学）	朱　虹（哈尔滨医科大学）
朱伟松（长春中医药大学）	刘丹丹（福建卫生职业技术学院）
闫冠韫（哈尔滨医科大学）	李晓丹（漳州卫生职业学院）
杨菁郁（沈阳药科大学）	连桂玉（沈阳药科大学）
孙婉萍（辽宁中医药大学）	江雯雯（浙江药科职业大学）
陈玉文（沈阳药科大学）	范广伟（沈阳药科大学）
林　琳（沈阳药科大学）	罗　刚（沈阳药科大学）
周　莹（沈阳药科大学）	孟令全（沈阳药科大学）
赵美眛（中国医科大学）	段　屹（吉林医药学院）
袁　静（澳门大学药品监管科学研究中心）	袁小量（沈阳药科大学）
雷　超（广东药科大学）	樊玉录（上海健康医学院）
霍丽丽（黑龙江中医药大学）	

前 言

医药电子政务实验聚焦医药电子政务的理论与实践，旨在帮助学生深刻理解数字化、网络化、智能化技术在现代医药产品监管体系中的核心支撑与创新驱动作用。党的二十大报告强调，要"加快建设网络强国、数字中国"，并对"推进国家治理体系和治理能力现代化"作出新的战略部署。这要求我们深刻把握信息化发展大势，以数字化赋能医药监管现代化。具体到医药产品监管领域，必须深入贯彻落实党的二十大精神，将发展数字政务作为提升监管效能的关键引擎，深化信息技术应用，优化监管流程，创新监管模式，全面支撑医药产品监管体系和监管能力现代化，服务保障人民群众用药安全有效可及。

本教材作为《医药电子政务》理论教材的配套实验指导书，紧扣医药电子政务的基础理论架构与实践技能要求。教材重点围绕如何将信息技术深度融入医药产品监管全流程、各环节的电子政务系统应用，精心编排设计了 11 个基础实验和 38 个专业实验。编写原则强调内容的新颖性、实用性与操作性，力求通过系统的实验操作，全面提升医药行业监管人员及从业者在全生命周期监管，特别是智慧监管方面的实践能力。

本教材内容面向实践应用，注重实操能力培养和知识综合运用。编者努力确保各实验内容与最新医药政策法规保持同步。然而，鉴于医药电子政务是一个新兴且极具活力的领域，学科及行业发展日新月异，我们将持续关注其进展，并在后续版本中不断更新和完善实验内容。本教材主要面向全国高等医药院校相关专业学生、医药监管部门工作人员以及医药企业从业者，旨在为其提供系统的医药电子政务实践指导。

在教材编写过程中，我们参考了众多学者的研究成果，以及各医药电子政务网站、平台系统和网络教程资料。在此，谨向相关学者、网络资料的作者以及网站、系统的开发建设者表示衷心的感谢。同时，向所有关心、支持并帮助过本书编写、修改工作的各位领导、同仁致以诚挚的谢意。受编写周期及客观水平所限，书中难免存在疏漏与不足之处，恳请各位专家、同行和广大读者不吝批评指正，提出宝贵意见，以便我们在后续修订中不断完善。

编 者
2025 年 3 月

目　录

第一部分　基础实验篇

1　第一章　医药行政业务平台化及智能化建设
1　实验一　医药行政门户网站使用分析
2　实验二　医药行政部门办公自动化系统分析
4　实验三　一体化政务服务平台（政务服务大厅）分析

7　第二章　医药数据信息化建设
7　实验四　医药行政部门政府信息公开分析
8　实验五　药品安全监管信息分析
10　实验六　药品安全数据中心（库）分析

14　第三章　医药产品智慧监管平台建设
14　实验七　医药产品智慧监管工程建设分析
17　实验八　医药产品智慧监管标准规范分析

21　第四章　医药电子政务支持与安全保障系统建设
21　实验九　医药移动电子政务(政务APP)分析
24　实验十　医药政务系统政策法规分析
26　实验十一　医药政务系统安全保障体系分析

第二部分　专业实验篇

29　第五章　药品研发注册环节
29　实验十二　药物非临床研究管理平台
32　实验十三　药物临床试验管理平台
34　实验十四　参比制剂备案平台
37　实验十五　提交药品上市许可申请综合应用
41　实验十六　专利信息登记平台
45　实验十七　原辅包登记平台

49　第六章　药品生产环节
49　实验十八　药品生产许可证在线办理
55　实验十九　医药智慧运营工业互联网平台
59　实验二十　药品生产过程实时监测和现场检查
62　实验二十一　医药产品召回管理系统

67　第七章　药品流通环节
67　实验二十二　药品经营许可证在线办理
70　实验二十三　医药产品流通过程实时监测和现场检查
72　实验二十四　医药产品网络销售监测系统
75　实验二十五　医药产品质量投诉举报系统
78　实验二十六　医药产品广告与价格管理系统

81　实验二十七　医药产品进出口管理系统

85　第八章　药品使用环节
85　实验二十八　医疗机构制剂管理信息系统
88　实验二十九　国家药品供应保障综合管理信息平台
91　实验三十　医疗机构药品分类采购和集中采购系统
95　实验三十一　短缺药品供应管理系统
99　实验三十二　全国合理用药监测系统

104　第九章　药品全生命周期监管
104　实验三十三　医药产品信息化追溯体系分析
106　实验三十四　药物警戒及药品不良反应监测系统

108　第十章　特殊管理药品电子监管
108　实验三十五　麻醉药品和精神药品电子监管
111　实验三十六　疫苗全程电子追溯与监管
113　实验三十七　易制毒药品电子监管

116　第十一章　执业药师业务系统分析
116　实验三十八　执业药师职业资格考务管理

119　实验三十九　执业药师执业注册管理

123　实验四十　执业药师继续教育管理

126　实验四十一　执业药师执业规范和信用管理

129　**第十二章　医疗器械管理**

129　实验四十二　医疗器械产品备案、产品注册申报

132　实验四十三　医疗器械生产备案、生产许可申报

134　实验四十四　医疗器械经营备案、经营许可申报

137　**第十三章　化妆品、保健食品管理**

137　实验四十五　化妆品备案

144　实验四十六　化妆品注册

154　实验四十七　保健食品备案

156　实验四十八　保健食品注册

160　实验四十九　保健食品监管信息查询

163　**参考文献**

第一部分 基础实验篇

第一章 医药行政业务平台化及智能化建设

PPT

实验一 医药行政门户网站使用分析

实验目标

1. 通过本实验学习，应能掌握医药行政门户网站的作用、基本功能；熟悉医药行政门户网站管理有关政策法规要求。

2. 具有熟练使用医药行政门户网站的能力，注册、整理和分析医药行政门户网站各频道、栏目功能的能力，了解医药行政门户网站发展趋势和需求的能力。

3. 树立以信息化促进医药产品监管体系和监管能力现代化的理念和服务意识，培养综合使用医药行政门户网站的专业能力及素养。

一、实验原理

门户网站是指通向某类综合性互联网信息资源并提供有关信息服务的应用系统，它通过统一的用户界面将各种应用系统、数据资源和互联网资源集成到一个信息管理平台上，使用户能够快速获取所需的信息和服务。政府门户网站是由各级政府在互联网上开设的具备信息发布、解读回应、办事服务、互动交流等功能的网站。政府门户网站的建设管理要适应互联网发展趋势，以分级分类、问题导向、利企便民、开放创新、集约节约为原则，推进集约共享，持续开拓创新，将政府门户网站打造成更加全面的政务公开平台、更加权威的政策发布解读和舆论引导平台、更加及时地回应关切和便民服务平台，成为信息共享、整体联动、高效惠民的网上政府。医药行政门户网站是医药产品监管部门信息发布、解读政策，方便公众网上办事，与公众加强互动交流的重要平台，目前医药产品监管部门主要包括药品监督管理、市场监督管理、卫生健康主管、中医药管理、工业和信息化部门、医疗保障部门等。以国家药品监督管理局（以下简称国家药监局）为例，国家药监局高度重视门户网站工作，始终坚持以人民为中心的根本立场，要求各单位以高度的政治责任感和使命感，以数字政府建设为契机，掌握公众服务需求，聚焦守住安全底线、强化政务服务、提高信息质量、推进协同发展、加强教育培训等重点任务，切实落实网络意识形态工作责任制，推动网站建设迈上新台阶，不断满足公众对政府网站品质的要求。

二、实验操作

步骤一 访问中国政府网门户网站，通过网站检索功能检索《关于加强政府网站建设和管理工作的意见》《关于进一步加强政府网站管理工作的通知》《关于加强政府网站信息内容建设的意见》《政府网站发展指引》《政府网站与政务新媒体检查指标》等政策文件，学习并理解我国政府网站建设管理及检查指标要求，明确政府网站内容建设需求。

步骤二　自行确定一个医药行政门户网站作为实验操作对象，目前可选的国家级医药行政门户网站有国家药品监督管理局、国家市场监督管理总局、国家卫生健康委员会、中华人民共和国工业和信息化部、国家中医药管理局、国家医疗保障局、国家疾病预防控制局等政府网站。

步骤三　访问一个医药行政门户网站后，按照步骤一检索学习的我国政府网站建设管理及检查指标要求分析该医药行政门户网站的域名、风格、展现布局、栏目、功能、网站链接等建设要素。

步骤四　根据个人访问体验，思考该医药行政门户网站建设需要改进的方面，撰写并填报实验报告（表1-1），部分内容可以截图或制作思维导图填入。

表1-1　医药行政门户网站体验分析报告

序号	建设要素	建设情况	备注
1	网站名称		
2	网站域名		
3	网站简介		不少于300字，主要介绍网站主办单位建设门户网站的基本情况，可检索相关文献
4	频道栏目		
5	检索功能		
5	账号服务		
7	网站地图		可截图或制作思维导图
3	友情链接		
9	访问速度		
10	语种服务		
11	无障碍措施		
12	移动版本		
13	改进建议		可分小组讨论

实验二　医药行政部门办公自动化系统分析

实验目标

1. 通过本实验学习，应能掌握医药行政部门办公自动化系统构成、功能模块及主要应用；熟悉医药行政部门协同办公系统有关政策法规要求及账号注册规定。

2. 具有熟练使用医药行政部门协同办公系统的能力，具有了解医药行政业部门办公自动化发展趋势和需求的能力。

3. 树立以信息化促进医药产品监管体系和监管能力现代化的理念和服务意识，培养与团队成员合作高质量完成相关业务的专业能力及综合素养。

一、实验原理

办公自动化系统是指通过整合计算机技术、网络技术、现代化办公设备，构建人机协同的信息处理体系，实现办公方式的智能化升级。政府机构通过构建办公自动化系统，利用信息技术实现日常办公任务的自动化，如电子公文处理、电子会议和电子邮件交流等。通过办公自动化系统，各个政府机构能够在统一的网络平台上进行信息传递和业务处理，促进政府资源的共享与科学决策，从而显著提升政府的工作效率和业务处理能力。

以河南省药品监督管理局协同办公系统（一期）建设为例，该系统部署在全省电子政务外网政务专有云，具有以下创新特征：①率先将 WPS 云文档技术应用于政府机关电子政务办公，真正意义上实现了"网上办公""云办公"；②普及应用我国自主可控 OFD 版式文件国家标准，机关各处室、监管分局、直属各单位使用 30 余枚电子印章开展电子公文业务，有效保证了网上传输信息的有效性和安全性；③系统采用政务中台、微服务架构，可实现用户单点登录，促成应用"集约共享"和"数据共享"，提升电子政务综合服务和管理能力；④实现系统在国产计算机上的正常应用。该系统的应用从根本上转变了传统工作方式，原先文件靠人工运转分发、大量复印、文件堆积的情况已完全消失，取而代之的是电子公文点对点发送、文档随时可阅、承办情况随时可查，完全实现了非涉密文件的无纸化办公，网上办公已成为该局全体工作人员日常工作的基本方式。该局机关和直属单位的非涉密文件全部通过协同办公系统运转，各省辖市、济源示范区、省直管县（市）市场监管系统均通过系统签收文件。该系统的推广应用大大提高了行政办公的整体工作效率，原先需要运转 2~3 天的文件，现在 1 天甚至几个小时就运转完毕。每一件公文的运转情况、每一个领导的签批意见、每一名承办人员的办理反馈都清晰可查，有效实现了公文签收、办理、反馈责任到人。该局下一步将继续推进协同办公系统的扩展应用，扩大网上办公成效，从移动办公、行政事务性工作办理等方面不断完善应用新模块，按照"成熟一个、应用一个"的原则，逐步实现业务全流程自动化、无纸化办公，逐步打造基于实际应用的"智慧药监"平台，为提高政务办公效率、辅助领导决策、服务行政相对人夯实信息化基础。

二、实验操作

步骤一 可通过办公自动化模拟教学系统或部署开源办公自动化系统进行实验操作。本实验以某 OA 政务版为例，进入其试用演示界面。

步骤二 点击该 OA 政务版在线试用或查看演示，进入登录界面（图 1-1），点击登录进入协同办公系统主界面（图 1-2），熟悉办公自动化系统主要包含的功能模块。

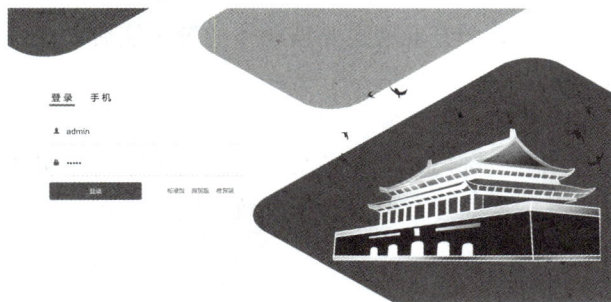

图 1-1 某 OA 政务版演示登录界面

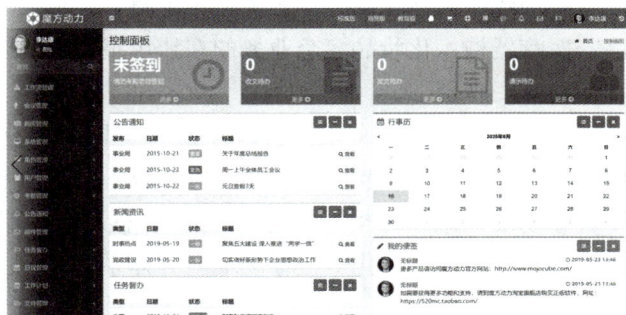

图 1-2 某 OA 政务版主控制面板

步骤三 根据某一具体医药行政部门的机构设置及人员编制情况，进入系统管理、角色管理及用户管理模块，进行相应的角色分配、部门职位等设定。

步骤四　根据角色设定，熟悉新闻管理、会议管理、邮件管理、考勤管理、公告通知、督办任务、日程管理、文件管理、笔记管理、车辆管理、财务管理、通讯录等协同办公功能。

实验三　一体化政务服务平台（政务服务大厅）分析

📋 实验目标

1. 通过本实验学习，应能掌握全国一体化在线政务服务平台的注册及基本服务功能应用；熟悉医药行政部门政务服务大厅的注册及使用；了解相关政策及管理规定。

2. 具有熟练使用一体化政务服务平台、政务服务门户系统的能力，具有了解一体化政务服务平台发展趋势和需求的能力。

3. 树立以信息化促进医药产品监管体系和监管能力现代化的理念和服务意识，培养与团队成员合作高质量完成相关业务的专业能力及综合素养。

一、实验原理

党的十八大以来，国务院多次研究部署并加快推进"互联网＋政务服务"，深化"放管服"改革，相继出台了一系列重要文件。2018 年 7 月，国务院印发《关于加快推进全国一体化在线政务服务平台建设的指导意见》（国发〔2018〕27 号），要求加快建设全国一体化在线政务服务平台，推进各地区各部门政务服务平台规范化、标准化、集约化建设和互联互通，形成全国政务服务"一张网"，全面实现'一网通办'，为持续推进"放管服"改革、推动政府治理现代化提供强有力支撑。按照统一工作部署，2018 年 4 月启动建设，经过 1 年多的紧张建设，2019 年 5 月 31 日，国家政务服务平台（含 PC 端、移动端和小程序）正式上线试运行。国家政务服务平台由国务院办公厅主办，国务院办公厅政务办公室负责运行维护。国家政务服务平台作为全国政务服务的总枢纽，重点发挥公共入口、公共通道、公共支撑等三大作用，为全国各地区各部门政务服务平台提供统一身份认证、统一证照服务、统一事项服务、统一政务服务投诉建议、统一好差评、统一用户服务和统一搜索服务"七个统一"服务，实现支撑一网通办、汇聚数据信息、实现交换共享、强化动态监管等四大功能，解决跨地区、跨部门、跨层级政务服务中信息难以共享、业务难以协同、基础支撑不足等突出问题。

以国家药监局政务服务门户为例，按照国务院关于推进全国一体化在线政务服务平台建设的总体要求，对局政府网站在线办事服务进行了整合，形成了该门户网站，并于 2019 年 9 月 30 日上线。实现药品、医疗器械、化妆品多个业务的在线申报、投诉咨询、依申请公开等网上互动业务的统一注册、统一认证和统一管理。

2021 年 9 月，国务院办公厅印发《全国一体化政务服务平台移动端建设指南》（国办函〔2021〕105 号），明确 2022 年底前，各省（自治区、直辖市）和国务院部门移动政务服务应用与国家政务服务平台移动端"应接尽接""应上尽上"，移动政务服务能力显著提升，形成以国家政务服务平台移动端为总枢纽的全国一体化平台移动端服务体系。

🔗 知识拓展

国家政务服务平台"七个统一"服务

（1）统一身份认证　面向自然人和法人用户提供登录和权威实名认证服务，实现"一次登录，全国漫游"。

（2）统一证照服务 解决办事中重复提交纸质证照问题，实现电子证照的全国互通互认。

（3）统一事项服务 为不同地区用户无差别、均等化地提供政务服务。

（4）统一政务服务投诉建议 为用户在办事服务中遇到的难点堵点问题，提供政务服务投诉建议服务。

（5）统一好差评 提供办事服务实时在线评价，促进服务水平不断提升。

（6）统一用户服务 打造用户专属空间，用户信息一网汇聚。

（7）统一搜索服务 全国范围快速查找服务事项，实现全国政务服务一网搜索。

二、实验操作

步骤一 访问中国政府网门户网站，通过网站检索功能检索《关于加快推进全国一体化在线政务服务平台建设的指导意见》《全国一体化政务服务平台移动端建设指南》《关于依托全国一体化政务服务平台建立政务服务效能提升常态化工作机制的意见》等政策文件，学习并理解我国一体化在线政务服务平台建设及服务要求。

步骤二 访问全国一体化在线政务服务平台国家政务服务平台，熟悉平台频道栏目，并按照注册指南进行账号注册，注册类型分为个人用户注册和法人注册，个人用户注册指南和页面见图1-3，图1-4。

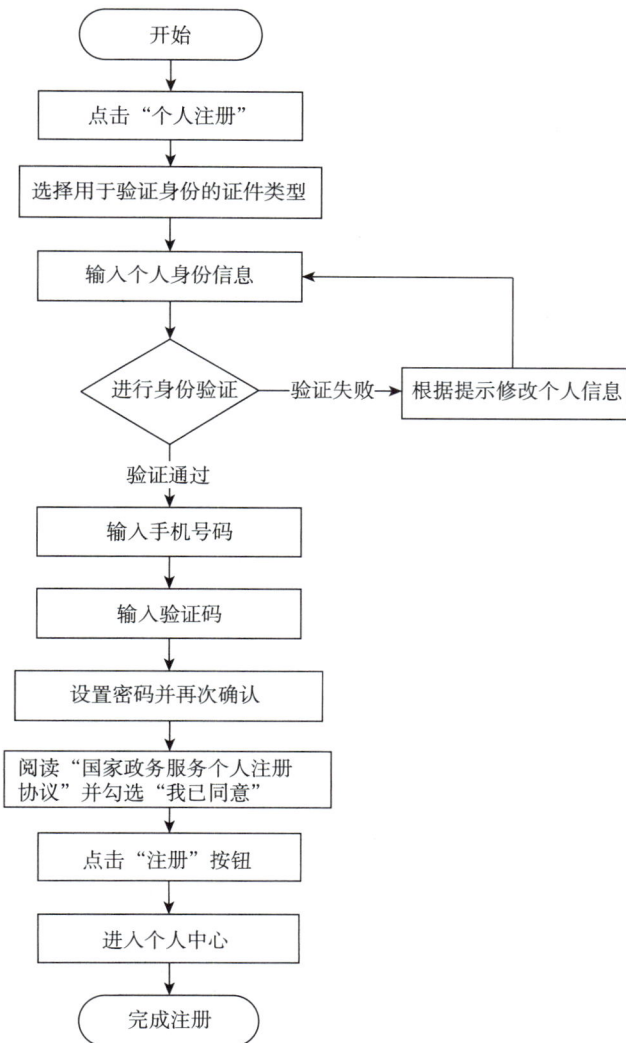

图1-3 国家政务服务平台个人用户注册指南

图1-4 国家政务服务平台个人用户注册页面

步骤三　通过浏览国家政务服务平台各频道栏目，分析全国一体化政务服务平台的主要服务内容和特点，梳理目前可在线办理、全国一网通办的涉医药事项清单及基本要求。

步骤四　通过国家政务服务平台的链接跳转或国家药品监督管理局门户链接访问国家药监局政务服务门户，目前尚不支持国家政务服务平台账号直接登记，使用国家药监局政务服务需要按规定进行账号注册，获取相应的权限。注册账号分为法人账号和个人账号两类。注册成功并登录后，分析国家药监局政务服务门户的主要服务内容和特点，梳理、分析法人账号和个人账号的主要区别和可办理的主要事项及要求。

书网融合……

本章小结

习题

第二章 医药数据信息化建设

PPT

实验四 医药行政部门政府信息公开分析

实验目标

1. 通过本实验学习，应能掌握政府信息的基本概念、公开原则、公开内容及要求；熟悉政府信息公开平台建设要求。

2. 具有熟练使用政府信息公开平台的能力，具有获取、整理和分析政府公开信息的能力，具有了解政府信息公开发展趋势和需求的能力。

3. 树立以信息化促进医药产品监管体系和监管能力现代化的理念和服务意识，培养综合使用政府信息公开平台的专业能力及素养。

一、实验原理

政府信息是指行政机关和法律、法规授权的具有管理公共事务职能的组织在履行行政管理职能或公共事务职能过程中制作或者获取的，以一定形式记录、保存的信息。政府信息公开是指行政机关或组织在履行行政管理职能或公共事务职能的过程中，通过法定形式和程序，主动将政府信息向社会公众或依申请而向特定的个人或组织公开的制度。政府信息公开是提高政府科学执政、民主执政、依法执政能力，构建和谐社会的必然要求；是推进社会主义民主，促进行政机关依法行政，建设法治政府的重要举措；是建立行为规范、运转协调、公正透明、廉洁高效的行政体制的重要内容；政府信息公开拓宽了群众参政议政的渠道，加强了对政府行政行为的监督，密切了政府与人民群众的关系，促进了勤政廉政建设，得到人民群众的拥护和支持。

根据《中华人民共和国政府信息公开条例》，各级行政机关应当坚持以公开为常态、不公开为例外，遵循公正、公平、合法、便民的原则，及时、准确地公开政府信息。政府信息公开采取主动公开和依申请公开的方式。各级人民政府应当加强依托政府门户网站公开政府信息的工作，利用统一的政府信息公开平台集中发布主动公开的政府信息。政府信息公开平台应当具备信息检索、查阅、下载等功能。除行政机关主动公开的政府信息外，公民、法人或者其他组织可以向地方各级人民政府、对外以自己名义履行行政管理职能的县级以上人民政府部门（含规定的派出机构、内设机构）申请获取相关政府信息。行政机关应当建立完善政府信息公开申请渠道，为申请人依法申请获取政府信息提供便利。此外，政府信息公开工作还建立了年度报告制度，年度报告制度是全面反映政府信息公开工作情况、加强政府信息管理、展现政府施政过程及结果的重要方式，对于加强政府自身建设、推进国家治理体系和治理能力现代化具有重要意义。

医药行政部门政府信息公开方面，以国家药监局为例，根据《中华人民共和国政府信息公开条例》及相关工作统一部署，制定编制《国家药品监督管理局政府信息公开指南》《国家药品监督管理局政府信息主动公开基本目录》等配套实施文件，研究决定成立国家药品监督管理局政务公开领导小组，由综合司负责牵头起草国家局政务公开总体制度文件，牵头协调局政府信息公开工作。牵头组织政策解读、新闻宣传、舆情监测与回应等工作；政法司负责国家局政务公开相关法律法规及部门规章的研究制定、规范性文件的合法性审查，负责政府信息公开行政复议和行政应诉工作；受理和举报中心负责实体政务大厅建设，配合推进落实"互联网＋政务服务"工作，推进网上办事服务公开；信息中心负责国家局"互联网＋政务服务"平台建设工作，负责国家局政府网站优化升级和技术运维工作；新闻中心负责国家局新闻宣传作品创作，配合国家局相关司局做好政策解读、科普宣传，具体承担网站管理和信息发布工作；其他各司局、直属单位负责本司局（单位）职责范围内的政务公开工作。

二、实验操作

步骤一 访问中国政府网门户网站，通过网站检索功能检索《中华人民共和国政府信息公开条例》《关于做好政府信息依申请公开工作的意见》《关于规范政府信息公开平台有关事项的通知》《中华人民共和国政府信息公开工作年度报告格式》《关于政府信息公开申请接收渠道问题的解释》《关于政府信息公开期限有关问题的解释》等政策法规文件，学习并理解我国政府信息公开平台建设及服务要求。

步骤二 访问国家药品监督管理局政府信息公开专栏，阅读、分析《国家药品监督管理局政府信息公开指南》，学习并理解国家药品监督管理局政府信息公开方式、主动公开的政府信息内容以及依申请公开的具体规定。

步骤三 进一步通过国家药品监督管理局政府信息公开专栏访问政府信息公开制度、国家药品监督管理局政府信息公开年报，学习并整理、分析国家药品监督管理局政府信息公开进展情况，可主要分析近5年情况。

实验五　药品安全监管信息分析

实验目标

1. 通过本实验学习，应能掌握药品安全监管信息公开的原则、公开清单管理及公开范围；熟悉药品安全信息统一公布制度。

2. 具有熟练访问药品监督管理各部门网站药品安全监管信息栏目，获取、整理、分析相关药品安全监管信息的能力。

3. 树立以信息化促进医药产品监管体系和监管能力现代化的理念和服务意识，培养依法规范使用和发布药品安全监管信息的专业能力及素养。

一、实验原理

为加强药品安全监管信息公开，保障公众的知情权、参与权、表达权和监督权，推进药品安全社会共治，打造阳光政府部门，原国家食品药品监督管理局制定了《食品药品安全监管信息公开管理办法》及《食品药品行政处罚案件信息公开实施细则》等。依据相关规定，药品安全监管信息公开应当遵循全面、及时、准确、客观、公正的原则。涉及国家秘密、商业秘密和个人隐私的，不得公开。但是，经权利人同意公开的或者药品监督管理部门认为不公开可能对公共利益造成重大影响的商业秘密、个人隐私，可以公开。药品监督管理部门依职责建立药品安全监管信息公开清单，并及时公布、更新，接受社会监督。药品安全监管信息公开清单包括公开事项、具体内容、公开时限、公开部门等。公开的内容包括药品的产品注册、生产经营许可、监督检查、监督抽检、行政处罚以及其他监管活动中形成的以一定形式制作保存的信息的主动公开，具体公开范围主要有：①药品管理的法律法规、各项规章和规范性文件、政策解读、各类公告通告、各类目录等；②行政审批信息，药品审评审批服务指南、药品注册证书、标签和说明书样稿等信息；药品生产经营许可服务指南、生产经营许可证等信息；③药品的备案信息，备案日期、备案企业（产品）、备案号等，如境内、境外生产药品备案信息公示，药物临床试验机构名单；④日常监督检查和飞行检查等监督检查结果信息；⑤药品监督抽检结果中的有关被抽检单位、抽检产品名称、标示的生产单位、标示的产品生产日期或者批号及规格、检品来源、检验依据、检验结果、不合格项目、检验单位、抽检类别等信息（或以药品质量公告的形式发布）；⑥药品行政处罚决定的信息；⑦药品监督管理部门责令药品生产经营者召回相关药品的信息；⑧药品监督管理部门统计调查取得的统计信息，依据法律法规及时公开，供社会公众查询，如药品监督管理统计年度报告、药品不良反应报告、药物警戒数据等。

此外，根据《中华人民共和国药品管理法》（以下简称《药品管理法》）规定，国家实行药品安全信息统一公布制度。国家药品安全总体情况、药品安全风险警示信息、重大药品安全事件及其调查处理信息和国务院确定需要统一公布的其他信息由国务院药品监督管理部门统一公布。药品安全风险警示信息和重大药品安全事件及其调查处理信息的影响限于特定区域的，也可以由有关省、自治区、直辖市人民政府药品监督管理部门公布。未经授权不得发布上述信息。公布药品安全信息，应当及时、准确、全面，并进行必要的说明，避免误导。任何单位和个人不得编造、散布虚假药品安全信息。

二、实验操作

步骤一 访问国家药品监督管理局门户网站，通过网站检索功能检索药品安全监管信息管理的相关政策法规文件，学习并理解国家药品安全信息统一公布制度。

步骤二 根据药品安全监管信息公开范围，访问国家药品监督管理局门户网站药品专栏（图2-1）和政府信息公开专栏，梳理、分析国家药品监督管理局药品安全监管信息公开情况。

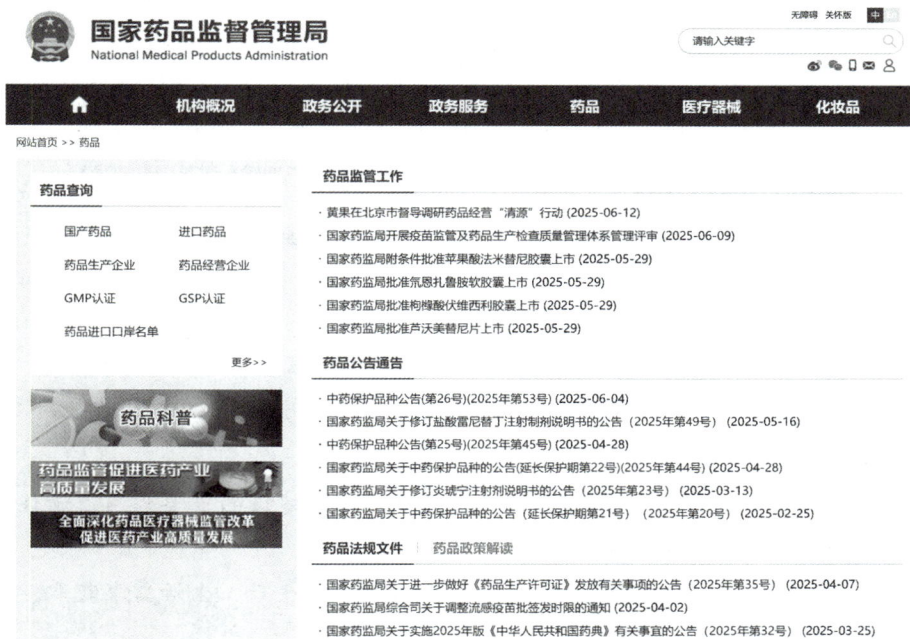

图2-1 国家药品监督管理局门户网站药品专栏

步骤三 根据实际用药安全需求的场景，例如检索某一药品是否正规合法，检索与该药品安全监管有关的具体信息（图2-2），并依据相关规定分析判断该药品的合规情况。在药品查询栏中，输入药品批准文号、产品名称、剂型、规格等信息，就能检索到所有该药品的生产厂家、批准文号等信息的列表。单击列表中的某个条目，就可以查看该条目的详细信息。

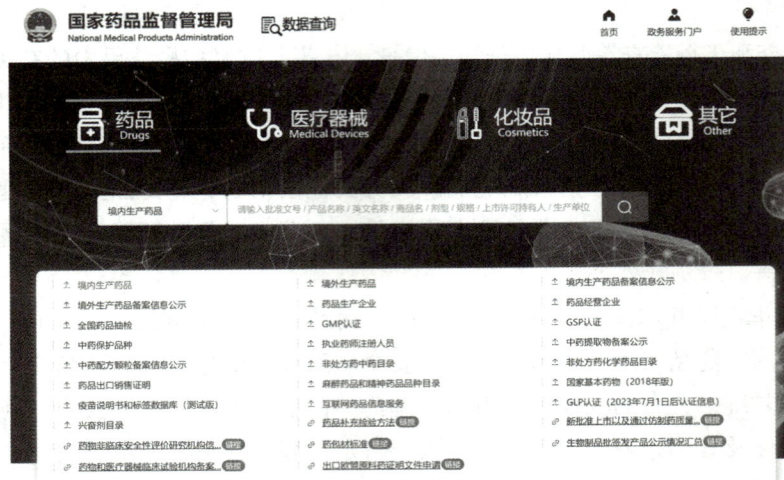

图 2 - 2   一站查询药品安全信息，让你用药更放心

再如检索最新的药品监管工作动态信息（图 2 - 3），分析相关药品安全监管情况。

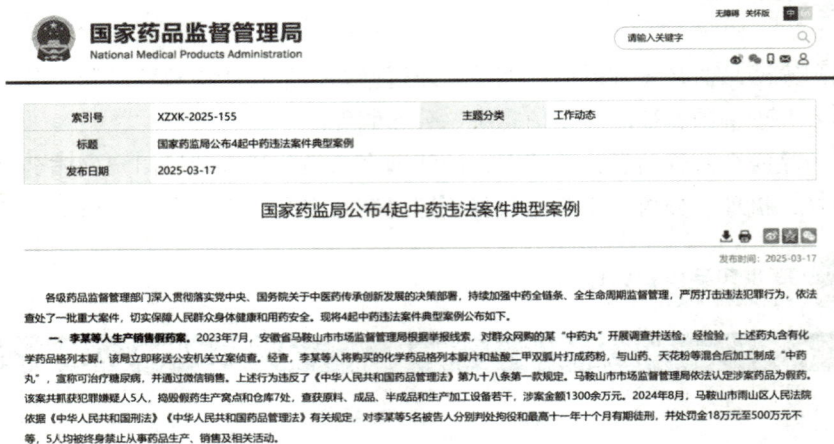

图 2 - 3   国家药监局公布 4 起中药违法案件典型案例信息

实验六   药品安全数据中心（库）分析

📖 实验目标

1. 通过本实验学习，应能掌握药品安全数据中心（库）建设的重要作用、责任主体；熟悉药品安全数据中心（库）的建设要求和内容。

2. 具有熟练检索药品安全数据中心（库）的能力，根据生产、生活需求获取、整理、分析相关药品安全数据的能力。

3. 树立以信息化促进医药产品监管体系和监管能力现代化的理念和服务意识，培养依法规范使用药品安全数据的专业能力，提升从实验室到终端用户全生命周期数据汇集、关联融通、风险研判、信息共享等综合素养。

一、实验原理

数据作为新型生产要素，具有重要的价值。公共数据是数据要素的重要组成部分，是国家重要的基础性战略资源，在改善公共服务、优化营商环境和促进数字经济发展方面发挥了重要作用。2024 年 9月，《中共中央办公厅 国务院办公厅关于加快公共数据资源开发利用的意见》正式印发，提出完善政务数据目录，实行统一管理，推动实现"一数一源"，不断提升政务数据质量和管理水平。完善公共数据开放平台，编制公布开放目录并动态更新，优先开放与民生紧密相关、社会需求迫切的数据，鼓励建立公共数据开放需求受理反馈机制，提高开放数据的完整性、准确性、及时性和机器可读性。

为进一步推进药品监管信息化建设，加快以信息化引领监管现代化进程，依据《国务院办公厅关于全面加强药品监管能力建设的实施意见》《"十四五"国家药品安全及促进高质量发展规划》《"十四五"推进国家政务信息化规划》等文件，国家药监局制定了《药品监管网络安全与信息化建设"十四五"规划》，明确重点任务之一是推进"两品一械"监管数据的汇聚、共享、治理和应用，围绕构建全国药品监管数据资源一体化管理体系的总体目标，完善国家、省两级数据中心整体布局，建立健全权威高效的药品监管数据共享协调机制，全面提升国家、省两级数据中心的数据汇聚共享水平。在加强国家局数据中心建设方面，以数据汇聚整合、数据交换共享、数据融合应用为业务重点，构建数据汇聚全面、应用服务广泛的全国药品监管数据资源池，为全国各级监管部门提供全面、专业和权威的数据服务。在加强省级数据中心建设方面，实现本行政区域内药品监管数据资源的汇聚整合，强化数据质量管理，满足数据治理、数据交换、数据共享、业务协同等要求，打造省级药品监管数据资源池，为本省监管部门提供精准和便捷的数据服务。国家局药品监管数据资源目录由国家局数据中心根据药品监管业务进行细化梳理，结合国家局数据中心实际数据库资源进行设计和编制；各省局数据资源目录由省局责任部门负责编制，并提交国家局数据中心汇总。

二、实验操作

步骤一 访问国家药品监督管理局门户网站数据查询专栏，第一次访问会自动弹出使用提示，亦可再次点击使用提示（图 2-4），熟练掌握国家药品安全数据中心（库）的检索查询基本操作。

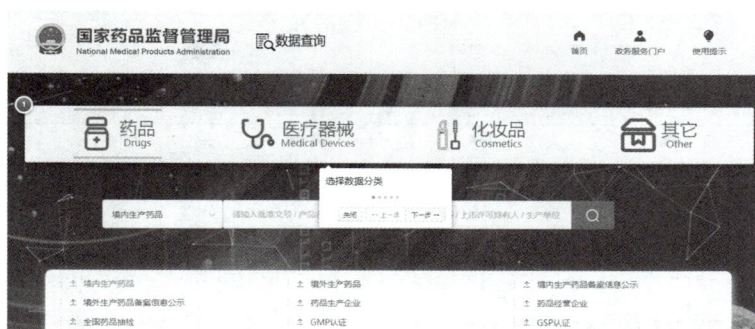

图 2-4 国家药品安全数据中心（库）使用提示

步骤二 依次点击"药品""医疗器械""化妆品"和"其它"链接，整理分析目前已建设完成的相关专业数据库信息，例如，药品目前有境内生产药品、境外生产药品等 29 项专业数据库（图 2-5）。

步骤三 访问地方药品监督管理部门，以北京市为例，可访问北京市药品监督管理局信息查询专栏（图 2-6）。依次点击"药品""医疗器械""化妆品"和"广告"链接，整理分析目前已建设完成的相关专业数据库信息，例如，药品目前有药品生产企业、药品经营企业、放射性药品使用许可证、放射性药品生产许可证等 14 项专业数据库。

图 2-5   药品安全数据库信息

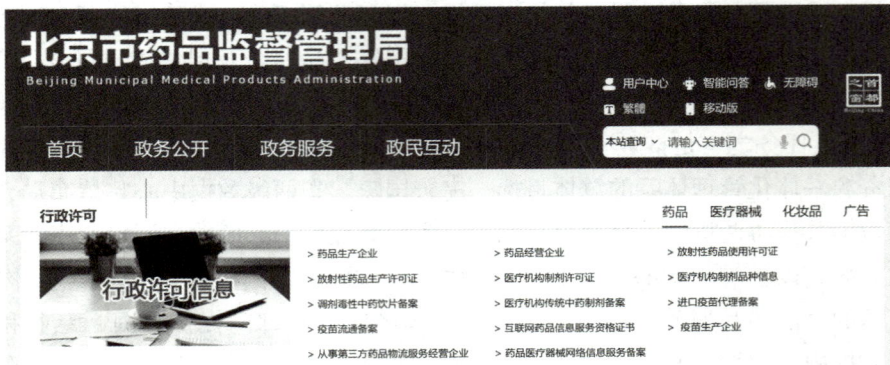

图 2-6   北京市药品监督管理局信息查询

步骤四   进行药品安全数据查询结果分析，以任一项数据查询为例。如通过国家药品监督管理局药品安全数据库查询阿莫西林是否是国家基本药物，先切换到国家基本物查询页面。在搜索栏输入关键词"阿莫西林"，然后点击搜索按钮，进入查询结果页面（图 2-7）。有检索结果说明是国家基本药物，可以点击"详情"继续了解详细信息（图 2-8），搜索结果很多时还可以进入"高级搜索"进行更精准的检索（图 2-9）。

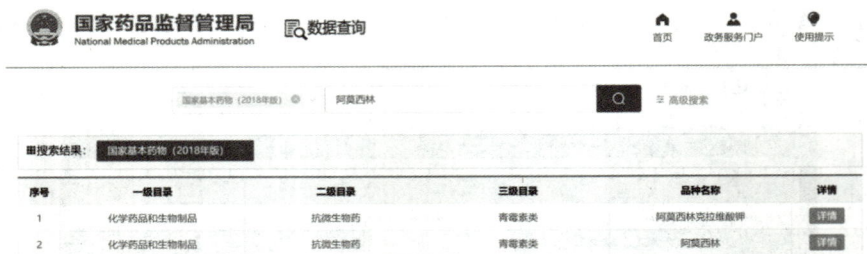

图 2-7   国家基本药物（2018 年版）阿莫西林查询页面

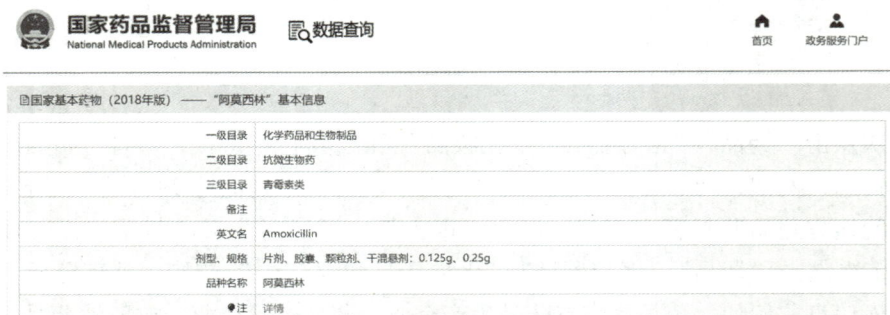

图 2-8   国家基本药物（2018 年版）查询阿莫西林信息详情

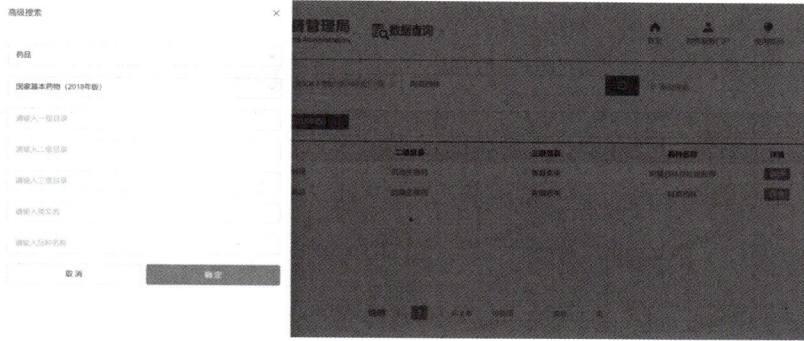

图 2 - 9　国家药品安全数据查询高级检索

书网融合……

　　　　

本章小结　　　　　习题

第三章　医药产品智慧监管平台建设

实验七　医药产品智慧监管工程建设分析

实验目标

1. 通过本实验学习，应能掌握智慧监管平台的构建背景和意义；熟悉平台核心技术的应用（如大数据、人工智能、物联网、区块链等）及其在药品全生命周期中的具体实现方式；了解相关政策法规对平台设计的指导作用。

2. 具有分析药品生产、流通、储存、销售和使用环节的智慧监管需求，设计包含数据采集、风险预警、数据可视化等监管平台框架功能模块的能力，能够绘制功能模块示意图并评估平台实施的优先级和面临的挑战。

3. 培养药品质量保障与公众健康责任意识，树立药品智慧监管的合规管理观念，培养运用创新技术解决药品监管问题的能力，并具备从实践中分析问题与提出解决方案的职业素养。

一、实验原理

（一）药品智慧监管平台的构建背景

药品智慧监管平台的建设是现代药品监管向数字化、智能化转型的核心举措。随着医药行业的发展，传统监管方式（如现场检查、人工数据记录）已无法满足复杂供应链和快速变化的市场需求。智慧监管平台利用现代信息技术，旨在构建覆盖药品全生命周期的高效监管体系，解决以下主要问题。

1. 监管效率低　传统方式难以全面覆盖生产、流通和使用环节，存在数据滞后和监管盲区。

2. 数据孤岛问题　药品信息分散在不同企业和监管部门之间，缺乏统一的数据整合与共享机制。

3. 药品安全隐患　假药和不合格药品的流通危害公众健康，亟需实现快速定位与追溯。

（二）药品智慧监管平台的核心技术

药品智慧监管平台通过集成多种先进技术，实现了从药品生产到使用全过程的实时监管，以下是核心技术及其应用。

1. 大数据分析　对药品生产、流通、储存等环节的数据进行实时采集、整合和分析，用于风险识别与趋势预测。

2. 人工智能（AI）　利用机器学习算法，进行智能预警、数据异常分析，并自动生成监管报告。

3. 物联网（IoT）　通过传感器技术实时监控药品在生产和运输过程中的环境条件（如温度、湿度）。

4. 区块链技术　确保药品信息的不可篡改和可追溯性，增强数据透明度和安全性。

（三）药品智慧监管平台的主要功能模块

1. 数据采集模块　实现对药品从生产到销售全过程的数据采集，包括生产批次、流通过程、环境监测等关键信息。使用条形码、二维码、射频识别技术（RFID）等采集数据并上传至监管平台。

2. 风险预警模块　基于实时采集的数据，利用 AI 和规则引擎对异常情况（如温度超标、数据篡改）进行识别和预警。提供多级风险分类（低、中、高）并推送至相关部门和企业。

3. 数据可视化模块　通过图表、仪表盘等形式直观展示药品全生命周期的数据，便于监管人员快速掌握整体情况。提供实时追踪功能，如药品流通状态和生产环境的动态展示。

（四）相关政策法规

药品智慧监管平台的建设受到一系列政策法规的支持和指导。

1.《药品追溯码编码要求》（NMPAB/T 1002—2019）　明确了药品追溯码的技术标准和应用规范。

2.《药品管理法》　要求药品上市许可持有人建立并实施追溯体系，确保药品全过程可追溯。

3.《国务院办公厅关于全面加强药品监管能力建设的实施意见》　提出要加快推进药品监管的数字化和信息化建设。

（五）实验内容的理论支撑

本次实验的重点是设计药品智慧监管平台的功能框架，并绘制平台功能图。以下是关键理论支撑。

1. 全生命周期监管理念　药品智慧监管平台覆盖药品生产、流通、储存、销售和使用的每个环节，形成闭环管理。

2. 模块化设计　平台功能划分为独立模块（数据采集、风险预警、数据可视化等），便于任务分配和功能实现。

3. 优先级分析　结合技术可行性和政策需求，确定平台功能的优先开发顺序（如数据采集模块优先实现）。

二、实验操作

步骤一：学习政策背景并明确需求

1. 任务　阅读并理解与药品智慧监管相关的政策法规和背景知识。

2. 课程思政

（1）结合现实案例（如疫苗监管、药品召回事件），讨论药品安全对公众健康的重要性，培养社会责任感。

（2）思考"如何通过专业技术手段实现药品监管公平性和透明化"，树立服务社会、服务民生的职业理念。

3. 要求

（1）学习《药品管理法》《药品追溯码编码要求》等文件，了解智慧监管平台的政策需求和技术要求。

（2）重点整理药品全生命周期（生产、流通、储存、销售和使用）的关键监管需求，并在笔记中列出各环节需要采集的数据类型和监管目标。

步骤二：分析智慧监管平台的功能需求

1. 任务　结合实验场景（如疫苗生产追溯管理），设计智慧监管平台的功能框架。

2. 课程思政

（1）分析疫苗生产环节中追溯体系的重要性，结合实际案例（如辽宁省疫苗监管系统），讨论智慧监管如何提高药品质量和应对突发事件。

（2）强调技术服务于民生健康，在技术开发中应始终关注社会需求和道德责任。

3. 要求 依据理论知识，分模块明确以下需求，并在草稿纸上绘制功能模块的初步构想图。

（1）数据采集模块 需要采集哪些数据（如生产批次、流通记录、存储环境）以及使用的采集方式（如二维码、RFID）。

（2）风险预警模块 分析可能的风险点（如温度异常、数据缺失）并设计相应的预警规则。

（3）数据可视化模块 确定需要展示的数据内容（如药品追溯路径、环境监测数据）及呈现形式（如折线图、仪表盘）。

步骤三：设计智慧监管平台功能模块图

1. 任务 利用工具软件（如 Visio 或 PowerPoint）绘制完整的功能模块图。

2. 具体操作步骤

（1）打开软件，创建一个新画布。

（2）使用形状工具绘制功能模块框架 ①数据采集模块：添加描述不同数据来源（如生产企业、物流公司）和采集方式（如条码扫描、RFID）。②风险预警模块：标明风险分类（低、中、高）和预警触发条件。③数据可视化模块：展示平台的可视化功能，如地图追踪、动态图表等。

（3）使用箭头连接模块，标明数据流转方向和模块间的逻辑关系。

（4）为每个模块添加标签和简要说明。

3. 课程思政 在设计功能模块时，思考技术实现中的伦理问题（如数据隐私保护、避免监管漏洞等），培养合规意识和技术道德观念。将社会价值融入技术设计中，如优先设计能快速响应药品安全问题的功能。

步骤四：功能优先级分析

1. 任务 根据技术可行性和实施成本，对功能模块进行优先级排序。

2. 课程思政 在优先级分析中讨论"在资源有限情况下，如何保证公众健康的最大化收益"，培养全局观和社会责任意识。强调药品安全事件的紧急性，鼓励优先解决对人民生命健康影响最大的技术难点。

3. 要求 在实验报告中填写功能优先级表，列出各模块的开发顺序。优先实现数据采集模块，确保数据的完整性；然后实现风险预警模块，强化实时监控能力；最后开发数据可视化模块，提升数据展示和监管决策支持能力。

步骤五：撰写实验报告

1. 任务 根据设计成果和分析结果，完成实验报告。

2. 课程思政 在报告总结部分，思考技术落地中如何实现监管公平、覆盖弱势群体药品需求等问题。强化对技术与民生健康之间关系的深刻理解，将技术应用与社会福祉相结合。

3. 要求 报告内容需包括以下内容：①平台功能模块图及其说明；②各模块的优先级表及分析依据；③平台建设的主要挑战（如数据安全、技术集成）和对应解决方案。

步骤六：提交实验成果

1. 任务 提交以下内容：①绘制的功能模块图（文件格式：Visio 或 PPT）；②实验报告（包含优先级表和挑战分析）；③实验学习过程中的笔记和草稿（拍照或扫描上传）。

2. 课程思政 在成果展示时，结合国家药品监管实际，讨论如何通过智慧监管提升药品安全性和社会信任度。主动探讨技术创新在服务国家战略和公共健康中的潜力。

实验八　医药产品智慧监管标准规范分析

实验目标

1. 通过本实验，应能掌握药品追溯码的编码要求和标识规范；熟悉药品追溯系统在全生命周期中具体应用的操作流程；了解国家药品监管体系中标准规范（如《药品追溯码编码要求》《药品追溯码标识规范》）的核心内容及其实施要求。

2. 具备根据实际场景分析药品追溯系统的功能需求，熟练掌握药品追溯信息的录入与查询操作，模拟在药品流通和召回环节中数据异常处理的具体方法，并能依据标准规范设计合理的追溯管理流程。

3. 培养对药品监管标准化和规范化重要性的认识，树立依法依规操作的观念，培养对药品安全的高度责任感，形成服务公众健康和维护社会药品安全秩序的职业素养。

一、实验原理

（一）医药产品智慧监管标准规范的背景

医药产品智慧监管标准规范的制定是保障药品质量、安全性和可追溯性的重要基础。随着药品监管工作逐渐向数字化和智能化转型，标准化的追溯体系成为实现药品全生命周期管理的重要手段。

1. 复杂供应链的需求　药品生产、流通和销售的环节多且分散，需要统一的标准规范确保信息完整性和一致性。

2. 药品安全的需求　通过标准化管理，确保假冒伪劣药品能够被快速识别和处理，提升公众健康保障水平。

3. 全球化的需求　在国际药品市场中，标准规范的统一能够促进跨国药品流通和监管合作。

知识拓展

药品追溯系统的国际标准化

国际上常见的药品追溯标准主要包括全球统一编码标识系统（GS1 系统）和国际标准化组织（ISO）标准等。GS1 系统是全球广泛使用的供应链标准体系，涵盖商品编码、条码、RFID 等技术，广泛应用于药品追溯。ISO 标准制定了多项药品追溯相关标准，如 ISO 22716（药品 GMP）和 ISO 15394（包装条码）。

（二）药品追溯码的标准规范

药品追溯码是药品追溯体系的核心标识，其标准规范由国家药品监督管理局制定，旨在实现药品从生产到使用全过程的可追溯性。

1.《药品追溯码编码要求》（NMPAB/T 1002—2019）　①规定药品追溯码的编码形式，可采用一维条码、二维条码或 RFID 标签；②每个最小销售包装的药品必须分配一个唯一的追溯码，包含药品通用名、生产批号、生产企业、规格和有效期等关键信息。

2.《药品追溯码标识规范》（NMPAB/T 1011—2022）　①明确了追溯码的标识方法，包括标签的位置、尺寸和扫描精度要求；②规定追溯码在流通过程中需要保持易识别性，避免因标签破损或数据丢失导致追溯失败。

（三）药品追溯系统的功能

药品追溯系统通过集成追溯码管理、信息采集和数据查询，覆盖了药品生产、流通和使用的全生命周期。其主要功能如下。

1. 信息录入　企业在生产环节将追溯码及相关信息录入系统，记录药品的生产批次、原材料来源等信息。

2. 信息查询　监管部门和企业能够通过追溯系统快速查询药品的流通过程，定位每个批次药品的存储位置和使用情况。

3. 异常处理　追溯系统能够识别流通过程中的异常数据（如重复标签、非法标签）并触发警报，便于及时干预。

4. 快速召回　在药品发现质量问题时，通过追溯系统快速定位问题产品的批次及流向，完成精准召回。

（四）药品监管中的标准化意义

标准化是智慧监管体系运行的核心，确保追溯信息在不同环节之间的互联互通和协同管理。

1. 数据的一致性　通过标准化的追溯码，确保药品在不同生产企业、流通环节中信息的准确传递。

2. 监管的高效性　标准化规范为监管部门提供统一的操作依据，简化了数据核查和监管操作。

3. 消费者的信任　标准化的追溯体系能够提高消费者对药品质量的信任，增强公众对药品监管体系的认可。

（五）相关政策法规

1.《药品管理法》　明确要求药品上市许可持有人、生产企业、经营企业和医疗机构建立并实施药品追溯制度，确保药品全过程的可追溯性。

2.《国务院办公厅关于全面加强药品监管能力建设的实施意见》　提出以追溯体系建设为抓手，加强药品信息化和智慧监管能力。

3. 国际相关标准　如 GS1 系统，为全球药品追溯提供参考，实现跨国药品追溯的统一性。

（六）实验内容的理论支撑

本实验主要任务是模拟药品追溯系统的操作，包括信息录入、查询及异常数据处理。其关键理论支撑如下。

1. 追溯信息管理　掌握追溯码生成和数据录入的标准化流程。

2. 数据查询与验证　熟悉系统中信息查询的操作方法及验证机制。

3. 异常处理流程　理解异常数据处理的逻辑，确保药品追溯信息的完整性和可靠性。

二、实验操作

💡 **案例导入** --

案例描述：某药品公司生产的批号为 202301A 的感冒药在流通中被发现存在部分包装破损，导致药品存在污染风险。药监部门要求企业对该批次药品进行召回，并对召回范围和进度进行实时监控。

　　［事件背景］生产企业：××制药有限公司

　　　　　　　　药品名称：××感冒药

　　　　　　　　批次号：202301A

生产日期：2023 年 1 月 15 日

有效期至：2025 年 1 月 14 日

［问题描述］包装破损，可能引发质量问题

追溯目标：确定该批次药品的流通路径，包括已发货数量、库存数量及终端分布。利用追溯系统快速定位所有问题药品，并完成召回。

步骤一：学习政策背景并明确需求

1. 任务　阅读并理解与药品追溯系统相关的政策法规和标准规范。

2. 课程思政

（1）结合现实案例（如疫苗监管、药品召回事件），讨论追溯体系对公众健康和社会信任的重要性，增强社会责任感。

（2）思考如何通过建立高效的追溯系统实现药品监管公平性，培养社会服务意识和职业道德。

3. 要求

（1）学习《药品管理法》《药品追溯码编码要求》《药品追溯码标识规范》等政策文件，了解追溯系统的政策框架和技术要求。

（2）重点整理药品从生产到使用环节的追溯需求，明确数据采集范围、追溯路径和应用目标，并形成记录。

步骤二：模拟药品追溯系统的操作

1. 任务　在实验平台中模拟批次号为 202301A 的感冒药的追溯操作，包括信息录入、流通路径查询和异常处理。

2. 课程思政

（1）通过具体召回案例分析药品追溯系统在确保药品质量和公众健康中的作用，强化责任意识。

（2）结合召回事件，思考如何提高追溯效率以保障药品安全，树立服务民生的职业理念。

3. 要求

（1）在实验平台中录入以下追溯信息

药品名称：××感冒药

批次号：202301A

生产企业：××制药有限公司

生产日期：2023 年 1 月 15 日

有效期至：2025 年 1 月 14 日

流通路径：记录已发货的经销商、库存位置等信息。

（2）完成以下查询任务　①查询批次号为 202301A 的感冒药的流通路径，明确问题药品的分布；②验证追溯数据的完整性，确认是否有未登记的流通环节。

（3）模拟异常数据处理　①发现某经销商录入重复数据，进行纠正；②处理标签错误的药品，重新标识并登记。

步骤三：设计药品追溯流程

1. 任务　根据召回案例的追溯需求，设计完整的药品追溯流程并绘制流程图。

2. 具体操作

（1）明确药品追溯的关键节点　①生产节点：药品生产完成后，生成批次号 202301A 的追溯码，并录入追溯系统，包括药品的生产日期、规格、生产企业等信息。②仓储节点：记录药品进入仓储的时间、存储位置、温度等环境条件。③运输节点：跟踪药品的运输路径，包括运输车辆、目的地以及交接记录。④销售节点：记录药品到达零售终端的时间和数量，更新系统中的药品库存信息。⑤召回节点：确定问题药品的流向和库存，完成召回操作并更新召回报告。

（2）利用工具绘制追溯流程图　①打开 Visio 或 PowerPoint，创建一个新画布；②按照关键节点顺序，创建每个环节的框架（如生产、仓储、运输、销售、召回）；③使用箭头连接各环节，标注数据流转方向；④为每个环节添加说明文字，例如，在生产节点标注"生成追溯码并录入系统"，在召回节点标注"定位问题药品并完成召回"；⑤添加异常处理流程（如发现标签错误、重复录入时的纠正步骤）。

3. 课程思政

（1）通过流程设计，思考技术标准如何提升监管效率和保障信息透明。

（2）结合召回案例，培养从社会民生角度考虑追溯系统设计的公平性和合规性，增强职业责任感。

步骤四：撰写实验报告

1. 任务　根据实验操作成果，完成实验报告，系统总结药品追溯系统的功能、操作流程及优化建议。

2. 课程思政

（1）在报告总结部分，反思技术创新如何助力社会民生，强调追溯技术在保障公众健康中的价值。

（2）提出合理化建议，推动药品追溯技术的规范化和高效化，提升社会责任感。

3. 报告内容

（1）药品追溯系统的功能描述　说明系统如何实现药品信息的采集、查询、异常处理和召回。

（2）模拟操作的关键步骤记录及结果截图　包括录入批次 202301A 的信息截图、查询路径截图以及异常数据处理记录。

（3）追溯流程图及说明　提供绘制的流程图，并对每个节点的功能和操作进行文字说明。

（4）对追溯系统的评价和优化建议　①评价：追溯系统在实际操作中体现了哪些优点（如效率高、透明性强）。②建议：针对实验中发现的问题（如异常处理复杂性、系统功能优化空间），提出具体改进措施。

书网融合……

本章小结　　　　习题

第四章　医药电子政务支持与安全保障系统建设

PPT

实验九　医药移动电子政务（政务 APP）分析

实验目标

1. 通过本实验，应能掌握移动电子政务的概念、特点和发展趋势，移动电子政务的功能设计、用户体验和安全性要求；熟悉移动电子政务的开发流程和关键技术。

2. 具有对现有移动电子政务进行分析和评价，设计出符合用户需求的移动电子政务功能模块，运用相关工具进行移动电子政务原型设计的能力。

3. 培养创新意识和实践能力，增强社会责任感和服务意识；培养用专业知识分析问题、解决问题的素养；培养团队合作精神和沟通能力，能够与他人协作完成实验任务。

一、实验原理

1. 医药移动电子政务平台架构

（1）平台的整体架构　医药移动电子政务平台采用分层架构设计，通常包括用户层、应用层、服务层、数据层和基础设施层（表 4-1）。

表 4-1　医药移动电子政务平台的整体架构

层次	功能
用户层	面向政府监管部门、医药企业、医疗机构和公众，提供移动端（APP、小程序）和 Web 端访问入口
应用层	药品监管、行政审批、数据上报、信息查询等功能模块，支持不同用户角色的业务需求
服务层	提供统一的数据接口、身份认证、消息推送等服务，支持应用层的功能实现
数据层	存储药品信息、企业信息、审批数据、监管数据等，采用分布式数据库和大数据技术进行管理
基础设施层	基于云计算平台，提供计算、存储、网络等资源支持，确保系统的高可用性和可扩展性

（2）功能模块　通常包括药品信息管理、行政审批、数据上报与分析、公众服务和监督执法（表 4-2）。

表 4-2　医药移动电子政务平台的功能模块

模块	功能
药品信息管理	药品注册信息、生产信息、流通信息等的录入、查询和更新等
行政审批	支持药品生产许可、经营许可、广告审批等业务的在线申请和办理
数据上报与分析	提供药品不良反应、医疗器械不良事件等数据的上报功能，并支持数据统计分析和可视化展示
公众服务	提供药品信息查询、真伪验证、用药指导等便民服务
监督执法	支持监管部门对医药企业、医疗机构的监督检查和执法记录管理

（3）数据流程　包括数据采集、数据传输、数据处理、数据存储和数据应用（表4-3）。

表4-3　医药移动电子政务平台的数据流程

模块	功能
数据采集	通过移动端或 Web 端采集用户提交的药品信息、审批申请、上报数据等
数据传输	利用加密通信协议（如 HTTPS）将数据传输至服务器
数据处理	在服务层对数据进行清洗、验证和存储，并调用相应的业务逻辑进行处理
数据存储	将结构化数据存储于关系型数据库（如 MySQL），非结构化数据存储于分布式文件系统（如 HDFS）
数据应用	通过数据分析工具（如 Spark、Hadoop）对数据进行挖掘和分析，生成报表或可视化图表，供决策参考

2. 医药移动电子政务关键技术　移动互联网、云计算、大数据、人工智能等技术在平台中的应用。

3. 医药移动电子政务安全机制　平台的安全保障措施，如数据加密、身份认证、访问控制等。

二、实验操作

步骤一：政务 APP 分析

选择1~2个典型的医药领域政务 APP（例如国家药品监督管理局中国药品监管），完成以下任务：①梳理平台整体架构、功能模块、数据流程；②分析所选择平台采用的关键技术并进行详细分析；③查询资料并分析平台的安全保障措施、用户体验等；④分析所选择平台的不足，提出优化建议；⑤进行小组讨论，分享分析结果，并进行点评。

步骤二：政务 APP 设计

1. 需求分析　①用户调研：设计合理的用户调研问卷，收集并分析用户对政务 APP 的需求和建议；②确定政务 APP 的目标用户、核心功能和性能指标。

2. 功能设计　①完善政务 APP 的功能模块，例如药品信息查询、行政审批、业务办理、互动交流等；②绘制功能结构图，并进行详细说明。

3. 用户体验设计　①设计政务 APP 的界面布局、交互流程和视觉风格；②使用原型设计工具（Axure、墨刀等）制作交互流畅、界面美观的政务 APP 原型。

4. 安全性设计　①分析政务 APP 面临的安全威胁，例如数据泄露、身份冒用等；②设计相应的安全措施，例如数据加密、身份认证、访问控制等。

5. 思政因素　强调政务 APP 安全的重要性，学习相关安全技术和规范。

6. 政务 APP 开发与测试　①介绍政务 APP 的开发流程和关键技术，例如 Android 开发、iOS 开发、H5 开发等；②使用开发工具进行简单的政务 APP 功能开发；③介绍软件测试的基本方法，例如功能测试、性能测试、安全测试等；④进行政务 APP 的测试，并撰写测试报告。

步骤三：实验总结与展示

（1）进行实验总结，分享实验成果和经验教训。

（2）进行小组间相互点评，并提出改进建议。

（3）评选优秀实验作品，并进行展示。

📎 **知识拓展** --

移动电子政务

1. 移动电子政务（mobile E-government）　是电子政务的延伸，利用移动互联网、云计算、大数据等新一代信息技术，通过移动设备（如智能手机、平板电脑）为政府部门、医药企业和公众提供便捷、高效、安全的政务服务。

（1）医药移动电子政务的应用领域 药品监管、医疗器械监管、医疗服务监管、公共卫生管理等。

（2）医药移动电子政务的特点 提高政务效率、降低行政成本、提升监管效能、方便公众办事。

（3）医药移动电子政务的发展趋势 平台化、智能化、数据化、移动化。

2. 移动电子政务的最新发展趋势

（1）人工智能技术（artificial intelligence，AI） 是指由人类制造出来的机器或计算机系统所展现出的智能系统，人工智能技术旨在模拟、延伸和扩展人类的认知功能，如学习、推理、问题解决、感知、语言理解等。人工智能的定义可以从多个角度来理解。

1）能力角度 AI 是指使机器具备执行复杂任务的能力，这些任务如果由人类完成，则被认为是智能的体现。

2）学科角度 AI 是计算机科学的一个分支，它涉及创建能够执行智能任务的算法和系统。

3）行为角度 AI 是指机器能够模仿人类智能行为的技术，例如理解自然语言、识别图像、作出决策等。

4）功能角度 AI 是指那些能够实现特定功能的系统，如语音识别、图像识别、自动驾驶等。

5）目标角度 AI 的终极目标是创造能够执行所有人类智能任务的机器，即通用人工智能（artificial general intelligence，AGI），而目前我们主要实现的是针对特定任务的弱人工智能（narrow AI）。

人工智能技术包括但不限于机器学习（machine learning）、深度学习（deep learning）、自然语言处理（natural language processing，NLP）、计算机视觉（computer vision）、机器人学（robotics）、专家系统（expert systems）等，这些技术通过算法和大量数据的训练，使机器能够在特定领域内进行有效的决策和预测。

（2）大数据（big data） 是指在传统数据处理应用软件无法有效捕捉、存储、管理和分析的大规模、高增长率和多样化的信息资产，大数据的特点通常被概括为"六 V"特征。

1）体量（volume） 数据的总量非常大，通常以 TB（太字节）、PB（拍字节）甚至 EB（艾字节）为单位。

2）速度（velocity） 数据的生成、收集和处理速度非常快，需要实时或近实时处理。

3）多样性（variety） 数据类型繁多，包括结构化数据（如数据库中的表格）、半结构化数据（如XML 文件）和非结构化数据（如文本、图片、视频等）。

4）真实性（veracity） 数据的质量和准确性不一，需要清洗和验证以确保分析的可靠性。

5）价值（value） 大数据中蕴含着巨大的价值，但需要通过适当的分析技术来提取和转化。

6）可变性（variability） 数据的意义和格式可能会随时间而变化，增加了数据处理的复杂性。

（3）区块链（blockchain） 是一种分布式数据库技术，它通过加密算法确保数据的安全性和不可篡改性，并且在没有中央权威机构的情况下，允许网络中的多个参与方共同维护和更新数据记录，区块链技术的核心特点如下：

1）去中心化（decentralization） 区块链不依赖于中央控制点，数据分布在网络的多个节点上，每个节点都有完整的数据副本。

2）不可篡改性（immutability） 一旦数据被写入区块链，就很难被篡改或删除。

3）透明性（transparency） 区块链上的数据对所有参与方都是可见的，这增加了系统的透明度。

4）共识机制（consensus mechanism） 区块链网络通过共识机制来达成对数据状态的一致认可，常见的共识机制包括工作量证明（proof of work，PoW）、权益证明（proof of stake，PoS）等。

5）智能合约（Smart Contracts） 区块链可以运行智能合约，这是一种自动执行、控制或文档化法律事件和行动的计算机程序，它们在满足特定条件时自动执行预定义的操作。

实验十　医药政务系统政策法规分析

实验目标

1. 通过本实验学习，应能掌握电子政务法律体系基础知识；熟悉相关领域具体法律规则；了解我国电子政务法律制度的现状。

2. 具有一定的法学逻辑思维能力，能够综合运用相关法律知识分析及解决实际问题。

3. 树立依法管理、依法行政的法律理念，树立较强的遵法、守法意识。

一、实验原理

电子政务平稳有序运行需要相关法律制度对其进行规范、指引。电子政务法律制度体系主要包含法律、法规、规章等内容。

（一）宪法

《中华人民共和国宪法》是我国的根本法，具有最高的法律效力。它规定了我国的根本政治制度、经济制度等内容，是电子政务法律制度建设的根本。

（二）法律

《中华人民共和国立法法》（以下简称《立法法》）规定："全国人民代表大会和全国人民代表大会常务委员会行使国家立法权。全国人民代表大会制定和修改刑事、民事、国家机构的和其他的基本法律。全国人民代表大会常务委员会制定和修改除应当由全国人民代表大会制定的法律以外的其他法律；在全国人民代表大会闭会期间，对全国人民代表大会制定的法律进行部分补充和修改，但是不得同该法律的基本原则相抵触。"目前，与电子政务相关的法律主要包括：《中华人民共和国网络安全法》《中华人民共和国数据安全法》《中华人民共和国密码法》《中华人民共和国个人信息保护法》《中华人民共和国电子签名法》《中华人民共和国行政许可法》《中华人民共和国刑法》等。

（三）行政法规

《立法法》规定："国务院根据宪法和法律，制定行政法规。"国务院制定的与电子政务相关的主要行政法规如下。

《中华人民共和国计算机信息系统安全保护条例》分别从安全保护、安全监督两个方面强调对计算机系统进行安全保护。《互联网信息服务管理办法》明确了互联网信息服务的性质、国家对经营性互联网信息服务实行许可制度、对非经营性互联网信息服务实行备案制度、从事经营性互联网信息服务的条件、互联网信息服务提供者的法律责任等内容，为规范互联网信息服务活动，促进互联网信息服务健康有序发展提供了法律保障。

此外，国务院还分别制定了《关键信息基础设施安全保护条例》《互联网上网服务营业场所管理条例》《信息网络传播权保护条例》《中华人民共和国电信条例》《外商投资电信企业管理规定》等行政法规，以保护关键信息基础设施安全、规范上网服务经营场所行为、维护电信用户和经营者的合法权益，强化对电信市场的规范化管理。

（四）部门规章

《立法法》规定："国务院各部、委员会、中国人民银行、审计署和具有行政管理职能的直属机构以及法律规定的机构，可以根据法律和国务院的行政法规、决定、命令，在本部门的权限范围内，制定规章。"为实现保障电子政务运行安全、强化信息资源的共享及利用、规范网信部门行政执法程序等目标，国家互联网信息办公室等国务院职能部门分别制定了《电信和互联网用户个人信息保护规定》《互联网域名管理办法》《网络信息内容生态治理规定》《区块链信息服务管理规定》《互联网新闻信息服务管理规定》《促进和规范数据跨境流动规定》《规范互联网信息服务市场秩序若干规定》《网信部门行政执法程序规定》《互联网信息内容管理行政执法程序规定》等多部部门规章。

国家药品监督管理局针对职权范围内与电子政务相关的事项也相继发布多部部门规章和规范性文件，如《关于启动药品医疗器械广告审查电子政务系统的通知》《关于 GSP 认证公示或公布文件传送方法的函》《关于实施国家药品编码管理的通知》等。

（五）司法解释

《立法法》规定："最高人民法院、最高人民检察院作出的属于审判、检察工作中具体应用法律的解释，应当主要针对具体的法律条文，并符合立法的目的、原则和原意。"如《最高人民法院、最高人民检察院关于办理非法利用信息网络、帮助信息网络犯罪活动等刑事案件适用法律若干问题的解释》《最高人民法院关于审理利用信息网络侵害人身权益民事纠纷案件适用法律若干问题的规定》等。

（六）规范性文件

为进一步完善我国电子政务法律制度，中华人民共和国工业和信息化部、中华人民共和国国家互联网信息办公室、国家市场监督管理总局、中华人民共和国国家发展和改革委员会、中华人民共和国财政部等多部门还相继发布多部规范性文件，如《关于实施个人信息保护认证的公告》《互联网弹窗信息推送服务管理规定》《互联网用户公众账号信息服务管理规定》《互联网信息搜索服务管理规定》《互联网直播服务管理规定》《互联网新闻信息服务许可管理实施细则》《互联网危险物品信息发布管理规定》等。

（七）政策文件

除上述规范性法律文件外，中华人民共和国国家互联网信息办公室、中华人民共和国公安部、国家市场监督管理总局、中华人民共和国文化和旅游部、国家广播电视总局等部门发布了多部政策性文件，以进一步规范国家网络安全标准化工作、强化网站安全管理等，如《关于加强党政机关网站安全管理的通知》《关于加强国家网络安全标准化工作的若干意见》《关于推动资本市场服务网络强国建设的指导意见》《关于进一步加强网络侵权信息举报工作的指导意见》等。

二、实验操作

步骤一　实验情境

某甲住所地为某省某市（可以自主选择具体的居住地），欲在住所地开一家药店：

（1）该药店为单体零售药店；

（2）可以自主选择药店的性质为个体工商户或有限责任公司。

步骤二　实践操作要求

现某甲需要了解有哪些法律规范涉及单体药店，查询范围主要如下：

（1）开办零售药店的法定条件有哪些？

（2）需要办理哪些与药品经营有关的行政许可？

如营业执照（名称核准）、药品经营许可证、食品经营许可证（如销售保健食品）、医疗器械经营许可证（注意经营二类医疗器械许可与经营三类医疗器械许可的不同）、卫生许可证（主要涉及《公共场所卫生管理条例》）等。工作人员健康证、税务登记可不纳入实践查询范围。

（3）分别查询并陈述单体药店办理上述行政许可的法定申请条件及具体要求。

（4）分别陈述办理上述许可的基本流程。

（5）分别陈述关于单体药店经营行为、经营范围、陈列、标签、人员等法律规定（包括药店开办地）的具体内容有哪些？

步骤三：制作实践操作思维导图或流程图

根据实践操作要求及自主选择的内容，制作思维导图或流程图。需要注意：①有关法律规定具体内容的陈述应按照法的位阶由上至下的顺序进行；②根据自主选定的药店开办地，对其地方性法规、规章的具体规定要进行较细致的查询并加以陈述。

实验十一　医药政务系统安全保障体系分析

实验目标

1. 通过本实验学习，应能掌握医药电子政务安全问题的重要性及安全管理措施；熟悉安全保障技术；了解医药电子政务安全保障策略。

2. 能够掌握安全系统的构成、应用与管理，具有分析电子政务安全存在问题的能力。

3. 树立医药电子政务系统安全第一的意识，养成安全保障操作的规范化操作；树立遵法守法、服务客户意识，培养用专业知识分析问题、解决问题的素养。

一、实验原理

网络安全措施是保护医药电子政务系统免受网络攻击的关键。防火墙配置是其中的一项重要措施，通过设置防火墙可以隔离内外网络，阻止非法访问和攻击；入侵检测是另一项重要的网络安全措施，通过安装入侵检测系统可以监测和记录网络异常行为，及时发现并响应攻击。

数据安全管理措施是医药电子政务系统中的另一个重要方面。系统应采用先进的加密技术保护存储和传输中的敏感数据，并实施数据分类和访问控制，确保只有授权人员才能访问相关信息。

数据加密是一种有效的数据安全措施，通过对敏感数据进行加密处理可以确保数据在传输和存储时的安全。加密算法可以将数据转化为密文，只有拥有密钥的用户才能解密并访问数据。这样可以防止未经授权的用户获取和篡改数据。

访问控制是一种重要的数据安全措施。实施严格的数据访问控制机制，可以确保只有授权用户才能访问相关数据。通过身份验证和权限管理，可以限制用户对数据的访问范围和操作权限。这样可以避免未经授权的用户对数据的篡改和泄露，保护数据的完整性和机密性。

应急响应和灾难恢复是医药电子政务系统中不可或缺的一环。应急预案的制定是关键步骤之一，它包括应急响应流程、责任人分工等内容。应急预案应该详细规定在不同情况下的应急响应措施和责任人员的分工，以确保在发生突发事件时能够迅速、有序地应对。

备份恢复也是应急响应和灾难恢复的重要环节。定期进行数据备份，并验证备份数据的可用性，可以确保在发生灾难时能够迅速恢复系统运行。备份数据应该存储在安全可靠的地方，以防止备份数据本身受到损坏或丢失。同时，备份数据的可用性也需要定期验证，以确保在需要时能够顺利恢复系统。

二、实验操作

本安全系统平台采用 B/S 架构，前端使用 Vue. js 框架进行开发，后端使用 Spring Boot 框架进行开发，数据库使用 MySQL。在安全功能上：①多级访问控制，确保只有具备特定权限的人员才能访问或修改敏感信息；②操作日志追踪，记录所有用户的操作行为，便于事后审查；③数据传输加密，通过 SSL 加密协议，防止数据在网络传输过程中被截获；④数据备份与恢复。

步骤一：多级访问控制

多级访问控制是系统安全的第一道防线。不同级别的人员拥有不同的权限，各自根据职能访问不同的数据。这种灵活的数据权限设置确保了患者隐私的安全性。学生以不同身份登录系统，体会不同的使用权限。

步骤二：操作日志追踪

操作日志是系统的重要安全保障措施之一。每个用户在系统中的操作行为都会被详细记录，无论是查看数据、修改信息，还是删除操作，系统都会自动生成日志。管理员可以通过这些日志追踪异常活动或潜在的威胁，确保数据安全。通过实验，了解操作日志的重要意义及内容。

步骤三：数据传输加密

系统的一项重要安全功能是传输加密。数据的传输过程必须确保不会被恶意拦截，因此采用了 SSL 加密协议，确保数据在网络传输时不会被泄露。这不仅有效防止了网络攻击，还进一步增强了数据的完整性与隐私性。

步骤四：数据备份与恢复

为了应对突发状况（如数据丢失或系统崩溃），系统应具备定期自动备份和数据恢复功能。管理员可以在系统中设定自动备份频率，确保即使遇到网络故障或黑客攻击，数据依旧可以安全恢复。

步骤五：实验结果讨论

（1）实现多级访问控制和日志系统时，最大的挑战在于如何平衡安全性与系统性能。如果权限设置过于复杂，系统可能会变得难以维护。

（2）分级日志记录　日志记录过多也会影响性能表现，针对不同级别的操作生成不同详细程度的日志，既保障了安全，又避免了日志过多造成系统性能下降。

（3）缓存机制　为频繁访问的数据提供缓存，提高系统的响应速度。

（4）系统设计中还需要考虑数据备份的安全性与存储成本，采用压缩备份、增量备份等技术可以有效解决这一问题。

知识拓展

政务数据安全违规如何处理？

对于政务数据安全违规的处理，主要依据《中华人民共和国数据安全法》和《中华人民共和国个人信息保护法》的相关规定进行。

《中华人民共和国数据安全法》第四十五条　开展数据处理活动的组织、个人不履行本法第二十七条、第二十九条、第三十条规定的数据安全保护义务的，由有关主管部门责令改正，给予警告，可以并处五万元以上五十万元以下罚款，对直接负责的主管人员和其他直接责任人员可以处一万元以上十万元以下罚款；拒不改正或者造成大量数据泄露等严重后果的，处五十万元以上二百万元以下罚款，并可以责令暂停相关业务、停业整顿、吊销相关业务许可证或者吊销营业执照，对直接负责的主管人员和其他直接责任人员处五万元以上二十万元以下罚款。

违反国家核心数据管理制度，危害国家主权、安全和发展利益的，由有关主管部门处二百万元以上一千万元以下罚款，并根据情况责令暂停相关业务、停业整顿、吊销相关业务许可证或者吊销营业执照；构成犯罪的，依法追究刑事责任。

书网融合……

本章小结

习题

第五章 药品研发注册环节

PPT

实验十二 药物非临床研究管理平台

实验目标

1. 通过本实验学习，应能掌握 GLP 认证机构的选择标准；熟悉国家药品监督管理局 GLP 认证系统的操作流程；了解 GLP 认证申请所需的具体材料清单及其准备要求。

2. 能够掌握 GLP 认证平台的申请材料、办理流程和操作逻辑；能够根据特定药物非临床试验的需求，检索并筛选出符合要求的非临床试验机构。

3. 能够认识到 GLP 认证对于保障公众用药安全的重要性，能够与团队成员密切合作，共同完成准备申请材料、选择 GLP 认证机构的任务。

一、实验原理

药物非临床研究质量管理规范（GLP）认证是一套国际公认的标准，用于指导和规范药物在进入临床试验前所需的非临床研究。根据特定药物非临床试验的需求，检索并选择合适的 GLP 认证机构，对于确保试验的顺利进行和数据的可靠性具有重要意义。

国家药品监督管理局主管全国 GLP 认证管理工作，国家药品监督管理局食品药品审核查验中心（以下简称核查中心）负责具体开展 GLP 认证相关资料审查、现场检查、综合评定以及实施对相关机构的监督检查等工作。检查依据包括《药物非临床研究质量管理规范》《药物非临床研究质量管理规范认证管理办法》及《药物非临床研究质量管理规范检查要点和判定原则》等。

知识拓展

我国 GLP 认证管理法规

2003 年，国家食品药品监督管理局发布施行《药物非临床研究质量管理规范》（原国家食品药品监督管理局令第 2 号），对规范行业行为、推动药品研发、确保药品质量起到了积极的推动作用。

2017 年 7 月 27 日国家食品药品监督管理总局令第 34 号公布《药物非临床研究质量管理规范》，本规范适用于为申请药品注册而进行的药物非临床安全性评价研究。药物非临床安全性评价研究的相关活动应当遵守本规范。以注册为目的的其他药物临床前相关研究活动参照本规范执行。

按照《药物非临床研究质量管理规范认证管理办法》规定，为明确药物非临床

《药物非临床研究质量管理规范认证申请资料要求》

研究质量管理规范认证申请资料要求，国家药品监督管理局食品药品审核查验中心组织制定了《药物非临床研究质量管理规范认证申请资料要求》，自 2023 年 7 月 1 日起实施。

二、实验操作

（一）实验要求

1. GLP 认证登录 完成 GLP 认证平台的登录，了解认证需准备的材料和办理流程。

2. 检索符合要求的试验机构 根据设定的企业药品研发实验需求，检索符合条件的试验机构。

（二）申请 GLP 认证

步骤一 进入国家药品监督管理局网上办事大厅，登录法人账号，点击账号设置—我的绑定，随后点击药物非临床研究质量管理规范（GLP）认证申请系统右侧的"授权绑定"按钮，进入业务系统用户授权绑定界面。

（1）新用户点击"直接授权创建新的账号"，绑定成功后，跳转进入"药物非临床研究质量管理规范电子申请系统"的补充资料界面，注册信息会自动代入过来，将需要补充的资料补充完整，点击'保存'按钮，然后打印申请表。等待核查中心将补充资料核对通过并激活账号之后，才能登录系统进行相关内容的填报。

（2）老用户点击"已有用户的登录授权"，输入待绑定的药物非临床研究质量管理规范（GLP）认证申请系统的原始账号，点击登录后，系统提示用户授权绑定成功，就可以进入"药物非临床研究质量管理规范电子申请系统"填报信息了。

步骤二 在国家药品监督管理局网上办事大厅，搜索"药物非临床研究质量管理规范认证"，点击办事指南，查看办理流程、申请材料等（图 5-1），申请资料详细说明可参看《药物非临床研究质量管理规范认证申请资料要求》，并按要求准备材料。

药物非临床研究质量管理规范认证

材料名称	材料类型/来源渠道	材料形式	规范
《药物非临床研究质量管理规范认证申请表》	原件 / 申请人自备	A4纸/1份	详情 空白表格下载 示例样表下载
申请机构法人资格证明文件	复印件 / 政府部门核发	A4纸/1份	详情
机构概要	原件 / 申请人自备	A4纸/1份	详情
组织机构和人员情况	原件 / 申请人自备	A4纸/1份	详情 空白表格下载
设施管理	原件 / 申请人自备	A4纸/1份	详情
仪器设备（含计算机化系统）和实验材料管理	原件 / 申请人自备	A4纸/1份	详情 空白表格下载
实验系统管理	原件 / 申请人自备	A4纸/1份	详情
标准操作规程管理	原件 / 申请人自备	A4纸/1份	详情 空白表格下载
药物非临床安全性评价研究实施情况	原件 / 申请人自备	A4纸/1份	详情 空白表格下载
质量保证情况	原件 / 申请人自备	A4纸/1份	详情
既往接受GLP认证和GLP相关检查情况	原件 / 申请人自备	A4纸/1份	详情
实施《药物非临床研究质量管理规范》的自查报告	原件 / 申请人自备	A4纸/1份	详情
其他有关资料	原件 / 申请人自备	A4纸/1份	详情

图 5-1 药物非临床研究质量管理规范认证申请材料清单

步骤三 账户登录成功后，进入申请列表页面，点击"开始填报"填写新的申请信息，并上传附件，确认无误后点击提交。

步骤四 受理中心在 5 个工作日内对申请材料进行形式审查，作出是否受理的决定，出具《受理通知书》《不予受理通知书》或《补正通知书》。

步骤五　受理后，核查中心进行资料审查和现场检查。对现场检查发现的问题，申请机构应当在现场检查结束后 20 个工作日内，点击系统“填写整改资料”按钮，向核查中心提交整改报告或者整改计划。核查中心应在现场检查结束后完成检查结果的分析和汇总，向国家药品监督管理局药品注册管理司报送现场检查审核件及相关资料。

步骤六　国家药品监督管理局在 20 个工作日内作出审批决定。对通过 GLP 认证的，发给 GLP 认证批件，并通过国家药品监督管理局网站予以公告。

（三）试验机构检索及选择

1. 案例背景

（1）情景设定　某生物制药公司（位于上海市）开发一款新型抗肿瘤药物，需寻求可承接遗传毒性试验（Ames 试验、微核试验）和 28 天重复给药毒性试验的 GLP 机构。

（2）需求要点　①机构具备 GLP 认证资质，且认证范围覆盖毒理学试验；②优先考虑长三角地区机构以降低沟通成本。

2. 操作步骤

步骤一　登录国家药品监督管理局网站，在“药品”板块中点击“药品查询”。

步骤二　点击“药物非临床安全性评价研究机构信息平台”，跳转到 GLP 机构信息公示页面。

步骤三　根据案例中的需求，检索试验机构（图 5－2）。通过查看检索机构信息，比较机构的认证范围、地理位置等条件，筛选出符合条件的试验机构 2～3 家，并说明理由。

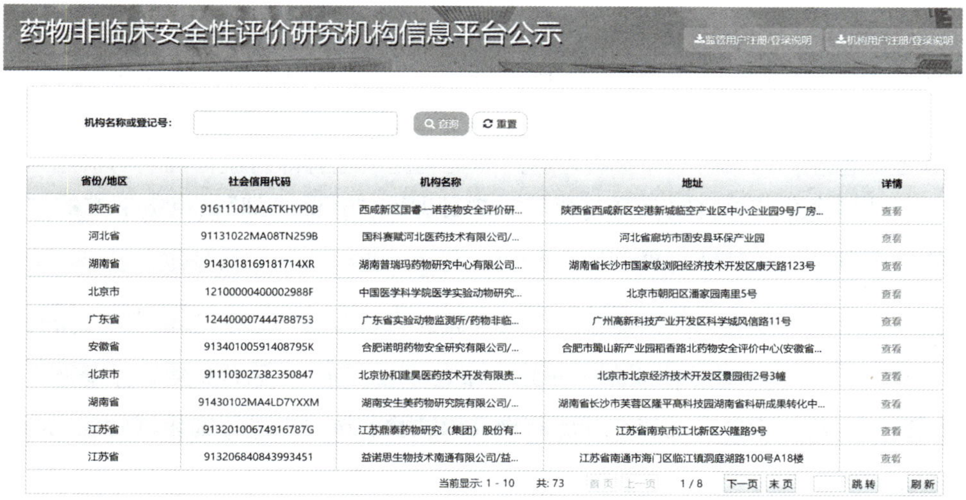

省份/地区	社会信用代码	机构名称	地址	详情
陕西省	91611101MA6TKHYP0B	西咸新区国睿一诺药物安全评价研...	陕西省西咸新区空港新城临空产业区中小企业园9号厂房...	查看
河北省	91131022MA08TN259B	国科赛赋河北医药技术有限公司/...	河北省廊坊市固安县环保产业园	查看
湖南省	9143018169181714XR	湖南普瑞玛药物研究中心有限公司...	湖南省长沙市国家级浏阳经济技术开发区康天路123号	查看
北京市	12100000400002988F	中国医学科学院医学实验动物研究...	北京市朝阳区潘家园南里5号	查看
广东省	124400007444788753	广东省实验动物监测所/药物非临...	广州高新科技产业开发区科学城风信路11号	查看
安徽省	91340100591408795K	合肥诺明药物安全研究有限公司/...	合肥市蜀山新产业园稻香路北药物安全评价中心(安徽省...	查看
北京市	911103027382350847	北京协和建昊医药技术开发有限责...	北京市北京经济技术开发区景园街2号3幢	查看
湖南省	91430102MA4LD7YXXM	湖南安生美药物研究院有限公司/...	湖南省长沙市芙蓉区隆平高科技园湖南省科研成果转化中...	查看
江苏省	91320100674916787G	江苏鼎泰药物研究（集团）股份有...	江苏省南京市江北新区兴隆路9号	查看
江苏省	913206840843993451	益诺思生物技术南通有限公司/益...	江苏省南通市海门区临江镇洞庭湖路100号A18楼	查看

当前显示：1 - 10　共：73　首页　上一页　1 / 8　下一页　末页　跳转　刷新

图 5－2　药物非临床安全性评价研究机构信息平台公示

（1）整理出 GLP 认证所需要的材料清单。

（2）根据 GLP 认证办理程序，绘制思维导图。

（3）从检索结果中提取 2～3 家候选机构，提交机构对比表及推荐理由报告（含数据来源截图）。

（四）实验考核

注意：GLP 认证登录要有法人账户才能进入平台系统，因此这部分操作能够掌握 GLP 认证所需要登录的网站，并能够找到进入系统的位置即可。

实验十三　药物临床试验管理平台

实验目标

1. 通过本实验学习，应能熟练掌握"药物临床试验管理"相关电子政务平台的检索功能；熟悉开展药物临床试验机构备案的流程；了解药物临床试验内容及药物临床试验机构备案的资料要求。

2. 能够根据药物临床试验管理的规定进行电子政务应用与管理。

3. 树立求实严谨的科学态度和求真创新的学术精神，培养用专业知识分析问题、解决问题的素养。

一、实验原理

药物临床试验是指以人体（患者或健康受试者）为对象的试验，意在发现或验证某种试验药物的临床医学、药理学以及其他药效学作用、不良反应，或者试验药物的吸收、分布、代谢和排泄，以确定药物的有效性与安全性的系统性试验。药物临床试验分为Ⅰ期临床试验、Ⅱ期临床试验、Ⅲ期临床试验、Ⅳ期临床试验以及生物等效性试验。根据药物特点和研究目的，研究内容包括临床药理学研究、探索性临床试验、确证性临床试验和上市后研究。药物研发临床试验应遵守《药物临床试验质量管理规范》（good clinical practice，GCP），在符合相关规定的药物临床试验机构开展。

根据《药物临床试验机构管理规定》，我国药物临床试验机构由资质认定改为备案管理。国家药品监督管理部门负责建立"药物临床试验机构备案管理信息平台"（简称备案平台），用于药物临床试验机构登记备案和运行管理，以及药品监督管理部门和卫生健康主管部门监督检查的信息录入、共享和公开。备案平台可以从国家药监局官网首页"药品"栏目进入"药品查询"，点击下方的"药物和医疗器械临床试验机构备案管理信息系统"链接进入。

为加强药物临床试验监督管理，推进药物临床试验信息公开透明，保护受试者权益与安全，国家药监部门参照世界卫生组织要求和国际惯例建立了"药物临床试验登记与信息公示平台"，实施药物临床试验登记与信息公示。凡获临床试验批件并在我国进行临床试验（含生物等效性试验、PK试验、Ⅰ、Ⅱ、Ⅲ、Ⅳ期试验等）的，申办者均应在开展药物临床试验前按要求进行临床试验登记与信息公示。

知识拓展

备案所需信息及附件资料

1. 备案所需信息　机构名称、组织机构代码/社会信用代码、机构类别、机构法人代表名称、机构法人代表证件类型、机构法人代表证件号码、联系人、固定电话、手机、邮箱地址、密码等。

2. 备案附件资料　①机构社会组织代码/信用代码扫描件（军队医院可以用军队单位对外有偿服务许可证扫描件，仅用于用户注册目的）；②执业资格证书（资质、许可证）（非医疗机构非必填）；③营业执照（非营利性机构可不上传此项）；④法人代表（医院负责人）身份证/护照扫描件；⑤联系人授权书扫描件，联系人身份证/护照扫描件；⑥医疗机构级别证明文件（非医疗机构非必填）。

知识拓展

药物临床试验分为Ⅰ期、Ⅱ期、Ⅲ期和Ⅳ期

Ⅰ期临床试验 初步的临床药理学及人体安全性评价试验。观察人体对于新药的耐受程度和药物代谢动力学，为制定给药方案提供依据。

Ⅱ期临床试验 治疗作用初步评价阶段。其目的是初步评价药物对目标适应证患者的治疗作用和安全性，也包括为Ⅲ期临床试验研究设计和给药剂量方案的确定提供依据。此阶段的研究设计可以根据具体的研究目的采用多种形式，包括随机盲法对照临床试验。

Ⅲ期临床试验 治疗作用确证阶段。其目的是进一步验证药物对目标适应证患者的治疗作用和安全性，评价利益与风险关系，最终为药物注册申请获得批准提供充分的依据。试验一般应为具有足够样本量的随机盲法对照试验。

Ⅳ期临床试验 新药上市后由申请人自主进行的应用研究阶段。其目的是考察在广泛使用条件下的药物的疗效和不良反应；评价在普通或者特殊人群中使用的利益与风险关系；改进给药剂量等。

二、实验操作

步骤一 浏览"药物临床试验管理"相关电子政务平台，如国家药监局政务服务门户、药物和医疗器械临床试验机构备案管理信息系统、药物临床试验登记与信息公示平台。

步骤二 利用"药物和医疗器械临床试验机构备案管理信息系统"，查询自己家乡所在市已备案药物临床试验机构相关信息，完成表5-1。

表5-1 家乡所在市已备案药物临床试验机构相关信息表

省份/地区	备案号	机构名称	机构地址	机构级别	备案专业名称	主要研究者

步骤三 在药物和医疗器械临床试验机构备案管理信息系统中，下载"机构用户注册说明手册"，完成"某医院申请药物临床试验机构备案"的流程图。

步骤四 利用"药物临床试验登记与信息公示平台"，查询某疾病治疗药物临床试验进展相关信息，填入表5-2，并进行讨论。

表5-2 某疾病治疗药物临床试验进展

药物名称	研发阶段	机制/靶点	临床试验主要结果	申请人名称

实验十四　参比制剂备案平台

实验目标

1. 通过本实验学习，应能掌握参比制剂备案资料要求；熟悉参比制剂备案平台操作方法；了解参比制剂遴选原则。

2. 具有药学专业数据库信息检索、数据整合分析的能力。

3. 培养较强的信息素养、学术研究能力和团队协作能力。

一、实验原理

对于化学药品中的新研制仿制药和一致性评价品种，除临床价值明确，无法推荐参比制剂的品种外，参比制剂已公布是申报上市的必要条件之一。因此，参比制剂的选择和备案工作至关重要，申请人应严格遵循《化学仿制药参比制剂遴选与确定程序》（2019 年第 25 号）选择参比制剂；若所选参比制剂尚未公布，还需按照《化学仿制药参比制剂遴选申请资料要求》通过国家药品监督管理局药品审评中心（简称药审中心）的参比制剂备案平台完成备案程序。

（一）遴选原则

参比制剂遴选应以为公众提供高质量的仿制药品为目标，按如下顺序选择。

（1）原研药品选择顺序依次为：国内上市的原研药品、经审核确定的国外原研企业在中国境内生产或经技术转移生产的药品、未进口原研药品。

原研药品是指境内外首个获准上市，且具有完整和充分的安全性、有效性数据作为上市依据的药品。

（2）在原研药品停止生产或因质量等原因所致原研药品不适合作为参比制剂的情况下，可选择在美国、日本或欧盟等管理规范的国家获准上市的国际公认的同种药品、经审核确定的在中国境内生产或经技术转移生产的国际公认的同种药品。

国际公认的同种药物是指在美国、日本或欧盟等获准上市并获得参比制剂地位的仿制药。

（3）其他经国家药品监督管理局评估确定具有安全性、有效性和质量可控性的药品。

小贴士

在仿制药研发的全过程中，尽管参比制剂备案工作在技术难度上相较于制剂工艺开发、质量标准制定等核心环节而言较低，但其重要性却不容小觑。参比制剂的遴选与备案直接关乎整个研发项目的最终成败。一旦在参比制剂遴选环节出现方向性错误，不仅会导致备案申请无法通过药监部门审评，还可能触发"多米诺骨牌效应"——前期投入大量资源完成的处方工艺研究、分析方法开发以及稳定性考察等一系列系统性工作，都可能因基准失准而失去科学意义，进而造成巨大的时间和经济成本损失。因此，研发团队必须理解并严格遵守《化学仿制药参比制剂遴选与确定程序》的要求，确保参比制剂备案工作的规范性和可靠性，从而为仿制药的顺利研发打下坚实基础。

（二）遴选申请资料要求

1. 申请综述

（1）品种基本信息

1）药品通用名称。

2）药物活性成分名称。

3）剂型和规格。

4）适应证简述。

5）各国药典收载情况。

6）参比制剂发布/公示情况。

7）品种原研信息 ①原研是否明确；②临床安全有效性是否明确。

（2）参比制剂申请依据

1）参比制剂申请原因。

2）拟申请参比制剂是否为原研。

3）拟申请参比制剂上市时是否有完整和充分的安全、有效性数据。

4）拟申请参比制剂的质量是否可控、是否符合现行的国际通用技术要求（如 ICH 等）。

5）拟申请参比制剂是否可及。

6）拟申请参比制剂在美、欧、日等其他国家及国内上市同品种（如有）的处方是否一致。

7）拟申请参比制剂在美、欧、日及国内上市的适应证是否一致。

8）其他需要说明问题。

2. 调研信息

（1）国内外批准情况

1）国内上市情况 ①进口药品批准情况；②国产药品批准情况。

2）美国上市情况 ①美国橙皮书收载情况；②其他上市情况。

3）欧洲上市情况 ①欧盟 EMA 官网收载情况；②欧盟 HMA 官网收载情况；③欧盟各国的批准情况。

4）日本上市情况 ①日本 PMDA 官网收载情况；②日本厚生省价格目录收载情况；③日本《医疗用医薬品最新品質情報集》（蓝皮书）收载情况。

5）其他国家上市情况

（2）国内外使用情况 ①拟申请参比制剂在中国、美国、日本、欧盟及其他国家获批适应证用法用量对比；②拟申请参比制剂同适应证的其他药品概述；③拟申请参比制剂在中国、美国、欧盟、日本及其他国家上市产品的处方对比；④中国、美国、欧盟、日本及其他国家安全性警示信息；⑤其他。

知识拓展

化学仿制药参比制剂遴选申请资料要求

为更好地服务申请人，进一步提高参比制剂遴选工作的质量和效率，药审中心于2020年10月发布了《化学仿制药参比制剂遴选申请资料要求》。文件遵照参比制剂遴选原则，并给出详细解释，指导申请人收集足够清晰的参比制剂相关资料，以确定所选参比制剂代表性。为更好完成本次实验，请扫描右侧二维码阅读完整版资料要求，并按此撰写申请资料。

化学仿制药参比制剂遴选申请资料要求

二、实验操作

（一）实验准备

1. 分组，每组 4～8 人，选出一名组长。每组成立一个药品研发注册团队，分工完成参比制剂备案任务。

2. 掌握各国药典、各国药监局批准情况的查询方法，并具备借助工具翻译外文的能力。

（二）操作流程

步骤一：确定品种

在实际工作中，企业通常需要综合考虑多方面因素来确定药物研发计划，包括药物的临床价值与市场需求、原研药的专利到期时间与仿制可行性、生产工艺的复杂度和质量可控性以及企业的发展目标和自身资源等。在此基础上，根据实际需求完成参比制剂的备案工作。

药物研发是一个动态且持续更新的过程，因此参比制剂备案品种的选择也需要与时俱进。为便于实验的开展，我们采取动态选择研究品种的方式：各小组需在药审中心官网搜索近期公示的参比制剂目录征求意见稿，并从中选择一个品种进行研究。由于参比制剂处于公示期，无需重复备案，因此本实验假定该品种作为参比制剂尚未被公示，由各小组负责开展该品种的参比制剂备案工作。

步骤二：开展调研

参比制剂调研工作需严格按照《化学仿制药参比制剂遴选与确定程序》以及《化学仿制药参比制剂遴选申请资料要求》的要求，通过多维度、多渠道开展系统性调研，具体步骤如下。

1. 各国药典查询　通过官方在线数据库或商业数据库，查询各国药典最新版本，应至少包括《中国药典》、《美国药典》（USP）、《欧洲药典》（EP）和《日本药局方》（JP）。

2. 药品批准信息、说明书、审评报告查询

（1）国内资源　①检索 NMPA 药品批准信息数据库，获取国内批准信息；②查阅药审中心官网—信息公开—中国上市药品目录集数据库收录情况；③查询商业数据库。

（2）国际资源　①美国 FDA 橙皮书（Orange Book）数据库；②美国 Drugs@ FDA 药品批准信息数据；③美国 DailyMed 药品说明书数据库；④欧盟 EMA/HMA 官网药品信息库；⑤日本 PMDA 审评报告数据库；⑥日本厚生劳动省药品价格目录；⑦日本医疗用医药品最新品质情报集（蓝皮书）。

3. 文献资料研究　检索知网、万方、PubMed、Embase 等国内外生物医学文献数据库。

4. 说明书与审评报告分析　①对比不同国家批准说明书的处方规格、适应证、用法用量等关键信息；②研读 FDA、EMA、PMDA 等监管机构的审评报告；③分析药品在不同国家的上市时间、剂型规格等信息。

5. 调研信息梳理　①详细记录各数据库检索策略与结果；②系统整理药品全球上市情况汇总表；③重点分析参比制剂遴选依据；④留存好相关证明文件；⑤注明数据来源及检索日期。

注：调研过程中需特别注意数据时效性，所有查询结果均需标注具体检索日期，确保信息来源可追溯。对于存在多个来源的信息，需进行交叉验证，确保数据准确性。

步骤三：撰写申请资料

根据调研结果，撰写该品种的《化学仿制药参比制剂遴选申请资料》。鉴于本次实验未开展实际研究，若无法获取相关可及性资料，正文中的"拟申请参比制剂是否可及"以及附件"拟申请参比制剂可及性证明文件"可不提供。

步骤四：登录参比制剂遴选申请平台填写申请

（1）实际工作中的操作流程　①登录药审中心"申请人之窗"，依次点击左侧导航栏中的以下子菜单：仿制药一致性评价—参比制剂遴选申请平台—申请/推荐其他药品作为参比制剂。②进入系统后，点击新增，在线填写申请表并按要求上传相关附件。

（2）本实验的替代方案 为方便教学，已完整提取平台申请表模板（含必备附件清单）制作成离线文档，请扫描右侧二维码阅读。

按文档格式要求填写实验所需内容，包括附件内容。

申请或推荐其他药品作为参比制剂表

文件及附件命名格式为："小组名－×××药品参比制剂申请表"，并在文档后列出所有成员的学号和姓名。

步骤五：保存并提交申请

（1）实际工作中的操作流程 在系统中填写完申请表，并按要求上传附件后，点击保存。此时列表数据状态为"未提交"，可双击进入详情页面修改数据。确认无误后，点击提交，"已提交"数据不可修改。提交表单后，可在列表对应的操作列点击"打印"按钮，将内容组织为 Word 下载保存到本地后打印，已提交的申请，可在列表对应的操作列点击"申请撤回"按钮，申请撤回参比制剂申请。编辑申请撤回理由后，点击"提交"按钮，提交撤回申请；提交之后"申请撤回"按钮置灰，可在"已申请撤回"列表关注撤回申请审核进度。

（2）本次实验中，请各小组将完成后的申请表及附件，按教师要求方式提交即可。

（三）实验评价

评价的内容主要包括基础知识掌握、调研能力、分析能力、资料撰写能力、小组合作等，具体内容见表 5 – 3。

表 5 – 3 实验评价表

考核项目	考核标准	配分	得分
调研能力	申请表资料收集齐全	40	
分析能力	申请表逻辑清晰，参比制剂选择理由充分	20	
资料撰写	资料填写符合要求，无基础知识错误	20	
团结协作	组内成员分工合理，团结协作	20	

实验十五 提交药品上市许可申请综合应用

📖 实验目标

1. 通过本实验学习，应能掌握上市许可申请流程；熟悉 eCTD 系统、电子申报资料制作软件、网络传输软件、药品业务应用管理系统、CDE 申请人之窗等电子政务平台的操作方法；了解注册缴费标准。

2. 具有提交注册申报资料及与药监部门沟通交流的能力。

3. 培养细致耐心的品格，树立遵守法规的观念，加强全局意识。

一、实验原理

申请人完成支持药品上市注册的药学、药理毒理学和药物临床试验（免临床品种除外）等研究，确定质量标准，完成商业规模生产工艺验证，做好接受药品注册核查检验的准备，且申请人和生产企业均已取得相应的药品生产许可证后，就可以提出药品上市许可申请。

仿制药、按照药品管理的体外诊断试剂以及其他符合条件的情形，经申请人评估，认为无需或者不能开展药物临床试验，符合豁免药物临床试验条件的，申请人可以直接提出药品上市许可申请。

药品申报资料要求如下：申请人提出化药、疫苗、治疗用生物制品的药物临床试验、药品上市注册及化学原料药申请，应按照国家药品监管部门公布的相关技术指导原则的有关要求开展研究，并按照现行版 CTD 格式编号及项目顺序整理并提交申报资料；中药及天然药物制剂的药物临床试验、药品上市注册按照《中药注册分类及申报资料要求》（2020 年第 68 号）整理申报资料；按生物制品管理的体外诊断试剂应按照《生物制品注册分类及申报资料要求》（2020 年第 43 号）整理资料，直接提出上市申请。

二、实验操作

（一）操作流程

步骤一：注册相关平台账号

申报涉及的电子政务平台包括国家药品监督管理局网上办事大厅（即国家药监局政务服务门户）、药品业务应用管理系统、CDE 申请人之窗，申请人需完成上述三个平台法人账号及具体经办人账号的注册，并且由法人账号给予经办人账号相应授权。

步骤二：填报申请表等

如使用电子申报，登录国家药品监督管理局网上办事大厅，点击进入药品业务应用系统，在首页点击"药品注册审批与备案"，选择对应的注册业务事项，根据申请人注册地址所在地，选择长三角、大湾区或药审中心，随后按要求填报药品注册申请表、申报资料自查表和小微企业收费优惠申请表（如适用），保存并上报。申请表各页数据核对码必须一致。上报后生成的申请号将用于后续资料提交。上报后，保存药品注册申请表、申报资料自查表和小微企业收费优惠申请表的电子版，后续制作申报资料使用。

如使用 eCTD 系统申报，进入药审中心申请人之窗，登录后进入"药品 eCTD 注册"中填写申请表。

步骤三：制作申报资料

使用 eCTD 系统和电子申报资料制作软件制作申报资料，申请人根据最新法规要求及自身情况二选一使用。

🐾 知识拓展

可按 eCTD 申报的注册申请类型

我国国家药监局正在全力推进 eCTD 申报相关工作。2021 年 12 月 29 日起，化学药品注册分类 1 类、5.1 类，以及治疗用生物制品 1 类和预防用生物制品 1 类的上市许可申请，可按照 eCTD 进行申报；2025 年 1 月 27 日起扩大 eCTD 实施范围，化学药品 1 类至 5 类的药物临床试验申请，化学药品 2 类、3 类、4 类、5.2 类的上市许可申请，以及预防用生物制品和治疗用生物制品 1 类至 3 类的药物临床试验申请、2 类和 3 类的上市许可申请，可按照 eCTD 进行申报。可见化药已全面铺开 eCTD 申报方式，大多数生物制品也可以按照 eCTD 申报，而由于中药的申报资料格式并非 CTD，故难以适用 eCTD 申报。

1. eCTD 资料制作

（1）系统建设　使用 eCTD 系统或 eCTD 申报资料制作服务等方式开展 eCTD 申报工作。

（2）资料准备　按照 CTD 目录结构要求和文件粒度要求准备申报资料，并转换成符合要求的电子文档。

（3）资料组装　使用 eCTD 客户端系统，按照 eCTD 的结构组装电子文档，填写信封信息、设置属性、超链接、书签、电子签名等。

（4）资料验证　在 eCTD 客户端系统中对组装完成的资料进行验证。

（5）资料发布　若通过验证，则发布 eCTD 申报资料；若未通过验证，则根据验证结果对资料进行完善，直至资料通过验证。

2. 电子申报资料制作

（1）安装软件　申请人可在药审中心官方网站下载电子申报资料制作软件并安装。安装完成后，使用签章模块还需安装"证书应用环境"，在药审中心"申请人之窗"点击"证书应用环境"即可下载。电子签章在药审中心网站"申请人之窗"栏目"CA 直通车"中申领。

（2）制作电子申报资料　点击导航栏的"新建"按钮，新建电子申报资料，填写申请信息（产品类型、申请号、申报事项、资料类型、资料子类型、联系人、电话、邮箱），软件会自动生成对应的目录结构。选中目录节点，将对应的文件拖入目录结构框中，逐个为对应目录节点上传文件，即可完成电子申报资料制作（图 5 - 3）。

（3）发布电子申报资料　点击导航栏的"发布"按钮，选择发布路径，点击发布。发布后，将在发布路径下生成可提交的电子申报资料文件，文件夹中包含电子申报资料的目录结构信息、index. xml、index - sm3. txt。

（4）申报资料校验　点击导航栏的"验证"按钮，弹出验证标准校验界面，依次选择申报资料路径、报告输出路径，启动验证，生成验证报告。

（5）电子签章　点击导航栏的"签章"，弹出电子签章界面，依次选择签章文件夹和输出路径文件夹，勾选签章文件，设置签章位置，插入 uKey，点击批量签章，选择生成模式（包括覆盖原文件和生成至输出路径两种模式）并输入 uKey 密码，完成签章。点击"校验签章"按钮，可校验已选择文件的电子签章有效性。

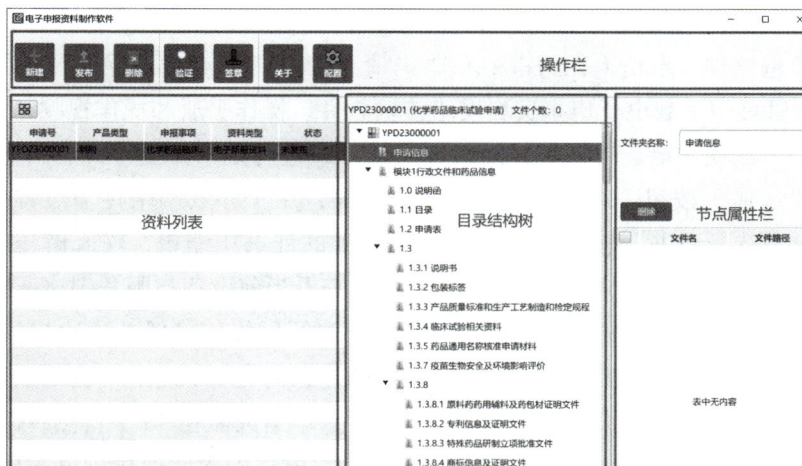

图 5 - 3　电子申报资料制作软件界面

步骤四：提交申报资料

无论是使用 eCTD 还是电子申报资料制作软件制作的申报资料，都可以通过光盘或者网络传输提交，申请人选择一种方式提交即可，避免重复提交。通过网络传输系统提交的电子申报资料总大小应小于 10GB，超过 10GB 的电子申报资料仍采用光盘形式递交。

1. 光盘提交　申请人将申报资料刻录在光盘中，目前只接受一次写入型光盘作为存储介质，包括

CD-R、DVD+R、DVD-R 这三类。申请人需使用标准 120 型档案级光盘，不得重复擦写，不得使用双面 DVD，此外，还应符合《申报资料电子光盘技术要求》中的其他要求。

光盘数量要求如下。①1 套完整的电子申报资料光盘（含临床试验数据库，如适用），标注"供审评用"。2023 年 12 月 11 日后首次提交的药品注册申请，如被补正资料，应仅提交补正内容。②除药物临床试验申请、境外生产药品再注册申请及直接行政审批的补充申请等不涉及核查的申请外，还需同时提交 1 套完整的电子申报资料光盘（含临床试验数据库，如适用），标注"供核查用"。③涉及通用名称核准资料、需非处方药适宜性审查和说明书审核的等，相关资料需另外再单独准备 1 套光盘，标注"单独提交"。

申请人应在每张光盘表面（非数据读取面）打印或使用光盘标签笔清晰标注申请号、资料类型、网上预约日期、第×张/共×张等信息。光盘表面不得粘贴标签。提交光盘时，在药审中心网站"申请人之窗"栏目中"网上预约"项下的"资料提交网上预约"模块，如实填写并提交申报资料相关信息（如快递信息等）。并将光盘装入光盘硬盒中，通过药品业务应用系统或"申请人之窗"打印光盘盒封面，光盘盒封面加盖申请人或注册代理机构公章或电子签章。

药审中心收到光盘后，将对可正常读取的光盘按照《电子申报资料验证标准》进行验证，通过验证的光盘进入后续流程；对光盘损坏、无法通过验证的光盘将不能进入后续流程，并按照销毁程序处理。申请人可通过药审中心网站"申请人之窗"查看光盘接收进度及验证报告，对于查毒或验证不通过的资料应按要求修正后重新递交。

2. 网络传输 通过药审中心官网"申请人之窗—网络传输预约"药品注册申报资料网络传输的流程如下。

（1）申请证书 为保障网络传输过程中的安全性，申请人需申请证书。点击"测试邮箱和短信"按钮，测试邮箱和手机号可否收到药审中心信息。而后在"证书管理"界面点击"申请证书"按钮，确认申请，证书申请转至审批流程。申请成功后，证书压缩包将发送至申请人邮箱，解压密码发送至申请人手机。

（2）安装网络传输软件 申请人在药审中心"申请人之窗"下点击"网络传输预约"进入网络传输系统界面，在下载管理中下载电子申报资料网络传输软件、操作手册和操作视频，并安装完成。

（3）绑定证书 首次使用电子申报资料网络传输软件须进行证书配置。点击"配置"界面中"空间目录"所对应的"选择"按钮，选择网络传输工作空间，用于存放网络传输过程中产生的文件。完成空间指定后，点击"选择证书"按钮，选择邮件中收到的证书压缩包，输入解压密码，保存并点击"绑定证书"按钮。绑定后点击"测试连接"按钮确认和查看当前设备与服务端连通状态。

（4）预约管理 申请人之窗中的预约管理，主要用于进行网络传输任务预约，包括非 eCTD 预约和 eCTD 预约。点击"新增预约"按钮，填写预约信息，创建预约任务，点击"预约确认"，核对预约任务，选择传输用户，完成确认。确认后系统启动传输计时，申请人需在 30 个自然日内完成资料传输。

（5）资料传输 在申请人之窗中完成传输任务预约后，再进入软件中执行电子申报资料网络传输。在"传输任务"界面可查看指定给当前登录账户的所有传输任务，点击"资源"按钮选择待传输申报资料所在路径。点击"统计"，选择是否执行一键上传，可选择"是，让软件帮我操作"，软件将自动执行后续操作；选择"否，我自己操作后续步骤"，后续手动依次执行申请、开始、确认、提交操作。任务提交完成后，状态更新为"已收取"。

采用网络传输方式提交的药品注册申请，除药物临床试验申请、境外生产药品再注册申请及直接行政审批的补充申请等不涉及核查的申请外，申请人还需在新注册申请受理后或审评过程中资料正式接收后 10 个工作日内同时提交 1 套完整的电子申报资料光盘（含临床试验数据库，如适用）供核查使用。

光盘封面注意标记受理号及具体资料类型。

药审中心收到后将按照《电子申报资料验证标准》或《eCTD 验证标准》进行验证，通过验证的申报资料中心予以接收登记，无法通过验证的申报资料将不能进入后续流程。申请人后续可以在申请人之窗—网络传输预约—预约管理栏目中查看回执。回执共有：完整性校验回执、病毒检查回执、标准校验回执、资料登记回执；其中，若收到病毒检查回执和标准校验回执后，可点击图标下载对应的报告文件进行查看，四个回执信息全部通过后资料才会被接收。

步骤五：注册受理及补正

药审中心收到申请资料后进行形式审查，作出是否受理的决定。申请事项不需要取得行政许可或不属于本部门职权范围的，应当即时作出不予受理的决定。申报资料不齐全或者不符合法定形式的，应当当场或者在 5 个工作日内出具《补正通知书》，一次告知申请人需要补正的全部内容，申请人可当场或在 30 个工作日内按要求完成补正资料，补正资料提交方式同申报资料一样，逾期不补正的视为放弃申请。逾期未告知申请人补正的，自收到申请材料之日起即为受理。

申请事项属于本部门职权范围，申报资料齐全、符合法定形式，或者申请人按照要求提交全部补正资料的，应当受理药品注册申请。《受理通知书》及《缴费通知书》电子文书由"药品业务应用系统""药品 eCTD 注册系统"推送并以短信提醒，申请人可即时查询和打印，药审中心不再邮寄受理行政许可纸质文书。

步骤六：注册缴费

药品注册申请受理后，财政部非税收入收缴管理系统将以短信形式向申请人发送电子缴款码，申请人可通过柜台缴款、自助终端、网上缴款、自助 POS 刷卡、银行汇兑、划缴缴款等方式，在 15 个工作日内进行缴款。未按要求缴纳的，终止药品注册审评审批。国家药品监督管理局行政事项受理服务和投诉举报中心确认应缴费用到账后，将于 10 个工作日内将电子缴款书发送至申请人指定的电子邮箱，电子缴款书与纸质票据具有同等法律效力。

（二）实验考核

请画出提交药品上市许可申请的流程图，需标注出所使用的电子政务系统及各阶段工作日时限。

实验十六 专利信息登记平台

📖 实验目标

1. 通过本实验学习，应能掌握专利信息登记平台和知识产权局官网的基本功能与使用方法，熟悉查询中药、化药和生物制品专利的方法，了解专利信息登记所需资料。

2. 具备利用网络资源进行专利信息查询的能力，具备信息筛选、整理与归纳能力以及实践操作能力和解决问题的能力。

3. 强化知识产权保护意识，理解专利布局的产业价值。

一、实验原理

为了保护药品专利权人合法权益，鼓励新药研究和促进高水平仿制药发展，建立药品专利纠纷早期解决机制，国家药监局和国家知识产权局发布了《药品专利纠纷早期解决机制实施办法（试行）》（2021 年第 89 号），国务院药品监督管理部门组织建立中国上市药品专利信息登记平台，供药品上市许可持有人登记在中国境内注册上市的药品相关专利信息。可以在中国上市药品专利信息登记平台中登记的具体药品专利包括：化学药品（不含原料药）的药物活性成分化合物专利、含活性成分的药物组合物专利、医药用途专利；中药的中药组合物专利、中药提取物专利、医药用途专利；生物制品的活性成分的序列结构专利、医药用途专利。相关专利不包括中间体、代谢产物、晶型、制备方法、检测方法等的专利。

专利信息登记平台和知识产权局官网是获取专利信息的重要途径。通过输入关键词（如药品名称、活性成分等），可以检索到相关的专利信息，包括专利号、申请日、公开日、申请人、发明人、摘要等。专利证书是专利权的法律凭证，具有证明专利权属和授权范围的法律效力。通过下载并查看专利证书，可以了解专利的详细信息。

🔗 知识拓展

药品专利的类型与保护范围

1. 药品专利的类型

（1）发明专利　①产品专利：包括新化合物专利，如具有新颖结构的化学药物、生物药物等药物组合物专利，例如含有新的活性成分组合的药物制剂；已知药物的新晶型、前体药物、活性代谢产物等的专利也属于此范畴。②方法专利：主要涉及药品的制备方法，如化学合成方法、生物技术方法（如发酵、细胞培养等）生产药物的方法；还包括药品的纯化、分离等方法。

（2）实用新型专利　在医药领域中相对较少，主要是一些具有新型结构和功能的医疗器械、制药设备等方面的实用新型。例如，一种新型的注射器设计、便于携带和保存药品的药盒结构等可能获得实用新型专利。

（3）外观设计专利　对于药品包装的设计、形状、图案等外观特征进行保护。例如，独特的药瓶造型、药盒的外观设计、药品外包装的图案等都可以申请外观设计专利。

2. 药品专利的保护范围

（1）发明专利的保护范围　①产品发明专利：其保护范围是具有相同或实质性相同的技术方案的产品。对于新化合物专利，保护的是该化合物的核心结构和具有相同或相似化学性质的分子；对于药物组合物专利，则是保护组合物中各成分的组合方式和比例等；新晶型、前体药物等的保护范围也是基于其特定的化学结构和性质来确定的。②方法发明专利：保护范围涵盖了按照该方法的步骤和条件实施的生产行为。如果他人使用了专利方法中的关键技术步骤和参数，就可能构成侵权，但微小的、非实质性的改动通常不在保护范围内。

（2）实用新型专利的保护范围　侧重于保护产品的特定设计和构造特点。只有当他人的产品与实用新型专利产品在整体设计和构造上基本相同或仅有细微差别时，才属于侵权范围。

（3）外观设计专利的保护范围　仅限于与授权外观设计在整体视觉效果上相同的设计方案。具体来说，如果两个药品包装在形状、图案及其结合等方面给消费者造成基本一致的视觉印象，则可能构成侵权。

二、实验操作

（一）专利信息登记平台

步骤一　登录国家药品监督管理局药品审评中心官网，点击"登记备案平台"，选择"专利信息登记平台"，进入"中国上市药品专利信息登记平台"。

步骤二 通过直接输入关键词（如药品名称、专利号、企业名称等），分别查询中药、化药和生物制品专利各一个。

还可以点击"专利信息公示"，分别选择中药专利信息公示、化药专利信息公示、生物制品专利信息公示，输入药品名称、批准文号/注册证号等信息后点击"查找"，即可显示所查询的药品基本信息，点击操作列的"查看"，能够查看专利登记类型情况，包括首次登记和更新（图5-4）。

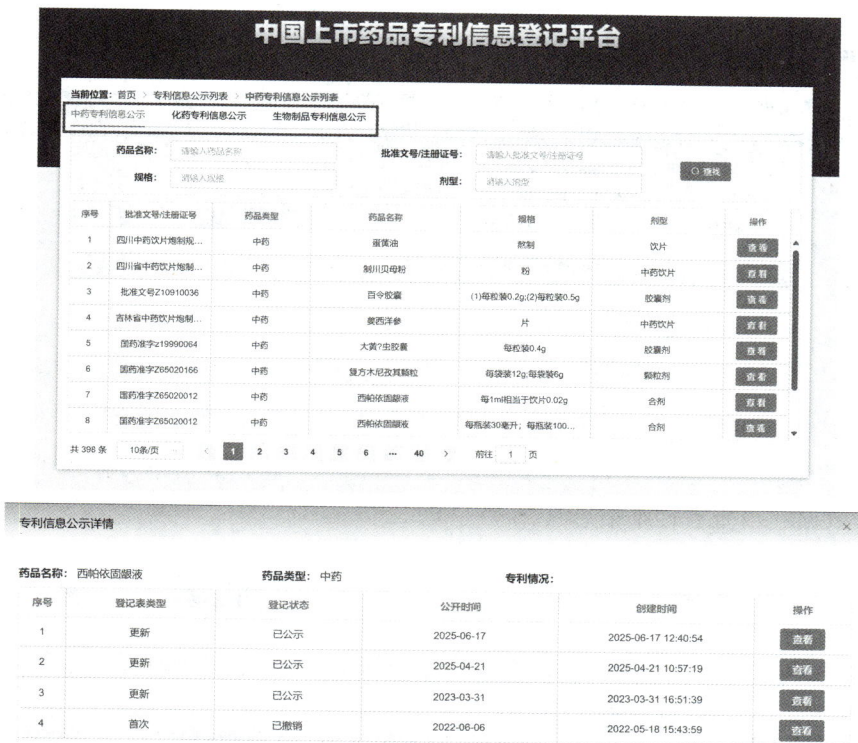

图5-4 专利信息公示列表及公示详情

步骤三 点击登记类型所在行最后侧的"查看"按钮，查看此次登记的药品专利信息详情，包括药品基本信息、专利信息、上市许可持有人联系信息等；在"授权证明文件"处，可下载专利证书（图5-5）。

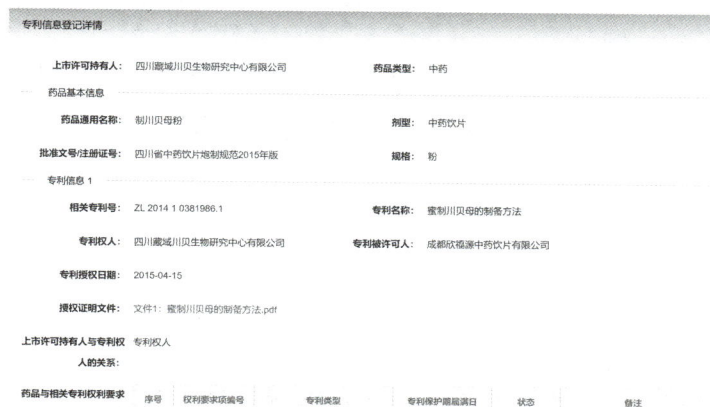

图5-5 专利信息登记详情

（二）国家知识产权局官网

步骤一 可通过国家知识产权局官网首页的"政府信息公开"栏目直接访问，或通过国家知识产权局政务服务平台的"信息服务"栏目访问"中国专利公布公告"系统。该系统无需注册和登录账户，可直接进行访问查询。选择药品专利的类型（发明、实用新型、外观设计），输入在专利信息登记平台中所查询到的药品专利名称进行查询（图5-6）。

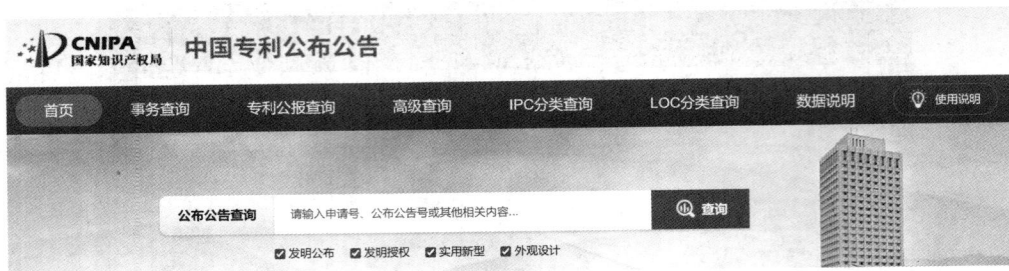

图5-6 中国专利公布公告系统

步骤二 查看检索到的"发明公布""发明授权"等专利信息，点击下方蓝色"发明专利""发明专利申请""事务数据"可查看详细信息（图5-7）。

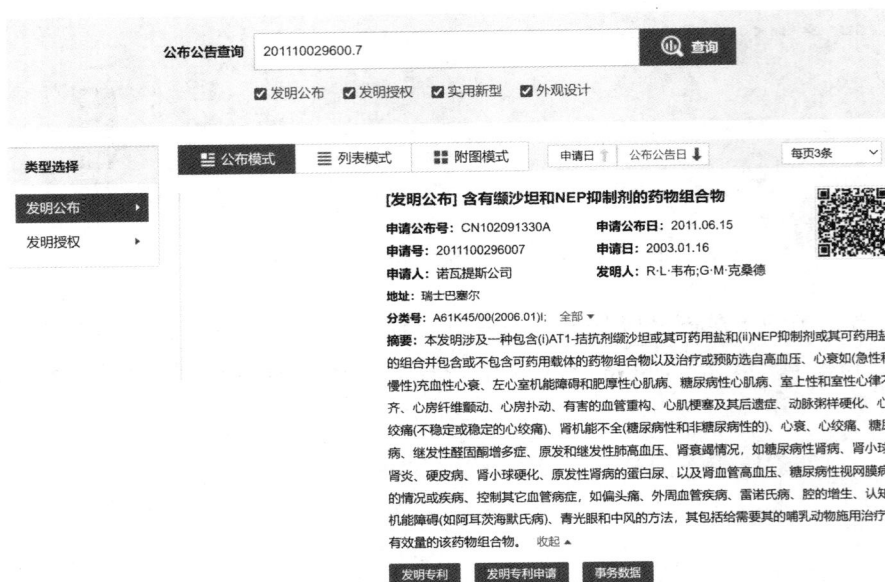

图5-7 中国专利公布公告系统检索结果

步骤三 收集专利信息，并填写专利信息表格。

（1）根据查询到的中药、化药、生物制品的专利信息及专利证书的内容，填写表5-4，共需填写3份。

（2）分析本次实验操作过程，小组内讨论，写一份实验总结（包括实验中遇到的问题、解决方法、提出改进措施等）。

表 5 - 4　专利信息登记表

一、药品基本信息			
药品通用名称		批准文号/注册证号	
药品类型		规格	
上市许可持有人		剂型	

二、专利基本信息			
（一）专利信息			
专利名称		专利被许可人	
专利类型		专利授权日期	
专利号		专利权利要求项编号	
专利权人		专利保护期届满日	
（二）发明公布信息			
发明名称		申请日	
申请公布号		申请人	
申请公布日		发明人	
申请号		分类号	
（三）发明授权信息			
授权公告号		同一申请已公布的文献号	
授权公告日		专利权人	
申请号		发明人	
申请日		分类号	
申请公布日			
（四）事务数据信息			
事务数据类型		事务数据公告日	
主要内容			

三、上市许可持有人信息			
联系人		电子邮箱	
联系电话		通讯地址	

（三）实验评价

（1）操作规范，能准确找到相关专利查询平台。

（2）在查询和下载专利信息时，要确保信息的准确性和完整性。

（3）正确下载专利证书和专利授权书。

（4）准确填写表格，按时提交实验总结。

实验十七　原辅包登记平台

实验目标

1. 通过本实验学习，应能了解化学原料药、药用辅料及直接接触药品的包装材料和容器的登记程序和原辅包与药品制剂关联审评审批的操作方法。

2. 能够掌握利用电子申报系统、数据库等工具进行原辅包登记和关联审评审批申请的技能，提升信息技术的应用能力。

3. 注意原辅包登记与关联审评审批过程中的合规性要求，增强法规意识和风险管理能力。

一、实验原理

化学原料药、药用辅料及直接接触药品的包装材料（简称"原辅包"）登记及关联审评审批流程是药品注册管理体系中的重要环节，旨在确保药品的安全性、有效性和质量可控性，进而促进医药产业的健康发展。

《药品注册管理办法》规定：药品审评中心在审评药品制剂注册申请时，对药品制剂选用的化学原料药、辅料及直接接触药品的包装材料和容器进行关联审评。我国原辅包实施登记管理，药审中心负责建立化学原料药、辅料及直接接触药品的包装材料和容器登记平台（简称原辅包登记平台）。原辅包登记人按要求在原辅包登记平台登记，获得登记号及版本号。药审中心在其官网的"信息公开—原辅包登记信息"中，向社会公开原辅包的登记号、产品名称、企业名称、包装规格、规格、与制剂共同审评审批结果等基本信息，供相关申请人或者持有人选择。

✑ 知识拓展

辅料与药包材分类

1. 辅料分类

（1）境内外上市药品中未有使用历史的，包括：①新的分子结构的辅料以及不属于第②、③的辅料；②由已有使用历史的辅料经简单化学结构改变（如盐基，水合物等）；③两者及两者以上已有使用历史的辅料经共处理得到的辅料；④已有使用历史但改变给药途径的辅料。

（2）境内外上市药品中已有使用历史的，且：①ChP/USP/EP/BP/JP 均未收载的辅料；②USP/EP/BP/JP 之一已收载，但未在境内上市药品中使用的辅料；③USP/EP/BP/JP 之一已收载，ChP 未收载的辅料；④ChP 已收载的辅料。

（3）在食品或化妆品中已有使用历史的，且：①具有食品安全国家标准的用于口服制剂的辅料；②具有化妆品国家或行业标准的用于外用制剂的辅料。

（4）其他

2. 药包材分类

（1）未在境内外上市药品中使用过的药包材（如新材料、新结构）。

（2）已在境内外上市药品中使用过，但改变药品给药途径且风险提高的药包材。

（3）未在境内外上市药品中使用过，但是可证明在食品包装中使用过的与食品直接接触的药包材（仅限用于口服制剂）。

（4）已在相同给药途径的上市药品中使用过的药包材　①无注册证的药包材；②有注册证的药包材。

（5）其他

二、实验操作

（一）原辅包登记

步骤一　准备登记资料。

原料药登记资料应根据现行版 CTD 格式整理。辅料、药包材资料按照《国家药监局关于进一步完善药品关联审评审批和监管工作有关事宜的公告》（2019 年第 56 号）中附件 1《药用辅料登记资料要求（试行）》和附件 2《药包材登记资料要求（试行）》整理（表 5－5，表 5－6）。

表 5 – 5 药用辅料登记资料清单

序号	资料项目	具体内容
1	登记人基本信息	登记人名称、地址、生产地址；证明性文件；研究资料保存地址
2	辅料基本信息	名称；结构与组成；理化性质及基本特性；境内外批准上市及使用信息；国内外药典收载情况
3	生产信息	生产工艺和过程控制；物料控制；关键步骤和中间体的控制；工艺验证和评价；生产工艺的开发
4	特性鉴定	结构和理化性质研究；杂质研究；功能特性
5	质量控制	质量标准；分析方法的验证；质量标准制定依据
6	批检验报告	
7	稳定性研究	稳定性总结；稳定性数据；辅料的包装
8	药理毒理研究	

表 5 – 6 药包材登记资料清单

序号	资料项目	具体内容
1	登记人基本信息	名称、地址、生产厂、生产地址；证明性文件；研究资料保存地址
2	药包材基本信息	药包材名称；包装系统/组件；配方；基本特性；境内外批准上市及使用信息；国家标准以及国内外药典收载情况
3	生产信息	生产工艺和过程控制；物料控制；关键步骤和半成品/中间体的控制；工艺验证和评价
4	质量控制	质量标准；分析方法的验证；质量标准制定依据
5	批检验报告	
6	自身稳定性研究	
7	相容性和安全性研究	相容性研究；安全性研究

步骤二 登录国家药品监督管理局药品审评中心官网，依次选择"登记备案平台—原辅包登记平台"进入平台，选择"用户名密码"或"数字证书"两种方式登录申请人之窗。

步骤三 进入原辅包登记平台后，根据产品类型选择"原料药登记"或"辅料、包材登记"，进入后，点击"新增登记"，在线填写登记表，完成后提交。原料药登记信息包括基本信息、申请人及委托研究机构；辅料、包材登记信息包括申报事项、品种情况、相关情况、产品所有权人及生产企业、委托研究机构等。

步骤四

（1）光盘提交申请人在"资料管理"申请人在资料管理中完善资料信息，生成光盘盒封面、档案袋封面。申请人打印光盘盒封面、档案袋封面，加盖公章后分别粘贴于光盘盒、档案袋上，将光盘盒放入档案袋内后提交。可采取邮寄或现场提交的方式提交申报资料。

（2）网络传输提交与"实验十五 提交药品上市许可申请"中操作相似。通过药审中心官网"申请人之窗—网络传输预约"进入，先在"预约管理"中预约传输任务，预约成功后，打开网络传输软件，在传输任务界面进行资料传输资料即可。

通过网络传输系统提交的电子申报资料总大小应小于10GB，超过10GB的电子申报资料仍采用光盘形式递交。申请人还需在新注册申请受理后或审评过程中资料正式接收后10个工作日内同时提交1套完整的电子申报资料光盘（含临床试验数据库，如适用）供核查使用。光盘封面注意标记受理号及具体资料类型。

步骤五 药品审评中心在收到资料后5个工作日内对登记资料进行完整性审查。符合要求的，审核通过，药品审评中心进行公示，平台自动分配唯一登记号。登记号格式为"Y/F/B + 四位年号 + 000 + 四位顺序号"，其中大写字母 Y 表示原料药、F 表示药用辅料、B 表示药包材。资料不符合要求的，平台将告知需要补正的全部内容，登记人按要求在 30 个工作日内完成补正资料。

步骤六 如登记原料药，还涉及注册缴费事宜，与"实验十五 提交药品上市许可申请"中操作相似。具体缴费规则是：临床试验阶段与制剂一并提交时不收费；上市许可阶段，境内生产的 21.60 万元，境外生产的 29.695 万元。仿制境内已上市药品所用的化学原料药，境内生产的 18.36 万元，境外生产的 36.76 万元 。其他化学原料药申请上市时，按 50% 标准缴费。

（二）原辅包关联审评审批

新药（化学药品注册分类为 1 类和 2.1 类）申报临床阶段使用的化学原料药不需登记，应与制剂注册申请一并提交符合要求的资料。药品上市许可持有人提出上市注册申请时，应提交相关已登记原辅包的授权使用书。国家药监局在审评审批药品制剂时，对化学原料药一并审评审批，对相关药用辅料、药包材一并审评。仿制境内已上市药品所用的化学原料药的，可以申请单独审评审批。

药品制剂注册申请与已登记原辅包进行关联，药品制剂获得批准时，即表明其关联的原辅包通过了技术审评，登记平台标识为"A"；未通过技术审评或尚未与制剂注册进行关联的标识为"I"。申请人可点击药审中心官网首页的"信息公开—原辅包登记信息"查询。

（三）实验考核

布洛芬混悬滴剂的辅料包括预胶化淀粉、黄原胶、甘油、蔗糖、无水柠檬酸（即无水枸橼酸）、苯甲酸钠、吐温 80（即聚山梨酯 80）、食用色素、食用香精、纯水。

在原辅包登记信息平台中，查询布洛芬混悬滴剂所用辅料供应商的登记信息，每种辅料挑选 2~3 家供应商即可，优先选择登记状态为"A"的供应商，填写在表 5-7 中。如果在药用辅料登记数据中查询不到，可以切换到原料药登记数据中查询，食用色素、食用香精属于无需登记辅料，无需查询。

表 5-7 布洛芬混悬滴剂辅料登记信息查询结果

品种名称	登记号	企业名称	产品来源	包装规格	规格	更新日期	与制剂共同审评审批结果

书网融合……

本章小结　　　　习题

第六章　药品生产环节

PPT

实验十八　药品生产许可证在线办理

📋 实验目标

1. 通过本实验学习，应能掌握药品生产许可证在线办理的流程、药品生产许可证变更、换发等流程；熟悉药品生产管理，能够操作药品生产管理相关电子政务系统；了解药物药品生产许可证办理的资料要求。

2. 能够根据药品生产许可等法律法规的规定进行电子政务应用与管理。

3. 树立遵法守法、服务客户意识，培养用专业知识分析问题、解决问题的素养。

一、实验原理

（一）药品生产许可证的申请条件

根据《药品生产监督管理办法》，从事药品生产活动，应符合以下条件。①人员条件：有依法经过资格认定的药学技术人员、工程技术人员及相应的技术工人，法定代表人、企业负责人、生产负责人、质量负责人、质量受权人及其他相关人员符合《药品管理法》《疫苗管理法》规定的条件。②硬件条件：有与药品生产相适应的厂房、设施、设备和卫生环境。③质量管理：有能对所生产药品进行质量管理和质量检验的机构、人员。④检验仪器与设备：有能对所生产药品进行质量管理和质量检验的必要的仪器设备。⑤规章制度：有保证药品质量的规章制度，并符合药品生产质量管理规范要求。

从事疫苗生产活动的，还应当具备下列条件：①具备适度规模和足够的产能储备；②具有保证生物安全的制度和设施、设备；③符合疾病预防、控制需要。

（二）药品生产许可证的审批

药品生产许可证的审批省、自治区、直辖市药品监督管理部门收到申请后，应当根据申请事项是否在本部门职权范围内、申请材料是否齐全并符合形式审查等要求，出具受理通知书或不予受理通知书，通知书上应加盖本部门专用印章并注明日期。省、自治区、直辖市药品监督管理部门应当自受理之日起30日内，作出决定。符合受理要求的，药品监管部门要根据药品生产质量管理规范等有关规定组织开展申报材料的技术审查、评定和现场检查。经审查符合规定的，予以批准，并自书面批准决定作出之日起10日内颁发药品生产许可证；不符合规定的，作出不予批准的书面决定，并说明理由，药品生产许可证审批流程见图6-1。

二、实验操作

本实验操作以江苏省为例进行介绍。

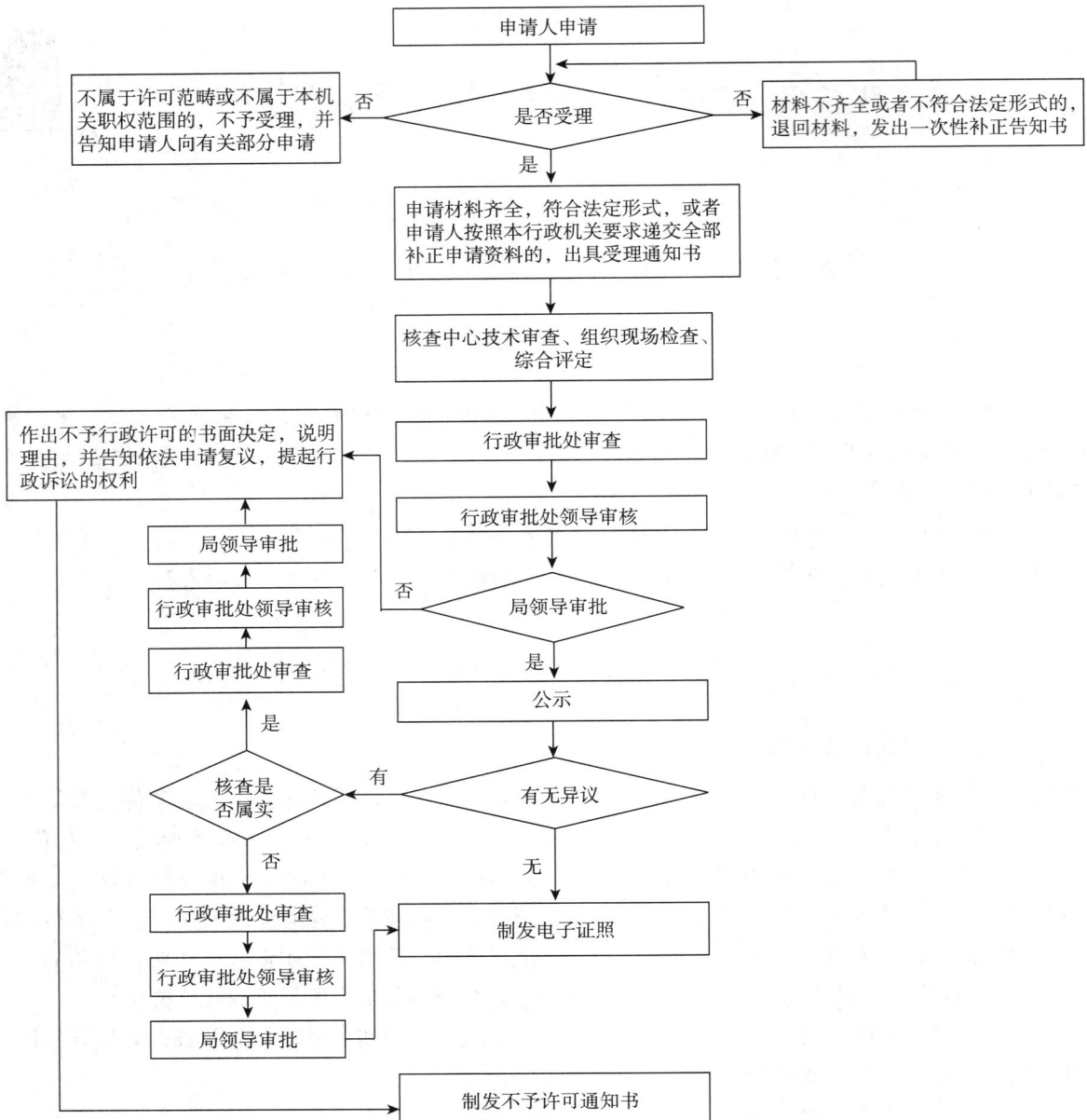

图 6-1　药品生产许可证审批流程

（一）药品生产许可证核发

步骤一：登录平台

打开江苏省政务服务网（图 6-2）并登录法人账号。

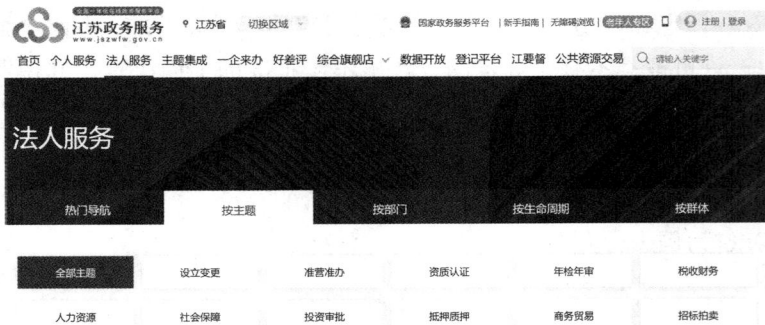

图 6-2　江苏省政务服务网首页

步骤二：选择事项

以申请"药品生产许可证核发"为例，在"法人服务"搜索栏输入"药品生产许可证核发"，仔细阅读办事指南，了解申请条件、材料清单、办理流程等信息，选择相应事项的"在线办理"（图6-3）。

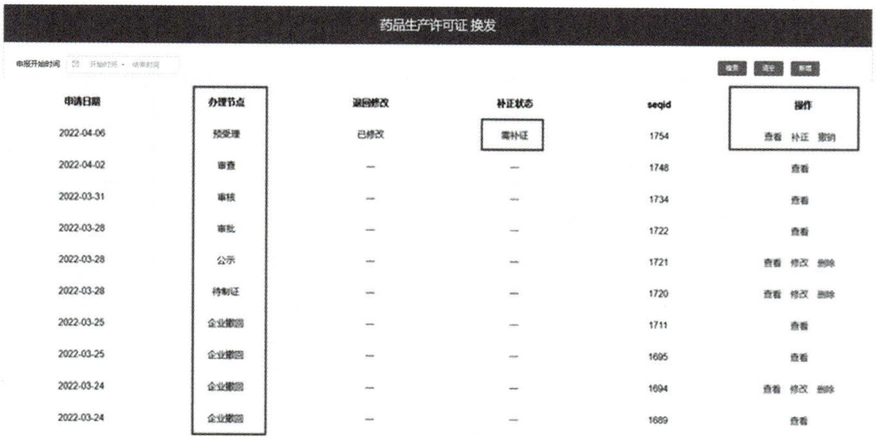

图6-3 江苏省药品监督管理局药品生产许可证核发在线办理

步骤三：填写申请表，提交申请

（1）按要求填写药品生产许可证申请表，包括企业基本信息、生产范围、生产地址等内容。

（2）上传所需材料，包括：①企业营业执照；②法定代表人身份证明；③生产场地证明文件；④生产工艺流程图；⑤主要生产设备清单；⑥质量管理制度文件；⑦其他相关材料。

（3）确认信息无误后，提交申请。系统生成受理编号，企业可凭此编号查询办理进度。

步骤四：受理与审查

药品生产许可证的审批省、自治区、直辖市药品监督管理部门收到申请后，应当根据申请事项是否在本部门职权范围内、申请材料是否齐全并符合形式审查等要求，出具受理通知书或不予受理通知书，通知书上应加盖本部门专用印章并注明日期。

省、自治区、直辖市药品监督管理部门应当自受理之日起30日内，作出决定。符合受理要求的，药品监管部门要根据药品生产质量管理规范等有关规定组织开展申报材料的技术审查、评定和现场检查。企业需配合核查人员工作，提供相关资料和记录。

步骤五：决定与领取证书

经审查符合规定的，予以批准，并自书面批准决定作出之日起10日内颁发药品生产许可证；不符合规定的，作出不予批准的书面决定，并说明理由。

准予行政许可的企业登录当地药监局生产许可证办理页面在线打印电子版药品生产许可证，或前往指定地点领取纸质证书。不予行政许可的领取不予行政许可通知书。

【注意事项】

（1）不同地区的办理流程和材料要求可能略有不同，请以当地药品监督管理部门网站公布的信息为准。

（2）申请材料需真实、完整、有效。

（3）办理过程中如有疑问，可咨询当地药品监督管理部门。

（二）药品生产许可证的变更

药品生产许可证的变更分为许可事项变更和登记事项变更。许可事项主要指生产地址和生产范围等，登记事项是指企业名称、住所（经营场所）、法定代表人、企业负责人、生产负责人、质量负责人、质量受权人等信息。在江苏省药品监督管理局申请"药品生产许可证变更"共14项事项变更（图6-4），可将其分为3类，具体分类见表6-1。企业在经营过程中，如需变更以上内容，都需登录江苏省政务服务网提交申请材料。

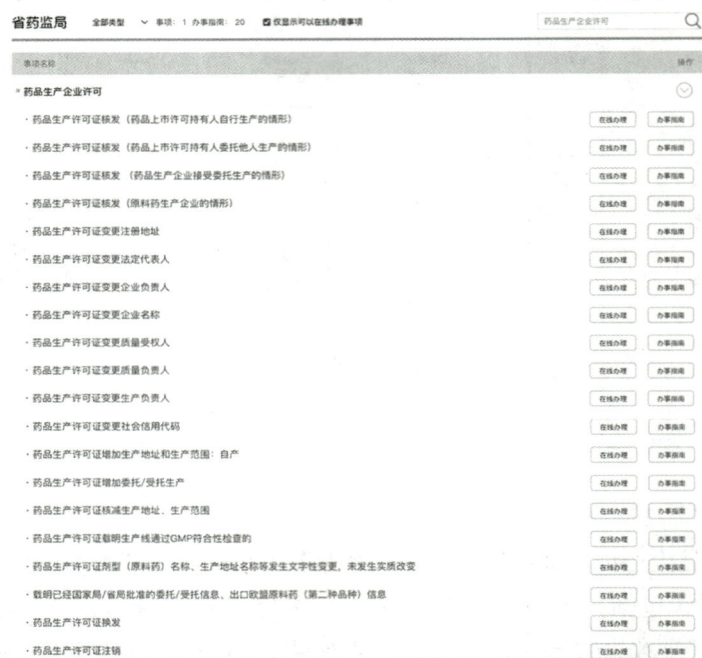

图6-4 江苏省药品监督管理局药品生产许可证变更在线办理

表6-1 药品生产许可证变更事项分类

变更事项分类	变更项	特点
一类	变更企业名称	未发生实质改变
	变更企业负责人	
	变更法定代表人	
	变更注册地址	
	变更生产负责人	
	变更社会信用代码	
	变更质量受权人	
	变更质量负责人	
	剂型（原料药）名称、生产地址名称等发生文字性变更	
二类	增加生产地址、生产范围：自产	发生实质改变
	增加生产地址、生产范围：委托/受托生产	
	载明已经国家局/省局批准的委托/受托、出口欧盟原料药（第二种品种）信息	
	载明生产线通过GMP符合性检查	
三类	核减生产地址、生产范围	发生实质改变

申请"药品生产许可证变更"时允许并行申请，并行申请规则如下：①三类变更事项，不允许并行申请；②三类变更事项不允许与二类变更事项并行申请；③三类变更事项可以与一类事项并行申请；④一类变更事项中，同一变更事项仅可同时申请一个；⑤一类变更事项可以与二类、三类变更事项可并

行申请；⑥二类变更事项中，同一变更事项可同时申请。

（三）药品生产许可证的换发

步骤一：登录平台

打开江苏政务服务网并登录法人账号。

步骤二：选择事项

（1）进入"药品生产许可证换发"界面（图6-5），点击左侧栏目中"办理材料"，可以查看"药品生产许可证换发"所需的基本材料以及部分材料的示例样表（图6-6）。

（2）在图6-5中，点击"在线办理"即可进入"药品生产许可证换发"的在线申请。

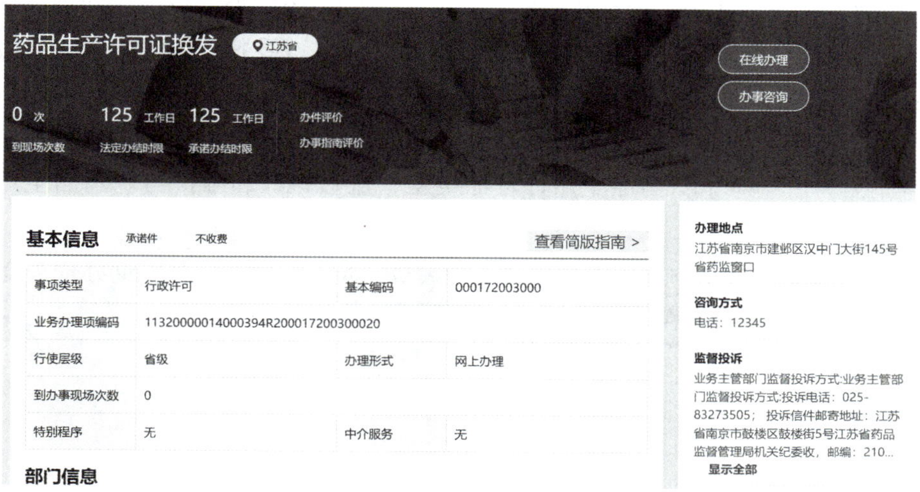

图6-5 药品生产许可证换发界面

办理材料

序号	材料名称	表格下载	来源渠道	纸质材料	材料必要性	填报须知	详情
1	《药品生产许可证申请表》	空白表格⬇ 示例样表⬇	申请人自备		必要		查看更多
2	《药品生产许可证》换发申请报告		申请人自备		必要		查看更多
3	原《药品生产许可证》正副本（系统自动获取）		政府部门核发		必要		查看更多
4	《药品生产许可证》换发自查报告	空白表格⬇ 示例样表⬇	申请人自备		必要		查看更多
5	行政许可（行政确认）申请材料真实性保证声明	空白表格⬇ 示例样表⬇	申请人自备		必要		查看更多
6	经办人不是法定代表人本人，企业应当提交《法定代表人授权委托书》及被委托人身份证复印件		申请人自备		必要		查看更多
7	其他		申请人自备		容缺后补		查看更多

图6-6 药品生产许可证换发办理材料目录

步骤三：填写申请表，提交申请

（1）按要求填写药品生产许可证换发申请表，在线申请表主要分为"基础信息""原生产地址和生产范围""具备生产条件的生产范围""委托/受托信息""通过境外药品 GMP 认证（检查）情况"，其中"基础信息"相关内容与"药品生产许可证核发"一致（图 6-7）。

（2）企业如实填写完上述内容后，在电子档附件中上传《企业自查报告》等其他必要材料。其中《企业自查报告》主要包括以下内容。

1）企业概述，包括企业历史沿革、各生产范围五年以来生产和质量管理情况。

2）近三年以来接受各级各类药品监督检查、GMP 符合性检查（或原药品 GMP 认证检查、跟踪检查）及结果汇总（附企业生产线通过 GMP 符合性检查的证明：仍在有效期内的 GMP 认证证书、通过 GMP 符合性检查公告截屏等）。

3）近五年被国家和各省（区、市）药品监督管理部门质量公告通告情况及整改情况。

4）有效期内的委托/受托生产（附委托/受托生产批件原件、委托/受托生产产品注册证明文件以及委托/受托生产所在生产线通过 GMP 符合性检查的证明、委托协议和质量协议）、集团内共用前处理和提取车间或异地新建前处理和提取车间情况。

企业提交申请后，后续对于"药品生产许可证换发"流程跟踪和维护与"药品生产许可证核发"一致。

（3）确认信息无误后，提交申请。系统生成受理编号，企业可凭此编号查询办理进度。

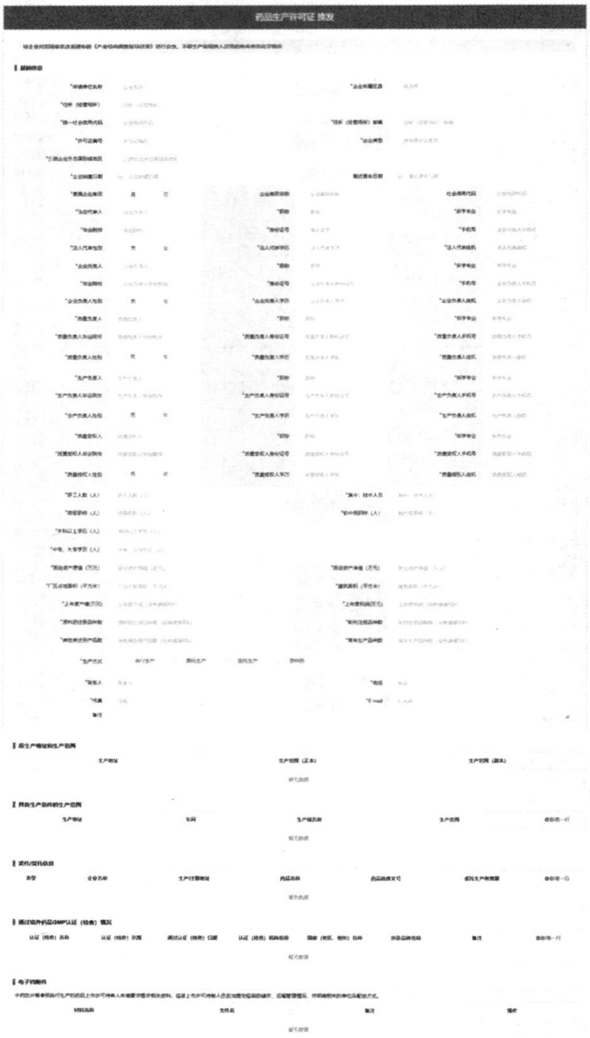

图 6-7 药品生产许可证换发在线办理填写

实验十九　医药智慧运营工业互联网平台

实验目标

1. 通过本实验学习，应能掌握医药行业数字化转型的核心技术和应用场景；熟悉医药智慧运营工业互联网平台，能够操作医药数字化服务系统；了解平台的架构设计、数据采集与处理、功能模块开发与部署等关键环节。

2. 锻炼实践能力和问题解决能力，能够将所学知识应用于实际场景，解决医药行业数字化转型中的实际问题。

3. 培养持续学习能力和适应能力，不断更新知识体系，适应行业变化。

一、实验原理

（一）医药智慧运营工业互联网平台的概念

医药智慧运营工业互联网平台是专为医药行业设计的综合性数字化管理平台，深度融合物联网（IoT）、大数据、人工智能（AI）、云计算等新一代信息技术，以工业互联网为基础，覆盖药品研发、生产、流通、质量管控、供应链管理等全产业链环节。其核心目标是通过数据驱动，实现医药企业的智能化运营、精细化管理和全流程可追溯。与传统工业互联网平台的区别如下。

1. 行业特殊性　严格遵循药品生产质量管理规范（GMP）、药品经营质量管理规范（GSP）等法规要求，强调合规性与质量安全。

2. 数据敏感性　涉及药品配方、生产工艺、患者隐私等敏感信息，对数据安全和隐私保护要求更高。

3. 全链条覆盖　不仅关注生产环节，还需整合研发、临床试验、流通、用药反馈等全生命周期数据。

（二）核心架构与技术支撑

1. 技术底座

（1）物联网（IoT）　通过传感器、智能设备实时采集生产线数据（如温湿度、设备状态、物料流动等）。

（2）云计算　提供弹性算力和存储资源，支持海量数据的处理与分析。

（3）大数据平台　整合结构化与非结构化数据（如生产日志、质检报告、用户反馈），构建数据仓库。

（4）人工智能（AI）　用于预测性维护、质量缺陷检测、供应链优化等场景。

（5）区块链　确保数据不可篡改，支持药品全流程追溯（如疫苗流向追踪）。

2. 功能模块（表6-2）

表6-2　医药工业互联网平台的功能模块

模块名称	核心功能
智能生产管理	实时监控生产参数、自动化排产、设备预测性维护、能耗优化
质量管控系统	在线质量检测、偏差预警、电子批记录（eBR）、质量追溯（批次级到单件级）
供应链协同	需求预测、库存管理、冷链物流监控、供应商动态评估
研发支持	临床试验数据管理、药物分子模拟、研发流程协同
合规与审计	自动生成合规报告、电子签名、审计追踪（audit trail）

3. 典型架构图 医药工业互联网的主要架构如图 6-8 所示，该架构图主要分为五个层级。

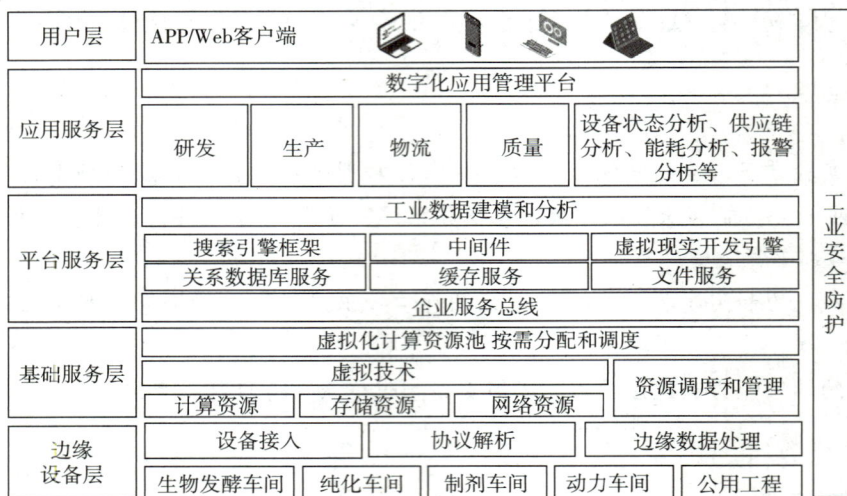

图 6-8 医药工业互联网架构图

第一层为边缘设备层，涵盖制药行业的主要生产设备，如生物发酵车间的生物反应器与培养基配置罐，纯化车间的层析系统、超滤系统和纳滤系统，制剂车间的配液系统、洗瓶机、冻干机、灌装机、隧道烘箱、隔离器系统和轧盖机，动力车间的配电系统，以及公用工程中的水系统和洁净空调系统和环境监测系统等。该层主要实现边缘设备的网络接入、数据采集、通信协议解析、边缘数据的存储和处理等，是工业互联网平台的硬件基础层。

第二层为基础服务层，涵盖数据采集和存储系统、网络交换机网关等网络基础设施，以及用于提供基础服务的虚拟化软件和相关调度组件等。该层通过虚拟化操作系统、工作负载管理软件、硬件、网络和存储服务的形式交付计算资源，为整个系统提供计算、存储、调度、网络等基础服务。

第三层为平台服务层，主要提供软件开发的各种基础组件，包括源代码编辑器、调试器、编译器和数据库相关组件。该层集成了操作系统、虚拟开发引擎、文件服务、缓存服务、数据库服务、数据建模和分析服务等，用户无需单独安装软件及相关的开发工具。

第四层为应用服务层，即将各类制药相关的软件通过微服务架构进行构建，面向终端访问层提供包括研发设计、生产过程控制、物流信息、质量管理和追溯、质量反馈、生产关键性参数控制、过程控制、能源分析、运营数据分析、故障报警分析、偏差分析等软件服务。各类微服务可以实现跨平台、跨语言的互联互通，支持各类不同应用场景下的终端访问设备。

第五层为用户层，包括手持终端、网页端、移动 APP 和平板电脑等载体。作用是将应用层的各类软件服务转化为各种业务场景下的实际应用。

对于工业互联网平台来说，提高必要的工业信息安全必不可少。这主要包括工业控制系统的信息安全、工业互联网安全、工业大数据安全、工业云安全等内容，以及针对上述安全采取的一系列信息安全防护技术和措施，如安全策略和管理、病毒防护、边界防护、身份认证与访问控制、数据保护和隔离、恶意代码防护、事件响应与恢复等。

（三）应用场景

目前，工业互联网在制药行业的应用在国内仍处于探索和试点应用阶段，其主要目标是实现药物研发、生产、质量管理、物流、销售和服务等各环节相关系统间的互联互通，实现生产过程中各要素之间的连接，并在此基础上探索新场景和新模型的应用。其在制药智能制造中的应用架构如图 6-9 所示。

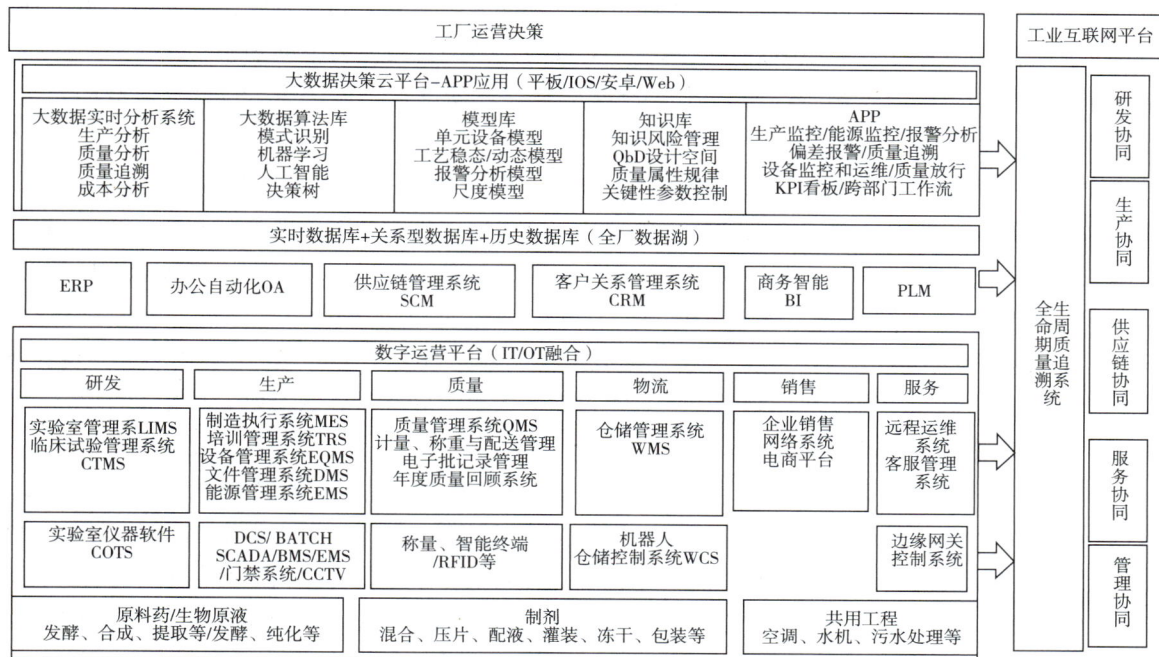

图 6 - 9　制药智能制造工业互联网应用架构

1. 药物研发与设计的协同应用　在药物研发过程中，通常需要进行大量的实验和测试，并通过大量的数据来进行药物特性的分析和研究。随着大型药物研发机构采用全球化布局，其研发单位和机构分布在世界各地，采用 5G 技术、工业互联网云平台，可以实现全球研发数据的实时采集与传输；不同研发机构和研发人员之间可以跨地区在线协同操作完成实验流程，联合多方研发资源协同和共享，大大缩短研发周期，加快研发进度，提高研发的效率和质量。同时，基于工业互联网大数据平台，结合数据分析和人工智能技术，可对药物发现和药物研发过程进行优化和改进，进一步提高生产效率和产品质量。

2. 智能生产过程监控与柔性制造　"5G + 工业互联网"可以采用各类工业协议和 5G 网关等，对现场制药设备和公用工程设备上的传感器、执行器数据进行实时采集和监控。并可以利用高清摄像头和 5G 专网将人员的动作、设备运行等图像和数据传输至实时监控系统，对生产中的人员行为、现场设备操作等进行区域监控，实时提醒异常状态，实现对生产现场的人员行为和设备状态的实时监控和管理。此外，结合工业互联网平台可以将生产中的各系统实现互联，对用户需求、产品信息、设备信息、生产计划、物料状态等信息进行实时分析和调度，实现小批量多品种的柔性制造，显著增强产品的竞争力，降低产品的生产成本。

3. 基于 5G 和工业互联网的全生命周期的质量追溯　通过"5G + 工业互联网"，对制药生产中物料、人员、设备、SOP 指导、环境温度和湿度等全要素的信息进行实时采集和分析，可以实时监控生产过程中药品的关键工艺参数和质量参数，并对原料进行标识和跟踪，确保药物生产的质量和安全性，实现药物生产的全生命周期的质量追溯。通过"5G + 工业互联网"的实时监测和追溯功能，可全面覆盖药品的生产、质控、运输和销售过程，显著降低药品被假冒伪劣者侵害的风险，保障公众的健康和权益。

4. 远程诊断与设备远程运维　在制药行业，药品的生产过程中往往会产生各种不良反应和不稳定因素，需要及时进行诊断和处理。采用 5G 技术和工业互联网，可以在设备上增加 5G 网关等设备与 5G 网络连接，通过数据分析和人工智能等技术实时采集设备数据，结合数据对设备进行故障评估和诊断，实时监测设备的健康状态，智能分析和预测设备的状态和趋势。实现智能推送设备报警信息、诊断信息、预测性维护信息，显著降低设备非正常停机的概率和频次。另外，当设备发生故障时，可以通过工业互联网平台建立的设备故障知识图谱和故障树，对设备的故障进行实时诊断和精准定位，大幅提升故障处理效率。而且还可以通过 5G 视频和远程网络实时指导现场维护人员快速定位和处理故障，实现设备的远程维护。

5. 智慧物流协同　药品的生产过程中需要进行大量的物流操作，5G 技术和工业互联网可以实现物流过程的实时监控和追溯。通过物联网和路径规划技术，可以实现物品的快速追踪和目的地的最优路线规划，提高物流效率和准确度。同时，通过提供的预警和预测功能，可以提前发现物流中的问题并及时解决，避免生产中的损失和浪费。通过部署 5G 专网和网关等设备，可以实现厂区内的自动导航车辆（AGV）、自动移动机器人（AMR）、叉车、机械臂和无人仓视觉系统的 5G 网络接入，实现自动化、智能化的全流程作业，如物流终端控制和商品入库存储、搬运、分拣等，这可以显著提高制药生产的物流效率，实现智慧物流的协同。

6. 合规放行协同应用　制药行业亟需降低合规成本，应对医药生产、检测、数据完整性和质量放行等环节的挑战。为此，通过自动测试来减少验证工作，以及使用工业互联网技术加快不同系统之间数据互联互通和业务流程的自动流转，打破不同业务部门之间的壁垒，提高制药产品的质量合规放行效率势在必行。传统的制药工厂一般在原材料入库检测、生产过程检测、成本检测及各生产环节质量检查采用离线检测，不同部门之间相互隔开，检测和验证主要依赖手动记录和纸质记录，记录的流转也是人工进行，这样很大程度上增加了数据不完整性的风险，并且耗时耗力，合规效率不高。采用"5G + 工业互联网"应用可以将制药过程中的人、机、料、法、环各个要素，以及不同的控制系统和管理系统集成到一个大的工业互联网平台，实现不同数据和网络的互联互通，进而实现从原材料入库到出库、投料、生产、实验检测、质量检验等全方位的集成，形成基于数据链的完整质量管理体系，显著提高医药生产的质量，同时大幅改善医药生产的合规性。

（四）核心价值与挑战

工业互联网技术在医药行业中的应用，为医药行业提供了数字化和智能化的发展机遇。通过实时监测、远程控制和数据分析等功能，可以提高制药行业的生产效率和产品质量，降低生产成本并提高企业核心竞争力。同时，工业互联网的应用也有助于医药行业实现数字化转型和升级换代，推动行业发展和变革。其核心价值可概括为以下几点。①降本增效：实现生产自动化，减少人工干预，设备利用率提升 20% ~ 50%。②质量可控：实时监控 + AI 质检，不良品率下降至万分之一以下。③合规保障：自动生成符合 FDA、NMPA 要求的审计报告，降低合规风险。④敏捷响应：供应链可视化，应对突发需求（如疫情药品扩产）能力增强。然而，"5G + 工业互联网"技术的应用也面临着一些挑战，如大多数制药工厂的洁净厂房和房间对常规的无线信号具有一定的屏蔽性，高洁净区对使用的设备具有一定的卫生要求等，因此制药行业的 5G 设备也需要达到一定的卫生等级，并且专网专设，以方便达到实际应用的要求。另外，还存在着数据的确权和数据的隐私保护、信息安全等问题，因此设备供应商还需要对数据的确权和使用进行分析和研究，并对信息数据、信息安全、信息访问的安全机制采取必要的防护措施，确保数据应用的合规和安全。只有有效地解决了上述应用中遇到的问题，才能为工业互联网技术在制药行业的应用扩展奠定坚实的基础。

二、实验操作

步骤一：现状评估与需求分析

1. 内部评估　梳理现有业务流程，识别痛点。例如，研发环节可能存在数据孤岛，生产环节可能缺乏实时监控能力。

2. 外部对标　分析行业标杆企业的数字化实践，明确差距与机会。例如，某企业通过数字化临床试验平台显著缩短了新药研发周期。

3. 需求优先级　根据业务影响和可行性，确定数字化转型的优先级。例如，优先解决数据标准化问题，再推进智能化生产。

步骤二：技术基础设施建设

技术基础是数字化转型的基石，医药企业需要构建稳定、可扩展的 IT 架构。

1. 云平台选择　采用专有云、公有云或混合云架构，满足数据存储与计算需求。例如，某企业通过 AWS 云平台实现了全球研发数据的集中管理。

2. 网络与安全　部署高速、安全的网络环境，确保数据传输的稳定性和隐私性。

3. 硬件与软件升级　引入高性能服务器、物联网设备及 ERP、MES 等核心系统，支持业务数字化。

步骤三：数据治理与安全

医药行业对数据质量和安全要求极高，数据治理是数字化转型的核心环节。

1. 数据标准化　建立统一的数据标准，消除数据孤岛。例如，某企业通过数据湖技术整合了研发、生产、销售等多源数据。

2. 数据安全　采用加密、访问控制等技术，确保数据安全。例如，某企业通过区块链技术实现了临床试验数据的不可篡改。

3. 合规性管理　遵循《一般数据保护条例》（GDPR）、HIPAA 法案等法规，确保数据使用合法合规。

步骤四：数字化解决方案实施

根据需求分析和技术基础，选择合适的数字化解决方案并分阶段实施。

1. 研发数字化　引入 AI 辅助药物设计、数字化临床试验平台，提升研发效率。例如，某企业通过 AI 技术将新药研发周期缩短了 30%。

2. 生产智能化　部署工业物联网和 MES 系统，实现生产过程的实时监控与优化。

3. 供应链数字化　利用区块链和智能合约技术，提升供应链透明度和效率。

实验二十　药品生产过程实时监测和现场检查

📋 实验目标

1. 通过本实验学习，应能掌握《药品生产质量管理规范》（GMP）的基本概念、要求及在药品生产中的应用；熟悉药品生产过程的动态监测内容、现场检查程序以及 GMP 认证办理，洁净区环境监测的方法和技术，现场检查的流程和要点。

2. 具备设计和实施 GMP 现场检查方案的能力，能够按照检查流程对药品生产企业进行检查，并准确记录检查结果。

3. 培养严谨的科学态度、高度的社会责任心和诚信生产的意识，确保药品生产过程的合规性和产品质量。

一、实验原理

《药品生产质量管理规范》（good manufacturing practice，GMP）是适用于药品生产全过程的系统化、科学化管理规范。该规范通过建立科学、合理、规范的条件与方法，确保药品生产企业生产出符合预期用途与注册条件的合格药品，是药品生产与质量管理的基本准则。

GMP现场检查是对药品生产企业生产质量管理体系运行有效性的系统性评估，评估内容包括生产环境、设备设施、人员培训、文件记录和质量管理等方面。确保企业使用批准的生产工艺及所建立的生产质量管理体系，能够持续、稳定地生产出适用于预定用途、符合注册批准的基本要求和质量标准的药品，并最大限度减少药品生产过程中污染、交叉污染以及混淆、差错的风险。

为了满足GMP规范，用于制药生产的洁净室需要符合相应的等级要求。为确保生产过程的可控性，无菌生产环境需要严格的监测，重点监测环境需安装洁净度在线监测系统。系统安装时重点考虑粒子监测的规则、测量阶段、关键区域等方面。除此之外，洁净区日常监控的测试项目、条件、取样点选取等方面也有考究。

二、实验操作

（一）实时监测

在A/B级洁净区中，实施动态监测具有以下意义：为人员行为评价、最终产品放行提供必要的依据；及时发现潜在问题并采取有效的措施解决问题，以防不良影响进一步扩大；为空气平衡、人员行为和房间消毒方法的进一步改进提供了依据。

1. 动态监控项目和标准

（1）监测的项目　在生产操作前，要检查、控制好区域内的温度、湿度和压差；在生产过程中，要监测沉降菌、浮游菌、悬浮粒子和风速等情况；在关键操作完成后，要监测设施、设备的表面和人员卫生状况。此外，在生产开始前后均需检测隔离操作手套。

（2）温度、湿度监测　例如，中温型微生物在25～30℃生长最适宜；湿生型微生物在湿度70%～90%的环境下生长、繁殖比较旺盛，因此，一般需要避开此温度、湿度范围。同时，温度、湿度过高或过低，对人体的舒适度、人员的工作情绪等都有很大的影响，进而严重影响A/B级区人员的操作行为，无法有效保证产品的安全性。一般情况下，无菌制剂生存环境的温度应控制在18～24℃、湿度应控制在45%～65%。

（3）相对压差监测　不同洁净度等级的洁净区之间和洁净区与非洁净区之间的空气静压差应大于10Fa，应装有指示压差的装置；容易产生粉尘的生产区域应与相邻的室（区）保持相对负压；相同洁净度级别的不同功能区（操作间）之间，应保持适当的压差梯度。在日常生产过程中，应对仪器、仪表本身的校验或校正情况加强监督和管理。

（4）粒子和微生物监测洁净区的设计必须符合相应的洁净度要求，达到"静态"和"动态"的标准，同时，该区还应当动态监测微生物（浮游菌、沉降菌、表面微生物）的情况。

微生物主要包括病毒、立克次体、细菌、菌类和原生虫类等，与洁净室有关的主要是细菌和菌类。细菌不能单独生存，因此可以通过空调的初效、中效、（亚）高效过滤阻隔尘埃粒子，同时也能完成对细菌的阻隔。对无菌区来说，微生物检测更重要，但是直接检测的周期长。所以，可以用粒子水平来间接衡量其具体的情况。这两方面的检测可以为无菌生产过程环境的破坏度和卫生状况作评估，为最终产品的放行提供数据支持。

2. 日常监控取样点和取样频次　最关键点的位置并不一定适合作为取样点，所以，必须考虑环境监测是否会增加产品污染风险。例如，悬浮粒子的取样点一般布置在距离地面0.8～1.5m的位置，尽量避免在回风口附近取样，而且测试人员应站在取样口的下风侧等。洁净区监测中的取样点和取样量可以比洁净区级别确认时的取样点和取样量少，通过验证确定取样点，且其要通过风险分析研究和监测结果分析（要有6个月以上的运行数据作为分析的基础）。监测频次问题也是一个值得深思的课题，监测频次不够，就不能很好地反映其中存在的问题；监测频次过多，则不利于资源优化。因此，监测频次的确定一般使用风险数值分布，即风险发生的严重性与发生概率的乘积。根据风险数值的大小确定不同的监测频率，同时，还要建立切实可行的措施来降低其中的风险。

（二）GMP符合性检查的在线办理

GMP符合性检查申请可在省、自治区、直辖市药品监督管理局的行政机关网站进行在线办理。本实验以浙江省为例进行介绍。

步骤一：登录平台

打开浙江省药品监督管理局官网，在"用户中心"选择"法人登录"，进入"浙江省药品监督管理局在线办理系统"（图6-10）。

步骤二：选择事项

（1）"其他服务"中选择"药品符合性检查资料"进入"浙江省药品监督管理局审评审批系统"（图6-11）。

（2）在"在线提交"栏目中进入"药品符合性检查资料"即可进入"GMP符合性检查"申请表界面。

步骤三：填写申请表，提交申请

按照申请表相关要求填写相关信息（图6-12）。确认信息无误后，提交申请。系统生成受理编号，企业可凭此编号查询办理进度。

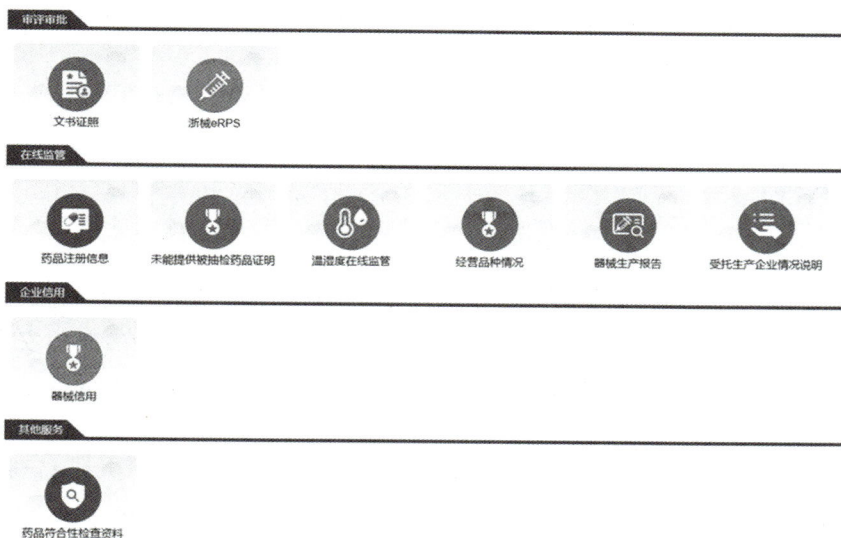

图6-10 浙江省药品监督管理局在线办理系统界面

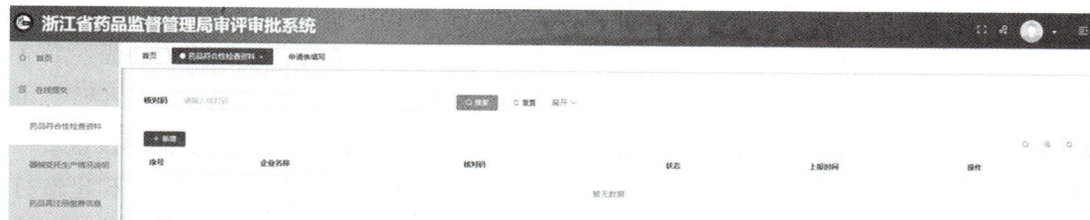

图6-11 浙江省药品监督管理局审评审批系统界面

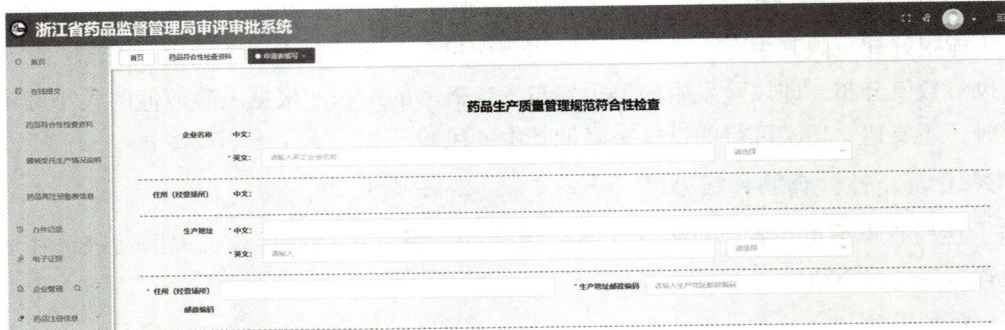

图 6 – 12   GMP 符合性检查在线申请

实验二十一   医药产品召回管理系统

实验目标

1. 通过本实验学习，应能掌握药品召回过程中各环节的操作要点和注意事项；熟悉药品召回的制度、类型、级别及实施流程，包括召回通知的核实、库存与销售流向核查、召回通知单的起草与分发、药品召回执行、物流处理与进度跟踪、验收与采退处理、召回处理汇总等环节。

2. 能够汇总药品召回过程中的各类信息，形成完整的召回档案，实现闭环管理。

3. 树立责任心和敬业精神，认识到药品召回工作对保障公众用药安全的重要性，增强职业使命感。

一、实验原理

（一）药品召回

药品召回是指药品上市许可持有人按照规定的程序收回已上市的存在质量问题或者其他安全隐患药品，并采取相应措施，及时控制风险、消除隐患的活动。其中的质量问题或者其他安全隐患是指由于研制、生产、储运、标识等导致药品不符合法定要求，或者其他可能使药品具有的危及人体健康和生命安全的不合理危险。

我国的药品召回制度开始于 2007 年。2007 年 7 月，我国出台并实施了《国务院关于加强食品等产品安全监督管理的特别规定》，明确了生产经营者、监管部门和地方人民政府的责任，要求生产企业发现其生产的产品存在安全隐患时应向社会公布有关信息，主动召回产品。同年 12 月，国家食品药品监督管理局发布《药品召回管理办法》，标志着我国药品召回体系的正式建立。

2019 年修订的《药品管理法》明确了药品召回责任主体为药品上市许可持有人，规定：药品存在质量问题或者其他安全隐患的，药品上市许可持有人应当立即停止销售，告知相关药品经营企业和医疗机构停止销售和使用，召回已销售的药品，及时公开召回信息，必要时应当立即停止生产，并将药品召回和处理情况向省、自治区、直辖市人民政府药品监督管理部门和卫生健康主管部门报告。

2022 年 10 月 24 日，新修订的《药品召回管理办法》发布，自 2022 年 11 月 1 日起施行。该修订落实了《药品管理法》的相关规定，明确了持有人的主体责任，并进一步细化与完善了药品召回的处理措施、信息公开等方面。药品召回制度在我国药品安全监管、保障公众用药安全方面具有重大意义。

（二）药品召回类型和级别

1. 药品召回的类型　药品召回可分为主动召回和责令召回两类。

（1）主动召回　持有人经调查评估后，确定药品存在质量问题或者其他安全隐患的，应当立即决定并实施召回。

（2）责令召回　经药品监督管理部门评估后，认为持有人应当召回药品而未召回，或药品监督管理部门经对持有人主动召回结果进行审查后，认为持有人召回药品不彻底的，省、自治区、直辖市人民政府药品监管部门应当责令持有人召回。

2. 药品召回的级别　按照药品质量问题或者其他安全隐患的严重程度，可分为以下三级。

（1）一级召回　使用该药品可能或者已经引起严重健康危害的。

（2）二级召回　使用该药品可能或者已经引起暂时或者可逆的健康危害的。

（3）三级召回　使用该药品一般不会引起健康危害，但由于其他原因需要收回的。

（三）药品召回的监督管理与实施

1. 药品召回的责任主体　上市许可持有人是控制风险、消除隐患的责任主体，是药品召回的主体。持有人应建立健全药品召回的相关制度，收集有关药品质量与安全的相关信息，调查、评估药品可能存在的质量问题或者其他安全隐患，及时收回存在质量问题或其他安全隐患的药品。

2. 药品召回的协助单位　药品生产企业、经营企业、使用单位等：①应积极协助持有人调查、评估可能存在质量问题或者其他安全隐患的药品，主动配合持有人履行药品召回义务；②如发现其生产、经营、使用的药品可能存在质量问题或其他安全隐患，应及时通知持有人，必要时暂停生产、放行、销售、使用，并向省级药品监管部门报告；③应按照相关规定建立健全、实施药品追溯制度，保证上市药品可溯源。

3. 药品召回的监管机构　国家药品监督管理局负责指导全国的药品召回管理工作；省级药品监管部门负责做好行政区域内的药品召回监管工作；市县级药品监管部门负责配合、协助药品召回的有关工作，负责对行政区域内药品经营企业及药品使用单位协助召回工作情况进行监管。

4. 主动召回的实施　经药品上市许可持有人确定药品存在质量问题或其他安全隐患决定实施召回的，应向社会发布召回信息，向药品生产企业、经营企业、使用单位等发布召回通知，向省级药品监督管理部门备案调查评估报告、召回计划和召回通知，并按规定频次向省级药品监管部门报告药品召回进展。对于召回的药品，持有人应明确其标识与存放要求，防止与正常药品混淆、差错。当召回药品需要销毁时，应当在持有人、药品生产企业或者召回药品储存地所在地县级以上药品监管部门或者公证机构监督下销毁。境外生产药品需要在境内实施召回的，应有在中国境内履行持有人义务的企业法人实施召回，并向所在地省级药品监管部门和卫生健康主管部门报告药品召回和处理情况。持有人实施主动召回应采取的措施和对应时限见表6–3。

表6–3　持有人实施主动召回应采取的措施和对应时限

应采取的措施	一级召回	二级召回	三级召回
发出召回通知，通知药品生产、经营、使用单位停止销售和使用药品，向所在地省级药品监督管理部门备案调查评估报告、召回计划和召回通知	1 日内	3 日内	7 日内
向所在地省级药品监督管理部门报告药品召回进展情况	每日	每 3 日	每 7 日
向所在地省级药品监督管理部门和卫生健康主管部门报告药品召回和处理情况	召回完成后 10 个工作日内		
建立详细的召回药品处理记录	保存 5 年且不得少于药品有效期后 1 年		

5. 责令召回的实施　省级药品监管部门作出责令召回决定后，应向该药品的上市许可持有人送达责令召回通知书，并向社会公布责令召回药品的有关信息。持有人在收到责令召回通知书后，应按规定及时采取措施实施药品召回，其措施与时限要求同上述主动召回实施中的相关要求。持有人应在完成药品召回和处理后 10 个工作日内向所在地省级药品监管部门和卫生健康主管部门提交药品召回总结报告。省级药品监管部门应自收到总结报告之日起 10 日内对总结报告进行审查，评价其召回效果，认为本次召回未有效控制风险或未消除安全隐患的，可要求持有人重新召回。持有人违反相关规定，收到责令召回通知书后拒不召回的，或药品生产企业、经营企业、使用单位不配合召回的，相应省级药品监管部门应对其依法进行查处。

二、实验操作

本实验操作以浙江省为例进行介绍。

（一）药品召回备案

步骤一：登录平台

打开浙江省药品监督管理局官网，在官网首页点击"政务服务"。在"用户中心"选择"法人登录"。

步骤二：选择事项

进入浙江政务服务网后，在搜索栏中输入"药品召回备案"并点击搜索，可检索到"药品召回备案"办事服务项目（图 6 – 13）。点击"在线办理"即可进入"药品召回备案"界面。

步骤三：填写申请表，提交申请

按照申请表相关要求填写相关信息。确认信息无误后，提交申请。系统生成受理编号，企业可凭此编号查询办理进度。

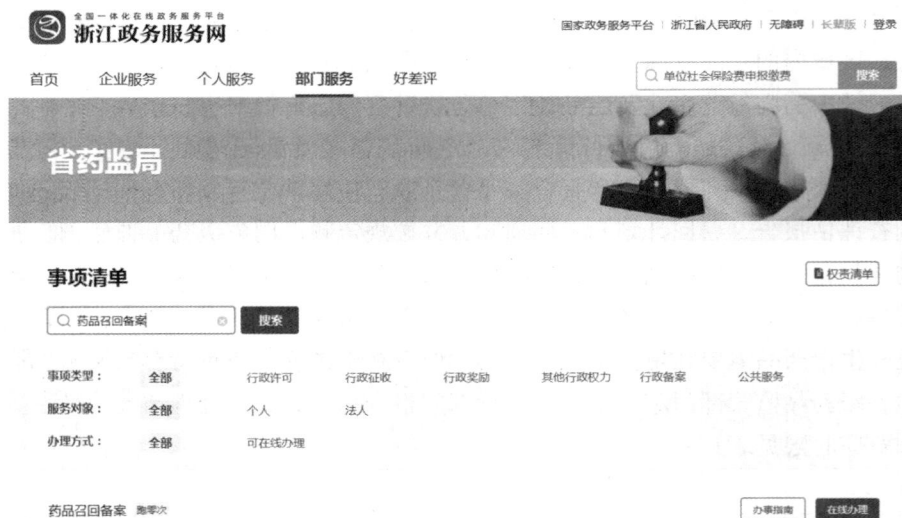

图 6 – 13　浙江省药品监督管理局政务服务

（二）药品召回的实施

当持有人经调查评估后，确定药品存在质量问题或者其他安全隐患的，应当立即决定并实施药品主动召回，同时通过企业官方网站或者药品相关行业媒体向社会发布召回信息。每个企业的药品主动召回具体程序会存在差异，但是其流程主要包括以下内容。

步骤一：召回通知的核实

持有人或者供货单位必须出具加盖其企业公章的药品召回通知，其中必须明确所召回的具体品种、批次、召回原因、召回期限及其他必要的实施计划和具体事宜，一级召回在 1 日内，二级召回在 3 日内，三级召回在 7 日内，通知到药品生产企业、药品经营企业、药品使用单位等，同时向所在地省、自治区、直辖市人民政府药品监督管理部门备案调查评估报告、召回计划和召回通知。若实施一级、二级召回的，持有人应当申请在所在地省、自治区、直辖市人民政府药品监督管理部门网站依法发布召回信息。

步骤二：召回产品的库存与销售流向核查

收到召回通知后，相关人员立即在计算机系统中核实有无召回产品批号库存，有库存的第一时间在系统内锁定，停止销售。同时核查该品种相关批号的销售情况，导出销售明细，以确定销售流向。

步骤三：执行药品召回

相关人员通知购货单位停止销售和使用。对医疗机构购货单位，请其在规定的时间内将剩余库存退回公司；对商业类购货单位，请其在规定的时间内召回已销售但未使用的库存药品，与自有库存一并退回公司。

步骤四：药品召回的物流处理与进度跟踪

召回发出后，购货单位有库存的，相关人员按照药品销退制度和操作规程做好销退申请，经审批后，物流中心按照销退申请单，到客户处取货或由客户按照约定的方式将产品退到本公司。相关人员要及时跟踪召回进度，直至召回结束。

步骤五：验收人员做好召回药品的验收工作并记录

步骤六：质管人员做好召回处理汇总表

在召回过程中，持有人在实施召回过程中，一级召回每日，二级召回每 3 日，三级召回每 7 日，向所在地省、自治区、直辖市人民政府药品监督管理部门报告药品召回进展情况。召回过程中，持有人应当及时评估召回效果，发现召回不彻底的，应当变更召回计划，扩大召回范围或者重新召回。变更召回计划的，应当及时向所在地省、自治区、直辖市人民政府药品监督管理部门备案。在召回完成后，对召回药品的处理应当有详细的记录，并向当地药品监督管理局报告。

（三）药品召回信息查询

药品、医疗器械、化妆品产品召回的通知信息可从省、自治区、直辖市药品监督管理局的行政机关网站进行在线查询。

步骤一：登录平台

打开浙江省药品监督管理局官网，在官网点击"召回信息"（图 6 - 14）。

步骤二：选择事项

点击"召回信息"后，即可进入"产品召回专栏"进行相关信息的查询（图 6 - 15）。点击相关链接，即可获取详细信息。

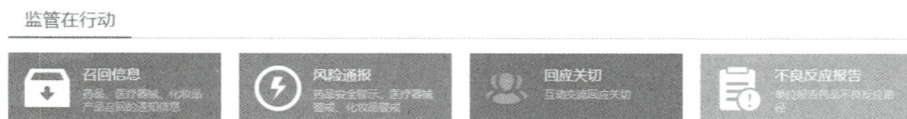

图 6 - 14　浙江省药品监督管理局官网

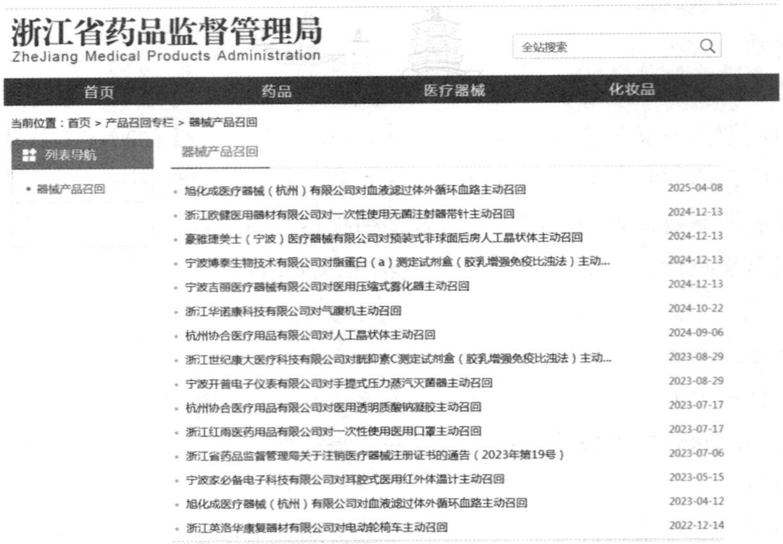

图 6－15　浙江省药品监督管理局产品召回专栏

书网融合……

本章小结　　　　习题

第七章 药品流通环节

实验二十二 药品经营许可证在线办理

📓 实验目标

1. 通过本实验学习，应能掌握《药品管理法》《药品经营许可证管理办法》的核心条款及申请条件，药品经营许可证的分类（批发、零售、连锁）、有效期及适用范围；熟悉国家药品监督管理局在线政务平台的功能模块及操作逻辑。

2. 能够独立完成药品经营许可证的在线申请材料准备（如资质证明、场地证明、GSP 文件等）；熟练操作在线系统进行资料提交、进度查询及电子证照下载。

3. 强化依法合规经营意识，树立医药从业者的社会责任与职业使命感。

一、实验原理

（一）药品经营的法律法规基础

1. 从事药品经营活动应当具备的条件 药品经营企业必须取得药品经营许可证后方可开展经营活动，根据《药品管理法》核心条款第五十二条规定，从事药品经营活动应当具备以下条件：①有依法经过资格认定的药师或者其他药学技术人员；②有与所经营药品相适应的营业场所、设备、仓储设施和卫生环境；③有与所经营药品相适应的质量管理机构或者人员；④有保证药品质量的规章制度，并符合国务院药品监督管理部门依据本法制定的药品经营质量管理规范要求。

2. 药品经营许可证标示内容 综合《药品管理法》核心条款第五十一条及《药品经营和使用质量监督管理办法》第十八、十九条等的规定，药品经营许可证必须标明有效期和经营范围（如化学药制剂、中成药等），禁止超范围经营。企业若需新增经营类别（如疫苗、血液制品），需重新申请许可证并接受专项审查。

3. 许可证申请材料真实及动态监管 结合《药品经营和使用质量监督管理办法》第十一条和第二十六条的规定，药品经营许可证在申请和换发时要坚持：①申请材料真实性，需提交主要负责人、质量负责人、质量管理部门负责人学历、工作经历相关材料、仓储平面图、质量管理制度文件等，申请人应当对其申请材料全部内容的真实性负责；② 动态监管机制，药品经营许可证有效期届满需要继续经营药品的，药品经营企业应当在有效期届满前六个月至两个月期间，向发证机关提出重新审查发证申请；必要时监管部门可开展现场检查确保企业持续合规。

（二）在线政务平台的技术与逻辑支撑

1. 系统架构与功能模块 ①用户端功能：实名认证，即通过人脸识别、企业法人信息核验等技术确保用户身份真实；材料上传，支持 PDF、JPG 格式，系统自动校验文件完整性（如盖章、签名）；智能初审，利用 OCR 技术识别文字内容，AI 算法校验材料逻辑性（如仓储面积是否符合经营规模）；电子证照下载，采用国密算法加密，确保电子证照防伪、可验真。②审核端逻辑：智能初审（系统自动比对材料与法规要求，标记缺失项（如未提交 GSP 文件）→人工复核［重点核查仓储条件（通过平面图与现场视频连线验证）、人员资质（执业药师注册信息联网核验）］→电子签章生成。

2. 区块链技术的应用　① 电子材料的防篡改：通过哈希值加密和时间戳技术，确保提交文件的真实性与时效性。如某企业上传的仓储平面图哈希值被记录在区块链上，后续若私自修改文件，系统将自动预警并终止审批流程。② 跨部门数据共享：药品监管、市场监管、卫生部门通过区块链节点同步企业信息，避免"重复证明"。企业申请信息同步至市场监管部门，直接调取营业执照信息，减少人工核验环节。

3. 质量管理体系（GSP）的衔接性要求　申请许可证时需提交 GSP 文件，如质量管理制度，包括采购管理、验收标准、储存养护、售后服务等制度；操作记录，近半年的温湿度监测记录、员工培训档案（如 GSP 培训考核成绩）。现场核查环节将重点检查 GSP 执行情况（包括硬件设施，如检查冷藏设备运行状态、温湿度自动监测系统是否联网；操作规范，如抽查药品验收记录是否完整，是否按 GSP 要求分区存放）。

知识拓展

政策法规基础及行业实践案例

1. 政策法规基础

➤《药品管理法》第五十一条　从事药品批发活动，应当经所在地省、自治区、直辖市人民政府药品监督管理部门批准，取得药品经营许可证。从事药品零售活动，应当经所在地县级以上地方人民政府药品监督管理部门批准，取得药品经营许可证。无药品经营许可证的，不得经营药品。

药品经营许可证应当标明有效期和经营范围，到期重新审查发证。

药品监督管理部门实施药品经营许可，除依据本法第五十二条规定的条件外，还应当遵循方便群众购药的原则。

➤《药品经营和使用质量监督管理办法》第十八条　药品经营许可证应当载明许可证编号、企业名称、统一社会信用代码、经营地址、法定代表人、主要负责人、质量负责人、经营范围、经营方式、仓库地址、发证机关、发证日期、有效期等项目。

企业名称、统一社会信用代码、法定代表人等项目应当与市场监督管理部门核发的营业执照中载明的相关内容一致。

➤《国务院办公厅关于加快推进电子证照扩大应用领域和全国互通互认的意见》提出政府部门核发的证照原则上应通过数据共享免于提交，能够提供电子证照的不再要求提供实体证照；依法依规推进电子证照全国互通互认，深化政务服务"一网通办"。

2. 行业实践案例　疫情初期，江苏某医药企业响应抗疫需求，急需扩大业务范围以供应抗疫药品。企业借助国家药品监督管理局在线政务平台，按照规范流程快速提交申请材料。在线平台利用智能初审和人工复核，加速审批流程，企业在短时间内获批新的药品经营许可证，及时调配大量抗疫药品到湖北等疫情严重地区，为抗疫工作提供有力支持，获得社会广泛赞誉，同时提升了企业的社会责任感和市场形象。

二、实验操作

（一）实验准备

1. 材料清单　①资质证明，包括营业执照副本复印件、法定代表人身份证（需加盖公章）；②仓储证明，包括仓库产权证明或租赁合同复印件、仓库平面图（标注功能分区及面积，如冷藏区面积≥40㎥）；③GSP 文件，包括质量手册、岗位职责文件、应急预案（如停电情况下的药品转移方案）。

2. 系统访问　通过 NMPA 官网或教学平台注册企业账号，完成实名认证（需上传营业执照扫描件）。

（二）操作流程

步骤一：填写基本信息

进入"药品经营许可证申请"模块，选择"零售许可证"类型（零售、批发或连锁经营），若为连锁企业，需上传总部与分店关系证明。填写企业名称（与营业执照完全一致，不可缩写，如"××药业有限公司"而非"××药业"）、地址、经营范围（如处方药、非处方药分类，参考《药品分类与代码》，避免使用"其他类"等模糊表述）。

步骤二：上传电子材料

上传营业执照、仓储平面图（标注阴凉库、冷藏区等），确保图片清晰、格式符合要求（PDF 或 JPG）；常见错误如上传复印件未盖章、平面图未标注功能分区，系统将自动驳回。

提供质量管理制度目录（如采购验收、储存养护、售后服务等），并附上近半年员工培训记录，重点审核培训记录是否覆盖所有岗位，是否包含年度复训计划。所有文件按"企业名称+文件类型+日期"格式命名（如"××药业_质量管理制度_20251001.pdf"）。

步骤三：模拟审批与补正

通过受理编号查询审批状态（如"初审中""现场核查通知"等），学习处理"材料补正""现场核查通知"等常见反馈，如若收到"材料不完整"通知，需在 5 个工作日内重新上传并提交。

实验中，电子材料提交后，系统模拟"智能初审"：若材料缺失（如未上传 GSP 文件——质量管理制度），弹出提示"请补正：缺少质量管理制度"。需在 5 分钟内重新上传并提交。

通过初审后，进入"人工复核"环节：模拟视频连线核查，学生需用手机拍摄仓库实景（可用教室角落模拟），展示温湿度监测设备。

角色扮演：教师作为"审核员"提问，如"冷藏区如何应对断电？"，学生需参考 GSP 文件回答。

步骤四：下载电子证照

审批通过后，系统生成带加密水印的药品经营许可证（PDF 版），可以下载并打印，练习"扫码验真"功能（模拟二维码链接至药监局官网）。

（三）实验分析与讨论

1. 关键问题探讨

（1）为何药品经营许可证申请中需特别强调仓储条件？

药品储存对温湿度等环境条件要求严格，不同药品有特定的储存温度范围，如生物制品需在 2～8℃冷藏储存，中药材需防潮防虫。仓储条件不符合要求会影响药品的质量和安全性，导致药品变质、失效，甚至产生安全风险。此外，规范的仓储管理有助于药品的有序存放和追溯，保障药品流通环节的质量可控。

（2）如果企业实际经营地址与许可证登记地址不符，可能引发哪些法律后果？

企业实际经营地址与许可证登记地址不符，违反了《药品管理法》等相关法规。可能面临责令限期改正、罚款等行政处罚；情节严重的，可能导致许可证被吊销，企业无法继续合法经营。同时，会影响药品监管部门的有效监管，增加药品质量安全风险，损害消费者权益。

2. 延伸思考　在"互联网+政务"背景下，如何平衡审批效率与监管力度？

在"互联网+政务"背景下，利用智能初审和人工复核相结合的方式，提高审批效率。同时，借助区块链等技术实现数据共享和防篡改，加强监管力度。建立健全信用监管机制，对信用良好的企业简化审批流程，对失信企业加强监管。

3. 讨论　结合"放管服"改革，讨论医药企业如何通过合规经营助力"健康中国"战略实施。

实验二十三　医药产品流通过程实时监测和现场检查

实验目标

1. 通过本实验学习，应能掌握医药产品流通过程中《药品经营质量管理规范》（GSP）实时监测的关键指标与标准；熟悉相关监测设备与技术的工作原理；了解现场检查的流程、重点检查项目及依据。

2. 能够熟练操作 GSP 实时监测系统进行数据采集、分析与预警处理；独立制定现场检查计划，准确识别不符合 GSP 要求的问题，并提出整改建议。

3. 培养严谨细致的工作态度，强化对医药产品质量安全的责任意识，提升质量管控与风险防范能力。

一、实验原理

（一）GSP 实时监测系统的技术架构与功能实现

1. 数据采集技术　利用高精度温湿度传感器（如 ±0.5℃ 精度探头），每 15 分钟采集一次数据，使用电子标签（RFID）实现药品批次追踪，读取标签中的生产日期、有效期等信息。

2. 数据传输与处理　通过 MQTT 协议将数据实时上传至云端服务器，运用数据库技术存储和分析数据，设定阈值进行预警，确保低延迟、高可靠性。

3. 功能模块　包括实时数据监控、历史数据查询、预警管理、数据分析报表生成等。如根据药品类别设定温湿度阈值（如冷链药品温度阈值 2~8℃），利用时间序列分析算法预测设备故障（如连续 3 小时温度缓慢上升可能预示制冷剂泄漏）。

（二）现场检查的依据与方法

1. 检查依据　《药品经营质量管理规范》及其实施细则、相关法律法规。

2. 检查方法　①文件审查：查阅质量管理制度文件，检查文件是否包含近半年修订记录，是否有负责人签字；核对操作记录，温湿度记录是否与监测系统数据一致，是否存在手动篡改痕迹。②现场观察：查看仓库布局，检查药品是否按类别分区存放，是否与平面图一致；验证设备运行，冷藏设备备用电源是否能在断电后 30 分钟内启动；检查药品陈列情况等。③人员访谈：询问员工操作流程、职责等。

（三）GSP 实时监测与现场检查的协同作用

实时监测提供动态数据，辅助确定现场检查的重点；现场检查验证实时监测数据的准确性，两者相互补充，共同保障药品流通过程质量。如某企业仓库温度异常升高至 10℃，系统自动发送短信至负责人；检查人员 2 小时内抵达，发现制冷设备故障，随即立即启动备用设备并转移药品。检查人员调取监测系统历史数据，确认异常时段并评估药品质量影响，将不良影响降至最低。

知识拓展

政策法规基础及行业实践案例

1. 政策法规基础

➤《药品经营质量管理规范》对药品采购、验收、储存、养护、销售、运输等环节的详细规定，是

GSP 实时监测和现场检查的核心依据。

➤《中华人民共和国疫苗管理法》第三十七条 疾病预防控制机构、接种单位、疫苗上市许可持有人、疫苗配送单位应当遵守疫苗储存、运输管理规范，保证疫苗质量。

疫苗在储存、运输全过程中应当处于规定的温度环境，冷链储存、运输应当符合要求，并定时监测、记录温度。

疫苗储存、运输管理规范由国务院药品监督管理部门、国务院卫生健康主管部门共同制定。

2. 行业实践案例 浙江某大型医药流通企业建立完善的 GSP 实时监测和现场检查机制。2021 年夏季，GSP 实时监测系统发出预警，显示某仓库的冷链药品储存温度异常。企业立即启动应急预案，现场检查人员迅速前往仓库，发现是制冷设备故障。企业及时启用备用制冷设备，对受影响药品进行检查和评估。同时，对制冷设备进行维修和升级，完善设备日常维护管理流程。通过此次事件，企业不仅保障了药品质量，还进一步优化了自身的质量管控体系，在行业内树立良好的质量管控标杆形象。

二、实验操作

（一）实验准备

1. 设备与软件 配备温湿度传感器、RFID 读写器、GSP 实时监测系统软件；准备现场检查工具（检查表、相机等）。

2. 知识储备 熟悉 GSP 条款、监测设备操作方法、现场检查流程。

（二）操作流程

步骤一：GSP 实时监测系统部署与数据采集

安装温湿度传感器和 RFID 读写器，连接至监测系统，冷藏库内每 $50m^2$ 安装一个温湿度传感器，避免靠近冷风机出风口；将药品批次信息写入标签，确保与入库记录匹配；启动系统，设置监测参数（如温湿度阈值）；实时采集药品储存环境和库存数据。

模拟实验中，首先进行设备安装，使用 USB 温湿度传感器（实验室提供），连接至电脑端监测软件；其次进行冷藏库环境模拟，将传感器置于装有冰袋的保温箱内（温度设定 2 ~ 8℃）。实验进程中常见问题如传感器放置位置不当（如紧贴冰袋导致读数过低），需调整至药品存放高度。软件每 10 分钟记录一次温湿度，需要进行数据收集、整理并生成折线图（用 Excel 或 Python Matplotlib 可视化）。

步骤二：数据分析与预警处理

（1）数据分析 查看实时数据，分析数据趋势；接收预警信息，如温湿度超标，并设定预警分级，如一级预警（温度超标）需立即处理；二级预警（湿度波动）可次日排查。

（2）预警响应 及时采取措施（如调整空调参数、启动备用设备）并生成故障日志，记录每次预警原因及处理措施，形成知识库供后续分析。

实验进程中，手动调整保温箱温度至 10℃触发预警，系统弹出"一级预警"（红色警报）后应立即采取应急操作，记录预警时间，启动"备用制冷设备"（小型 USB 风扇模拟），并填写异常事件处理表，包括"问题原因""处理措施""责任人"。

步骤三：现场检查计划制定

依据 GSP 要求和实时监测数据，确定检查重点（如重点品种、高风险区域）；制定检查计划，明确检查人员、时间、内容。

（1）文件审查 检查温湿度记录表，并核对其与系统数据是否一致（如某日手动记录为 5℃，系统显示 8℃，判定为"篡改数据"）。

（2）仓库检查　分区合规性，用贴纸模拟"合格区""待验区"，检查是否混放（如将模拟药品"阿莫西林胶囊"误放至"退货区"）；设备验证，测试冷藏库备用电源（用充电宝连接传感器，观察断电后能否维持温度≤8℃达30分钟）。

步骤四：现场检查实施

按照计划进行文件审查、现场观察和人员访谈；记录发现的问题，拍摄照片作为证据；与企业相关人员沟通确认问题。

步骤五：检查结果汇总与反馈，撰写检查报告

整理检查记录，汇总问题；向企业反馈检查结果，提出整改要求和期限；跟踪整改情况。模板如下。①问题描述："待验区与合格区未物理隔离，存在交叉污染风险"。②整改建议："增设隔离栏，完善分区标识"。③小组互评：各组交换报告，模拟"企业回复整改方案"。

（三）实验分析与讨论

1. 关键问题探讨

（1）GSP 实时监测数据异常时，如何快速准确判断问题根源？

当 GSP 实时监测数据异常时，从设备故障（如传感器损坏、制冷设备故障）、环境因素（如停电、极端天气）、操作失误（如人员违规操作、数据录入错误）等方面进行分析。通过检查设备运行状态、查看环境记录、核实人员操作流程等方式，快速准确判断问题根源。

（2）现场检查中发现严重不符合 GSP 问题，但企业拒不整改，应如何应对？

现场检查中发现企业严重不符合 GSP 问题且拒不整改，监管部门应依据相关法规，采取严厉措施，如责令停产停业整顿、吊销许可证、处以高额罚款等。同时，加强对企业的监管力度，定期复查，确保企业整改到位。

2. 延伸思考

（1）如何利用大数据技术优化 GSP 实时监测和现场检查工作？

利用大数据技术对 GSP 实时监测和现场检查数据进行深度分析，挖掘潜在风险和问题。通过建立风险模型，实现对药品质量风险的精准预测和预警，提高监管效率和针对性。

（2）在多部门联合监管背景下，如何加强 GSP 实时监测和现场检查的协同性？

在多部门联合监管背景下，建立健全信息共享机制，加强药监、市场监管、卫生等部门之间的沟通与协作。明确各部门职责，形成监管合力，共同加强对药品流通过程的监管。

实验二十四　医药产品网络销售监测系统

实验目标

1. 通过本实验学习，应能掌握医药产品网络销售相关法律法规和监管要求；熟悉网络销售行为的合规标准；了解网络销售监测系统的架构、功能模块及数据采集原理。

2. 能够运用网络销售监测系统对医药产品网络销售行为进行实时监测、风险识别与分析；撰写规范的监测报告，提出有效的监管建议。

3. 增强网络监管意识，提升对新兴销售模式下医药产品质量安全风险的把控能力，维护市场秩序。

一、实验原理

（一）网络销售监测系统的数据采集与分析技术

1. 数据采集　运用网络爬虫技术获取医药产品网络销售平台的商品信息、商家资质、交易记录等数据，使用 Scrapy 框架抓取电商平台商品页，设置反爬策略（如随机 User – Agent、IP 代理池）；通过接口对接获取第三方平台内部数据，通过 XPath 提取商品标题、价格、商家资质链接等信息。

2. 数据分析　利用文本挖掘、数据分析算法对采集的数据进行处理，识别违规关键词、异常交易模式等。构建医药广告禁用词库（如"根治""百分百有效"），结合 BERT 模型识别语义违规；通过情感分析判断描述是否夸大疗效（如"疗效远超同类产品"）。

（二）监测系统的功能架构

1. 商家资质审核模块　验证商家药品经营许可证、医疗器械经营资质等是否合规。

2. 商品信息监测模块　检查药品、医疗器械名称、功效宣传、适用范围等信息是否准确合法。

3. 交易行为监测模块　监测交易数量、价格波动、购买频率等，识别异常交易。

（三）监测系统与监管流程的融合

监测系统发现问题后，自动生成预警信息，推送至监管人员；监管人员依据预警进行调查核实，采取相应监管措施（如责令整改、行政处罚）。如监测微博、微信私聊关键词（如"私聊购药""免处方"），进行智能取证，系统自动截图并保存聊天记录，生成证据包推送至监管部门。

知识拓展

政策法规基础及行业实践案例

1. 政策法规基础

➤《药品网络销售监督管理办法》第十三条　药品网络销售企业展示的药品相关信息应当真实、准确、合法。

从事处方药销售的药品网络零售企业，应当在每个药品展示页面下突出显示"处方药须凭处方在药师指导下购买和使用"等风险警示信息。处方药销售前，应当向消费者充分告知相关风险警示信息，并经消费者确认知情。

药品网络零售企业应当将处方药与非处方药区分展示，并在相关网页上显著标示处方药、非处方药。

药品网络零售企业在处方药销售主页面、首页面不得直接公开展示处方药包装、标签等信息。通过处方审核前，不得展示说明书等信息，不得提供处方药购买的相关服务。

➤《药品网络销售监督管理办法》第三章规定第三方平台须设药管机构，建立制度，备案公示，严审入驻企业并每半年核验，全程进行风险监测，出现违法行为需立即停止服务并报告监管部门，主动配合应急、召回及监管。

➤《中华人民共和国电子商务法》第三十二条　电子商务平台经营者应当遵循公开、公平、公正的原则，制定平台服务协议和交易规则，明确进入和退出平台、商品和服务质量保障、消费者权益保护、个人信息保护等方面的权利和义务。

2. 行业实践案例　2022 年，药品监管部门利用网络销售监测系统，发现某企业在网络销售中违规促销处方药，通过社交媒体平台诱导消费者购买。监测系统及时发出预警，监管部门迅速开展调查，锁定违规证据后，责令该企业停止违规销售行为，并处以罚款。此次事件通过及时监管，有效避免了更多消费者因误购处方药带来的健康风险，彰显了网络销售监测系统在维护公众用药安全方面的重要作用。

二、实验操作

（一）实验准备

1. 软件与工具 安装医药产品网络销售监测系统，准备数据分析软件，如 Excel、Python 数据分析库（安装 Python 3.8、Scrapy 2.6，配置 Selenium 用于动态页面抓取）。

2. 数据资源 收集部分医药产品网络销售平台网址、典型违规案例数据，Pandas 用于数据清洗，Matplotlib 生成价格趋势图。

（二）操作流程

步骤一：监测系统配置与数据采集

设置监测系统参数，如监测平台范围，覆盖主流电商（京东、天猫）、社交平台（抖音、小红书）；配置关键词库，包含"处方药""特价促销""海外代购"等敏感词。启动数据采集任务，获取网络销售数据。实验中，使用 Python + Scrapy 爬取模拟电商平台数据（如教学系统内置的"药淘网"）。

代码示例（抓取商品标题）：

```
import scrapy
class DrugSpider(scrapy. Spider):
        name = "drug_spider"
        start_urls = ["http://模拟药淘网. com"]
        def parse(self, response):
                titles = response. xpath('//div[@ class = "product - name"]/text()'). extract()
                for title in titles:
                        print(title. strip())
```

步骤二：数据清洗与预处理

对采集的数据进行去重、纠错、格式转换等处理，提高数据质量。

步骤三：风险识别与分析、模拟监管处理

运用监测系统的分析功能，识别商家资质不符、虚假宣传、违规销售等风险，同一 IP 地址短时间大量购买不同药品，可能为刷单或囤货，系统自动生成包含时间戳、网页快照的 PDF 报告，供执法使用；深入分析风险产生的原因和影响范围。

实验中，可按以下步骤操作。

（1）关键词库匹配 系统内置违规词库（如"根治""无效退款"），自动标红违规描述；可根据需要补充新词（如"海外代购""特价处方药"），增强模型识别能力。

（2）交易分析 用 Excel 分析"同一 IP 地址 1 小时内下单 10 次"的异常交易（标记为"疑似刷单"）。

（3）预警推送 系统生成违规商家清单，学生角色扮演"监管员"，通过模拟电话联系商家："您好，监测到您店铺的'××胶囊'宣传违规，请立即下架整改。"

证据固化：用截图工具保存违规页面（含时间水印），整理为 PDF 报告。

步骤四：监测报告撰写与反馈

撰写监测报告，包括监测概况、发现问题、风险评估、监管建议等；将报告反馈给相关监管部门或平台运营方。

可按照如下模板输出报告。①风险评级：高风险（违规销售处方药）、中风险（虚假宣传）。②监管建议："约谈平台负责人，加强入驻商家资质审核"。③答辩环节：各组汇报报告，教师模拟"药监局听证会"提问："如何平衡监测效率与隐私保护？"

（三）实验分析与讨论

1. 关键问题探讨

（1）网络销售监测系统如何有效识别隐蔽的违规销售行为？

网络销售监测系统通过监测社交平台关键词（如"私聊购药""免处方"）、分析交易行为模式（如同一 IP 地址短时间大量购买不同药品）、建立关联分析模型（关联商家、用户、交易信息）等方式，有效识别隐蔽的违规销售行为。

（2）在跨境医药产品网络销售监测中，面临哪些挑战？

跨境医药产品网络销售监测面临法规差异（不同国家和地区法规不同）、数据获取困难（语言障碍、国外平台限制）、监管协调难（跨境监管合作不足）等挑战。可通过加强国际合作、建立多语言数据采集和分析机制、推动跨境监管规则协调等方式应对。

2. 延伸思考

（1）如何加强网络销售监测系统与线下监管的联动？

建立网络销售监测系统与线下监管的信息共享机制，将线上监测发现的问题及时反馈给线下监管部门，开展联合执法行动；线下监管部门将企业实际经营情况反馈给线上监测系统，完善风险评估模型。

（2）随着新技术（如人工智能、区块链）发展，如何提升网络销售监测系统的效能？

利用人工智能技术优化数据采集和分析算法，提高监测准确性和效率；运用区块链技术实现数据的安全存储和共享，增强数据可信度，提升网络销售监测系统的效能。

实验二十五　医药产品质量投诉举报系统

📖 实验目标

1. 通过本实验学习，应能掌握医药产品质量投诉举报的相关法规和处理流程；熟悉投诉举报信息的分类与处理标准；了解投诉举报系统的功能设计与数据管理机制。

2. 能够熟练操作投诉举报系统接收、登记、处理和反馈投诉举报信息；运用数据分析方法挖掘投诉举报数据价值，为监管决策提供支持。

3. 树立以消费者为中心的服务理念，增强维护公众用药、用械安全的责任感，提升处理复杂问题的能力。

一、实验原理

（一）投诉举报系统的架构与功能实现

（1）系统架构　由前端受理界面（网站、APP、电话热线接入等）、后台管理系统（信息登记、分类、分配、处理、反馈）和数据库组成。前端受理界面负责接收投诉举报信息，提供便捷的用户交互方式；后台管理系统实现对信息的全方位管理；数据库存储各类数据，为系统运行提供数据支持。

（2）功能实现　具备信息接收、自动分类（按药品、医疗器械、投诉类型等方式）、任务分配、处理进度跟踪、反馈生成等功能。通过预设的分类规则，系统能够快速、准确地对投诉举报信息进行分类，将任务合理分配给相应处理人员，并实时跟踪处理进度，及时生成反馈内容。

（二）投诉举报信息处理的流程与标准

（1）处理流程　受理（初步审核是否符合受理条件）→调查核实（现场检查、抽样检验等）→处理决定（责令整改、行政处罚等）→反馈（向举报人反馈处理结果）。在受理环节，工作人员需仔细审核投诉举报信息，判断是否属于受理范围；调查核实过程中，应综合运用多种手段，确保获取准确信息；处理决定应依据调查结果和相关法规做出；反馈环节要及时、准确地向举报人传达处理结果。

（2）处理标准　依据相关法规对投诉举报问题进行定性和处理，确保公平公正、合法合规。对于不同类型的投诉举报问题，严格按照法规要求进行处理，不偏袒任何一方，维护市场秩序和消费者权益。

（三）投诉举报数据的价值挖掘

通过数据分析挖掘投诉举报数据中的趋势信息（如某类产品投诉量变化趋势）、热点问题（如特定药品不良反应集中投诉），为监管部门制定监管策略提供依据。运用数据挖掘算法和工具，对投诉举报数据进行深入分析，发现潜在问题和规律，为监管决策提供科学支持。

知识拓展

政策法规基础及行业实践案例

1. 政策法规基础

➤《药品管理法》第一百零六条　药品监督管理部门应当公布本部门的电子邮件地址、电话，接受咨询、投诉、举报，并依法及时答复、核实、处理。对查证属实的举报，按照有关规定给予举报人奖励。

药品监督管理部门应当对举报人的信息予以保密，保护举报人的合法权益。举报人举报所在单位的，该单位不得以解除、变更劳动合同或者其他方式对举报人进行打击报复。

➤《医疗器械监督管理条例》第七十九条　负责药品监督管理的部门等部门应当公布本单位的联系方式，接受咨询、投诉、举报。负责药品监督管理的部门等部门接到与医疗器械监督管理有关的咨询，应当及时答复；接到投诉、举报，应当及时核实、处理、答复。对咨询、投诉、举报情况及其答复、核实、处理情况，应当予以记录、保存。

有关医疗器械研制、生产、经营、使用行为的举报经调查属实的，负责药品监督管理的部门等部门对举报人应当给予奖励。有关部门应当为举报人保密。

➤《中华人民共和国消费者权益保护法》四十六条　消费者向有关行政部门投诉的，该部门应当自收到投诉之日起七个工作日内，予以处理并告知消费者。

2. 行业实践案例　2021年，药品监管部门通过对医药产品质量投诉举报数据的分析，发现某类医疗器械在多个地区出现集中投诉，主要问题为产品使用过程中频繁出现故障，影响患者治疗效果。监管部门依据数据分析结果，迅速开展专项整治行动，对相关生产企业进行现场检查，责令企业停产整顿，召回问题产品。通过此次行动，有效保障了公众使用该类医疗器械的安全，同时也为监管部门利用投诉举报数据进行精准监管提供了成功范例。

二、实验操作

（一）实验准备

1. 系统环境配置　搭建或接入医药产品质量投诉举报系统，配置相关硬件设备（如电话录音设备），确保系统稳定运行且硬件设备正常工作，为实验顺利进行提供保障。

2. 知识培训 学习投诉举报处理法规、系统操作手册、调查处理方法。通过培训，使实验人员熟悉相关法规和操作流程，掌握调查处理方法，提高工作能力。

3. 数据初始化 录入模拟的医药产品信息，包括药品名称、批准文号、生产厂家、规格、生产日期、有效期等；录入企业信息，包括企业名称、统一社会信用代码、地址、联系方式等；录入模拟的投诉案例数据，包括投诉人姓名、联系方式、投诉时间、投诉内容、被投诉产品信息等。准确完整的数据初始化是实验的基础，能够为后续操作提供真实场景支撑。

（二）操作流程

步骤一：投诉举报信息接收与登记

通过系统前端接收投诉举报信息，详细记录举报人信息、被投诉产品信息、投诉内容等；进行初步审核，判断是否属于受理范围。在接收信息时，要确保信息准确完整，审核过程要严格按照规定进行。

步骤二：信息分类与任务分配

按照预设分类规则对投诉举报信息进行分类；根据职责分工将任务分配至相应处理人员。分类要准确，任务分配要合理，确保工作高效开展。

步骤三：调查核实与处理

处理人员开展调查核实工作，收集证据；依据调查结果提出处理意见，经审批后实施处理措施（如责令企业整改）。调查核实要全面深入，处理意见要合理合法，审批流程要严格规范。

步骤四：反馈与结案

将处理结果反馈给举报人并征求意见；对反馈满意或无异议的进行结案处理，整理归档相关资料。反馈要及时、准确，结案处理要规范，资料归档要完整。

步骤五：数据分析与应用

定期对投诉举报数据进行分析并生成报表（如投诉类型分布、处理情况统计等）；根据分析结果提出监管建议，提交给相关部门。数据分析要科学合理，监管建议要有针对性和可操作性。

（三）实验分析与讨论

1. 关键问题探讨

（1）如何提高投诉举报信息的真实性和有效性？（如举报人恶意投诉的应对措施）

（2）在处理复杂投诉举报案件时，如何协调多部门协同工作？

2. 延伸思考

（1）如何利用大数据、人工智能技术优化投诉举报系统的处理效率和精准度？

（2）从消费者角度出发，如何提升投诉举报的便捷性和满意度？

（四）专业素质培养

1. 法规意识强化 在实验过程中进行投诉举报信息录入时，结合具体操作，深刻理解严格按照《药品管理法》《医疗器械监督管理条例》等法规要求准确记录各项信息的重要性。通过实际案例分析，认识到准确的投诉举报信息是维护法规尊严、保障公众健康的基础，任何疏忽都可能导致严重后果。在学习投诉举报处理流程时，必须严格按照法规规定的时间节点和程序进行操作。根据相关法规，投诉举报受理后，应在规定时间内展开调查，并及时向投诉人反馈调查进展和处理结果。通过分析因未遵守法规规定的处理流程导致投诉人权益受损、企业自身面临法律诉讼和声誉损失的案例，明白违反法规对企业和社会的严重危害，从而强化法治观念。在未来的工作中自觉遵守法规，依法处理医药产品质量投诉举报。

2. 职业道德培养　在实验中，思考在投诉举报处理过程中应秉持的职业道德。当模拟处理投诉举报时，可通过小组讨论的方式，探讨在复杂情况下如何保持公正、客观的态度。例如，处理涉及多家企业的药品质量投诉时，不同企业可能会提供不同的证据和解释，同学们需要在小组讨论中分析如何辨别证据的真伪，不被企业的利益诱惑所干扰，以公正、客观的态度进行调查和判断。通过案例分析，深刻认识到违反职业道德的严重后果，从而树立正确的职业道德观。在小组讨论中，思考如何在处理投诉举报时展现负责态度，如及时回复投诉人、积极协调各方解决问题等，培养责任意识和敬业精神。

3. 社会责任担当　在实验开始前，介绍医药行业对保障公众健康的重要作用，认识到医药产品质量直接关系到人们的生命健康和生活质量。通过展示因药品质量问题导致患者健康受损的案例，深刻理解医药产品质量的重要性，以及自己在维护医药产品质量中的责任。在实验过程中进行投诉举报处理操作时，思考每一个操作步骤背后的社会责任。如在调查投诉举报时，认真细致地收集证据、分析问题，不仅是为了完成工作任务，更是为了保障公众的用药安全和合法权益。通过本实验学习，树立社会责任感和使命感，在未来的工作中能够以高度的责任感对待每一项工作，为维护医药产品质量、保障公众健康贡献自己的力量。

实验二十六　医药产品广告与价格管理系统

📋 实验目标

1. 通过本实验学习，应能掌握医药产品广告审批、发布规范和价格管理的法律法规；熟悉广告内容审查要点和价格监测指标；了解广告与价格管理系统的功能模块及运行机制。

2. 能够运用管理系统对医药产品广告进行审查、监测，对价格进行监测与分析；根据监测结果提出合规建议，处理违规行为。

3. 增强对医药市场广告和价格监管的责任感，维护公平竞争的市场环境，保障消费者合法权益。

一、实验原理

（一）医药产品广告管理系统的原理与功能

1. 广告审查原理　依据法规对广告内容中的药品名称、功效、适用人群等信息进行审查，利用自然语言处理和图像识别技术，识别虚假宣传、夸大宣传等违规内容。例如，通过关键词匹配和语义分析技术，判断广告中是否存在不科学的断言和保证。

2. 系统功能　①审批受理，接收企业提交的广告审批申请；②内容审查，采用智能审查与人工审查相结合的方式，对广告内容进行全面审查；③发布监测，实时监测广告投放渠道、时长等信息，确保广告按审批要求发布；④违规处理，记录违规信息，下达整改通知，对违规行为进行跟踪处理。

（二）医药产品价格管理系统的技术与逻辑

1. 价格监测技术　通过网络爬虫技术获取医药产品在不同渠道的价格数据，或与相关平台进行数据对接，运用数据分析算法监测价格波动趋势。例如，使用时间序列分析算法预测价格走势。

2. 管理逻辑　设定价格预警阈值，对价格的异常波动进行预警；分析价格变动原因，如成本变化、市场供需关系调整等，为价格调控提供依据。

（三）广告与价格管理的协同作用

广告宣传可能影响产品价格和市场需求，如夸大功效的广告可能导致产品价格虚高和市场需求异常。价格管理也会影响广告策略，合理的价格定位有助于制定更有效的广告策略。两者协同监管，能够维护医药市场秩序，保障消费者的权益。

📎 **知识拓展** --

政策法规基础及行业实践案例

1. 政策法规基础

➤《中华人民共和国广告法》第十五条 麻醉药品、精神药品、医疗用毒性药品、放射性药品等特殊药品，药品类易制毒化学品，以及戒毒治疗的药品、医疗器械和治疗方法，不得作广告。前款规定以外的处方药，只能在国务院卫生行政部门和国务院药品监督管理部门共同指定的医学、药学专业刊物上作广告。

➤《药品、医疗器械、保健食品、特殊医学用途配方食品广告审查管理暂行办法》第二条 药品、医疗器械、保健食品和特殊医学用途配方食品广告的审查适用本办法。未经审查不得发布药品、医疗器械、保健食品和特殊医学用途配方食品广告。

➤《关于做好当前药品价格管理工作的意见》

（一）坚持市场调节药品价格的总体方向。医疗保障部门管理价格的药品范围，包括化学药品、中成药、生化药品、中药饮片、医疗机构制剂等。其中，麻醉药品和第一类精神药品实行政府指导价，其他药品实行市场调节价。药品经营者（含上市许可持有人、生产企业、经营企业等，下同）制定价格应遵循公平、合法和诚实信用、质价相符的原则，使药品价格反映成本变化和市场供求，维护价格合理稳定。

（二）发挥医保对药品价格引导作用。深化药品集中带量采购制度改革，坚持"带量采购、量价挂钩、招采合一"的方向，促使药品价格回归合理水平。探索实施按通用名制定医保药品支付标准并动态调整。健全公开透明的医保药品目录准入谈判机制。完善对定点机构协议管理，强化对医保基金支付药品的价格监管和信息披露，正面引导市场价格秩序。

2. 行业实践案例 2022 年，药品价格管理部门利用价格监测系统发现某类常用降压药价格在短期内异常上涨。经深入调查分析，发现是部分药企和经销商恶意囤积居奇，操纵市场价格。监管部门迅速采取措施，约谈相关企业负责人，责令其恢复正常价格供应，并加强市场监管力度。通过干预，该类药品价格逐渐恢复平稳，保障了消费者的合法权益和市场的稳定。

二、实验操作

（一）实验准备

1. 软件工具 安装医药产品广告与价格管理系统，准备数据分析软件（如 SPSS），用于广告和价格数据的分析。确保软件安装正确，功能正常。

2. 法规资料 收集广告和价格管理相关法规文件，如《中华人民共和国广告法》《药品、医疗器械、保健食品、特殊医学用途配方食品广告审查管理暂行办法》《中华人民共和国价格法》《药品价格管理办法》等，便于在实验中查阅和参考。

（二）操作流程

步骤一：广告审查

接收广告审批申请，上传广告素材（如图片、视频、文案等）；启动审查流程，查看智能审查结果，进行人工复核；出具审查意见（通过、整改、不通过）。在审查过程中，严格按照法规要求，仔细审核广告内容。

步骤二：广告发布监测

设置广告发布监测任务，确定监测平台（如电视、网络平台）；实时监测广告发布情况，记录违规行为（如超审批范围发布）。及时发现并处理违规行为，确保广告发布合规。

步骤三：价格监测与分析

配置价格监测参数（如监测产品、渠道），启动数据采集；分析价格数据，绘制价格走势图，计算价格波动幅度；识别价格异常波动情况。通过数据分析，为价格调控提供科学依据。

步骤四：违规处理与建议

对广告违规行为下达整改通知，跟踪整改情况；针对价格异常波动，提出调控建议（如约谈企业、加强市场监管）。积极采取措施，维护市场秩序。

（三）实验分析与讨论

1. 关键问题探讨

（1）如何平衡医药产品广告的宣传需求与合规要求？（如创新宣传方式与避免违规的矛盾）

（2）在价格监测中，如何准确区分正常价格波动与恶意价格操纵？

2. 延伸思考

（1）随着新媒体的发展，如何创新医药产品广告审查和监测方式？

（2）如何建立跨区域、跨部门的医药产品价格联动监管机制？

（四）专业素质培养

1. 法律法规教育　结合实验内容，认真学习与药品广告和价格管理相关的法律法规，如《药品管理法》《中华人民共和国价格法》《中华人民共和国广告法》《药品广告审查发布标准》《医疗广告管理办法》等。以《药品管理法》为例，其中明确规定药品广告的内容应当真实、合法，以国务院药品监督管理部门核准的药品说明书为准，不得含有虚假的内容。药品广告不得含有表示功效、安全性的断言或者保证；不得利用国家机关、科研单位、学术机构、行业协会或者专家、学者、医师、药师、患者等的名义或者形象作推荐、证明。在药品价格方面，依法实行市场调节价的药品，药品上市许可持有人、药品生产企业、药品经营企业和医疗机构应当按照公平、合理和诚实信用、质价相符的原则制定价格，禁止暴利、价格垄断和价格欺诈等行为。

通过具体的法条解读和实际案例分析，明白这些法律法规的重要性和严肃性。例如，在讲解《中华人民共和国价格法》时，引入某药品企业因哄抬价格被处罚的案例。通过案例了解到企业违反价格法的后果，强化法律意识，明确遵法守法是医药行业的基本准则，任何违法违规行为都将受到法律的制裁。在实验过程中进行药品广告内容撰写和价格制定等操作时，要时刻以法律法规为准则，检查自己的操作是否符合规定，在实践中养成遵守法律法规的习惯。

2. 职业素养培养　在实验操作中，注重培养专业精神和严谨的治学态度。例如，在药品广告内容审核环节，要认真细致地审查广告内容的每一个细节，包括文字表述、数据准确性、宣传用语是否合规等。对于广告中出现的任何疑问或不确定的内容，及时查阅相关资料或咨询教师，确保广告内容真实、合法、准确。在审核某感冒药广告时，如果发现广告声称"本感冒药能在24小时内彻底治愈感冒"，这明显违反了药品广告不得含有不科学的表示功效的断言和保证的规定。通过查阅相关法律法规和药品说明书，确认该表述的违规性，并提出修改建议，将其改为"本感冒药能有效缓解感冒症状，帮助患者尽快恢复健康"。通过这样的操作，培养严谨认真的工作态度和对职业的敬畏之心。在药品价格管理实验中进行价格数据录入和分析时，保证数据的真实性和准确性。如在录入某药品的成本数据时，需要仔细核对每一项成本构成，包括原材料成本、生产成本、运输成本等，确保数据无误。在分析价格波动原因时，要依据客观的数据和实际情况进行深入分析，而不是主观臆断。假设在分析某药品价格上涨原因时，不能仅仅看到价格上涨的表面现象，还需要通过查阅企业的生产报表、市场供需数据等资料，全面分析原材料价格上涨、市场需求增加、企业生产效率等因素对价格的影响，从而得出准确合理的结论。通过这些要求，培养专业精神和严谨的治学态度，提升职业素养，为未来的职业发展奠定坚实的基础。

实验二十七　医药产品进出口管理系统

📖 实验目标

1. 通过本实验学习，应能掌握医药产品进出口的法律法规、政策制度和监管流程；熟悉医药产品进出口申报文件和审批要点；了解进出口管理系统的功能架构和数据交互机制。

2. 能够熟练操作进出口管理系统完成医药产品进出口申报、审批跟踪和通关协调；分析进出口数据，为企业决策和行业监管提供支持。

3. 培养国际化视野，增强对医药产品进出口质量安全和贸易合规的重视，提升应对国际贸易风险的能力。

一、实验原理

（一）进出口管理系统的架构与功能实现

1. 系统架构　包括企业端（申报功能）、监管部门端（审批、查验、放行等功能）和数据共享平台（实现海关、药监、检验检疫等部门数据交互）。企业端为企业提供便捷的申报入口，监管部门端实现对进出口业务的全面监管，数据共享平台促进各部门间的信息流通和协同工作。

2. 功能实现　进出口申报（填写申报单、上传文件）、审批管理（自动初审、人工复核）、查验管理（确定查验方式、结果录入）、放行管理（生成放行通知）。系统通过自动化和人工审核相结合的方式，确保申报信息准确、合规，查验结果真实、可靠，放行流程高效、顺畅。

（二）医药产品进出口的监管流程与标准

1. 监管流程　申报→受理→初审→查验（抽检或全检）→审批→放行。在申报环节，企业需准确提交申报信息；受理后，由相关部门进行初步审核；初审通过后，根据产品风险程度进行查验；查验合格后，进行最终审批，审批通过予以放行。

2. 监管标准　依据法规对医药产品的质量、安全性、合法性进行审查，如药品的注册证书、医疗器械的认证标志等。对于不同类型的医药产品，制定了严格的审查标准，确保产品符合进口国的要求和国际标准。

（三）进出口数据的分析与应用

通过对进出口数据（包括贸易量、贸易额、产品结构等）的分析，掌握行业发展趋势，为企业制定进出口策略、监管部门调整政策提供依据。运用数据分析工具和方法，对进出口数据进行深入挖掘，发现潜在的市场机会和风险，为决策提供科学支持。

知识拓展

政策法规基础及行业实践案例

1. 政策法规基础

➤《医疗器械监督管理条例》

第十五条第二款　向我国境内出口第一类医疗器械的境外备案人，由其指定的我国境内企业法人向国务院药品监督管理部门提交备案资料和备案人所在国（地区）主管部门准许该医疗器械上市销售的证明文件。未在境外上市的创新医疗器械，可以不提交备案人所在国（地区）主管部门准许该医疗器械上市销售的证明文件。

第十六条第二款　向我国境内出口第二类、第三类医疗器械的境外注册申请人，由其指定的我国境内企业法人向国务院药品监督管理部门提交注册申请资料和注册申请人所在国（地区）主管部门准许该医疗器械上市销售的证明文件。未在境外上市的创新医疗器械，可以不提交注册申请人所在国（地区）主管部门准许该医疗器械上市销售的证明文件。

第五十七条　进口的医疗器械应当是依照本条例第二章的规定已注册或者已备案的医疗器械。

进口的医疗器械应当有中文说明书、中文标签。说明书、标签应当符合本条例规定以及相关强制性标准的要求，并在说明书中载明医疗器械的原产地以及境外医疗器械注册人、备案人指定的我国境内企业法人的名称、地址、联系方式。没有中文说明书、中文标签或者说明书、标签不符合本条规定的，不得进口。

医疗机构因临床急需进口少量第二类、第三类医疗器械的，经国务院药品监督管理部门或者国务院授权的省、自治区、直辖市人民政府批准，可以进口。进口的医疗器械应当在指定医疗机构内用于特定医疗目的。

禁止进口过期、失效、淘汰等已使用过的医疗器械。

第五十八条　出入境检验检疫机构依法对进口的医疗器械实施检验；检验不合格的，不得进口。国务院药品监督管理部门应当及时向国家出入境检验检疫部门通报进口医疗器械的注册和备案情况。进口口岸所在地出入境检验检疫机构应当及时向所在地设区的市级人民政府负责药品监督管理的部门通报进口医疗器械的通关情况。

第五十九条　出口医疗器械的企业应当保证其出口的医疗器械符合进口国（地区）的要求。

2. 行业实践案例

➤案例1：2017年，上海某药企从国外进口一批新型抗癌药，在申报过程中，因工作人员疏忽，未准确申报药品的部分辅料成分。海关在查验时发现申报信息与实际货物不符，依据相关法规，对该批药品进行扣留处理。企业因药品延误上市，不仅面临巨大经济损失，还影响了国内患者的治疗用药需求。后续企业重新整理申报资料，经过漫长的审批流程才完成通关，同时企业也加强了对进出口申报工作的管理和审核。

➤案例2：2020年，深圳某医疗器械企业深入研究国际市场需求和进出口政策，积极调整产品结构，利用医疗器械进出口关税优惠政策，优化贸易策略。通过与国外合作伙伴紧密合作，及时了解目标市场的检验检疫要求，确保产品符合国际标准。该企业成功拓展了欧洲、亚洲等多个国际市场，产品出口额大幅增长，在国际医疗器械市场上占据了一席之地，为国内医疗器械企业开展进出口业务提供了有益借鉴。

知识拓展

系统架构与技术原理

本医药产品进出口管理系统采用 B/S（浏览器/服务器）架构，用户工作界面通过浏览器实现，极少部分事务逻辑在前端（Browser）实现，主要事务逻辑在服务器端（Server）实现，形成三层结构。用户只需在客户端安装一个浏览器，如常见的 Chrome、Firefox 或 Internet Explorer 等，即可通过网络访问服务器上的系统。服务器则安装 MySQL 数据库等，用于存储系统运行所需的各类数据。浏览器通过 Web Server 同数据库进行数据交互，大大简化了客户端电脑载荷，减轻了系统维护与升级的成本和工作量，降低了用户的总体成本。

采用 SSM（Spring + Spring MVC + MyBatis）框架进行系统搭建。Spring 是一个轻量级的反转控制框架（IoC）和面向切面编程框架（AOP）。通过 IoC 容器，Spring 可以管理系统中的各种组件，实现对象之间的解耦，提高代码的可维护性和可扩展性；AOP 则可以将一些通用的功能，如日志记录、事务管理等，从业务逻辑中分离出来，以切面的方式进行统一处理，使业务代码更加简洁和专注。Spring MVC 是 Spring 框架的一个模块，主要用于处理 Web 层的请求和响应，它采用 MVC（Model – View – Controller）设计模式，将业务逻辑、数据显示和用户交互进行分离，使系统的结构更加清晰，便于开发和维护。MyBatis 是一个优秀的持久层框架，它支持普通 SQL 查询，同时允许对存储过程进行高级映射，能够方便地实现对数据库的操作。通过 MyBatis，系统可以灵活地执行各种数据库查询、插入、更新和删除操作，并且可以通过配置文件或注解的方式，将 Java 对象与数据库表进行映射，提高数据访问的效率和灵活性。MySQL 是一种开源的关系型数据库管理系统，它支持多线程，能充分利用系统资源，提高运行速度，并且提供了多种连接方式，如 odbc、jdbc 和 tcp/ip 等，方便与其他应用程序进行集成。MySQL 具有良好的稳定性和可靠性，虽然在功能上可能不如一些大型数据库管理系统，但对于本医药产品进出口管理系统来说，其功能已经足够满足需求。同时，MySQL 的开源特性使得使用成本较低，适合各类企业和项目使用。

二、实验操作

（一）实验准备

1. 系统环境　接入医药产品进出口管理系统，配置网络环境和安全设备，确保系统稳定运行，数据传输安全可靠。

2. 申报资料　准备模拟的医药产品进出口申报文件（如合同、发票、质量证明文件等），熟悉申报文件的格式和内容要求，确保申报文件准确、完整。

（二）操作流程

步骤一：进出口申报

登录企业端系统，选择申报类型（进口或出口）；填写申报信息，上传申报文件；提交申报申请。在申报过程中，仔细核对申报信息，确保准确无误。

步骤二：审批跟踪

通过系统查询申报审批进度，接收反馈信息（如补正通知）；及时处理反馈问题，重新提交申报。关注审批进度，及时响应反馈要求，确保申报顺利进行。

步骤三：通关协调

与海关、检验检疫等部门沟通协调，配合查验工作；获取放行通知，完成通关手续。积极与相关部门沟通，提供必要的协助，确保通关顺畅。

步骤四：数据分析

定期下载进出口数据，运用数据分析工具进行统计分析；生成进出口报告（如贸易趋势分析、市场分布报告）。通过数据分析，为企业决策和行业监管提供有力支持。

（三）实验分析与讨论

1. 关键问题探讨

（1）医药产品进出口申报中常见的错误及应对措施有哪些？（如文件缺失、信息错误等）

（2）在国际贸易摩擦背景下，医药产品进出口面临哪些挑战？如何应对？

2. 延伸思考

（1）如何利用数字化技术优化医药产品进出口管理流程？

（2）从国际合作角度出发，如何加强医药产品进出口监管的协同性？

（四）专业素质培养

1. 信息真实性意识培养 在药品信息管理环节，引入实际案例，如某药企因录入虚假药品信息引发严重后果，企业因此面临巨额罚款和法律制裁。对该案例进行深入讨论，分析事件产生的原因、造成的危害以及应吸取的教训，认识到在医药行业中，任何信息的不准确都可能危及患者生命健康，从而树立严谨负责、诚实守信的工作态度，强化信息真实性和准确性的重要意识。

2. 职业道德和价值观树立 在订单管理流程中设置小组讨论活动，探讨在面对利益诱惑时，如供应商给予回扣要求修改订单信息，业务人员应如何抉择。可以从职业道德、企业利益、患者权益等多方面进行分析，培养道德判断和决策能力，明白遵守法律法规、坚守职业操守是保障企业正常运营和社会公共利益的基础，进而树立正确的价值观和利益观。

3. 环保和可持续发展观念培养 在库存管理实践中，结合环保理念，思考如何在药品存储和物流过程中减少资源浪费和环境污染。例如，讨论如何优化包装材料的选择和使用，提高药品存储设施的能源利用效率等，培养环保意识和可持续发展观念。医药行业不仅要关注药品质量和业务运营，还应积极履行社会责任，为环境保护贡献力量。

4. 合规意识和职业操守强化 在财务管理部分，通过分析某药企因财务造假、偷税漏税等违法行为受到严厉惩处的案例，明白遵守财务法规和职业道德的重要性。进行角色扮演，模拟财务人员处理各类财务事务的场景，要求在实践中严格遵守财务制度和法律法规，培养合规意识和职业操守，在未来的工作中能够诚实守信、廉洁奉公。

书网融合……

本章小结

习题

第八章　药品使用环节

PPT

实验二十八　医疗机构制剂管理信息系统

📖 实验目标

1. 通过本实验学习，应能掌握医疗机构制剂管理的法律法规要求；熟悉制剂许可证的申请条件和流程；了解制剂注册与备案管理的具体规定。

2. 提升熟练操作医疗机构制剂管理信息系统、开展制剂信息录入、数据维护与更新以及基于系统数据辅助医疗机构制剂管理决策的能力。

3. 培养严谨的工作态度和依法依规操作的职业素养，增强对医疗机构制剂管理重要性的认识。

一、实验原理

医疗机构制剂管理信息系统（以下简称系统）是依据《药品管理法》《中华人民共和国药品管理法实施条例》《医疗机构制剂注册管理办法（试行）》等法律法规搭建的信息化管理平台。该系统涵盖医疗机构制剂许可证管理，包括申请、变更、换发等；注册与备案管理，涉及注册流程、批准文号申请、备案范围及要求等；调剂使用管理，明确调剂使用的条件、申请流程及审批等环节。这些操作均需遵循相关法规要求，以确保制剂安全、有效、质量可控。

（一）医疗机构制剂管理法规体系

医疗机构制剂是指医疗机构根据本单位临床需要经批准而配制、自用的固定处方制剂。医疗机构配制制剂，应当经所在地省、自治区、直辖市人民政府药品监督管理部门批准，取得医疗机构制剂许可证。无医疗机构制剂许可证的，不得配制制剂。医疗机构制剂许可证有效期为 5 年。有效期届满，需要继续配制制剂的，医疗机构应当在许可证有效期届满前 6 个月，按照国务院药品监督管理部门的规定申请换发医疗机构制剂许可证。这就要求在信息系统中，对制剂许可证的相关信息进行精准记录与管理，包括许可证的申请、审批流程记录，有效期提醒等功能，确保医疗机构制剂配制在合法合规的框架内进行。

医疗机构配制制剂，必须按照国务院药品监督管理部门的规定报送有关资料和样品，经所在地省、自治区、直辖市人民政府的药品监督管理部门批准，并发给制剂批准文号后，方可配制。制剂批准文号有着特定格式，信息系统需要对制剂注册流程进行信息化管理，录入和存储申报资料、审批进度以及最终的批准文号等关键信息，方便随时查询与监管。

对于中药制剂，《中华人民共和国中医药法》有着特别规定。国家鼓励医疗机构根据本医疗机构临床用药需要配制和使用中药制剂，支持应用传统工艺配制中药制剂，支持以中药制剂为基础研制中药新药。医疗机构配制的中药制剂品种，应当依法取得制剂批准文号。但是，仅应用传统工艺配制的中药制剂品种，向医疗机构所在地省、自治区、直辖市人民政府药品监督管理部门备案后即可配制，不需要取得制剂批准文号。在信息系统中，应区分不同类型中药制剂的管理流程，对备案类和审批类中药制剂分别设置相应的信息录入与管理模块，以满足法规对不同中药制剂的管理要求。医疗机构对其配制的中药制剂质量负责；委托配制中药制剂的，委托方和受托方对所配制的中药制剂的质量分别承担相应责任。相关责任主体信息也应在系统中有所体现，以便追溯和监管。

这些法规要求是医疗机构制剂管理信息系统设计与运行的重要依据，系统需确保制剂从研发到使用的每一个环节都符合法规规定，通过信息化手段实现法规要求的落地执行，保障制剂质量安全。

（二）医疗机构制剂管理信息系统架构

系统通常采用分层架构设计，包括数据层、业务逻辑层和用户界面层。数据层负责存储制剂相关的各类数据，如医疗机构基本信息、制剂室信息、制剂品种信息、生产过程数据、质量检验数据、使用数据等。业务逻辑层实现对数据的处理与业务规则的应用，例如根据临床需求和库存情况进行生产计划的制定与调整、依据质量标准进行检验结果判断与放行决策等。用户界面层则为不同用户角色（如制剂室管理人员、生产人员、质量检验人员、临床科室人员等）提供操作界面，方便用户进行信息录入、查询、统计分析等操作。系统通过各层之间的协同工作，实现对医疗机构制剂全生命周期的信息化管理。

（三）制剂生产过程管理原理

制剂生产过程涉及物料采购、投料、配制、包装等多个环节。在物料管理方面，需对原料、辅料的供应商资质、质量检验报告进行严格审核，确保物料质量合格。通过信息系统记录物料的采购、入库、领用、库存等信息，实现物料的精准管理与追溯。生产工艺控制方面，根据制剂处方和工艺规程，设定关键工艺参数，如温度、压力、搅拌时间等，并在生产过程中实时监测与记录这些参数，保证生产过程的一致性与稳定性。生产过程中若出现偏差，需及时在系统中进行记录与处理，按照既定的偏差处理程序进行调查、评估并采取纠正预防措施，确保产品质量不受影响。

（四）制剂质量检验与放行原理

质量检验是保证制剂质量的关键环节。依据质量标准文件，对制剂的外观、性状、鉴别、含量测定、微生物限度等项目进行检验。检验方法需经过验证，确保其准确性、可靠性。质量检验人员在信息系统中接收检验任务，录入检验数据，系统根据预设的质量标准对检验结果进行自动判断。若检验合格，生成检验合格报告，制剂进入放行流程；若不合格，启动不合格品处理程序，对不合格制剂进行隔离、标识、分析原因，并采取相应措施，如返工、报废等。制剂放行需经过严格的审核流程，确保只有质量合格的制剂才能进入临床使用环节，保障患者用药安全有效。

二、实验操作

（一）实验准备

1. 材料清单　医疗机构执业许可证副本复印件（需加盖医院公章）、制剂室相关资质证明（如制剂许可证复印件、制剂室验收合格文件等）、制剂处方及工艺资料（详细的处方组成、制备工艺流程图及操作步骤说明）、质量标准文件（包括制剂的质量控制指标、检验方法等）。

2. 系统访问　通过医疗机构内部专用网络或指定的信息平台网址，访问医疗机构制剂管理信息系统。使用医院分配的专属账号和初始密码登录系统，首次登录后需按照系统提示修改密码，以确保账号安全。若账号登录出现问题，及时联系医院信息管理部门进行处理。

（二）操作流程

步骤一：基础信息录入

进入系统主界面后，点击"基础信息管理"模块。首先录入医疗机构基本信息，包括医院名称（需与医疗机构执业许可证上的名称完全一致）、地址、联系电话、法定代表人等。接着，在"制剂室信息"子模块中，填写制剂室的详细地址、面积、布局情况（上传制剂室布局平面图，清晰标注各个功能区域，如配制区、检验区、储存区等）以及设备清单（逐一录入制剂生产及检验所使用的关键设备名称、型号、购置时间、生产厂家等信息）。

步骤二：制剂品种信息维护

在系统中选择"制剂品种管理"模块。点击"新增制剂品种"按钮，按照系统提示填写制剂名称（应符合国家相关命名规范）、剂型（如片剂、注射剂、软膏剂等）、规格、批准文号（若有）。上传制剂处方、制备工艺资料以及质量标准文件，确保文件格式符合系统要求（一般为 PDF 格式），且内容清晰、完整。文件命名需遵循"制剂名称＋文件类型＋版本号"的格式，例如"××止咳糖浆_处方_1.0.pdf"。录入完成后，仔细核对信息，确认无误后提交审核。

步骤三：制剂生产计划制定与执行

切换至"生产管理"模块。根据临床需求和库存情况，制定制剂生产计划。在"生产计划制定"界面，选择要生产的制剂品种，输入计划生产数量、预计生产日期、计划批次等信息。系统将自动根据库存原料情况进行初步的物料需求计算，并提示是否需要补充原料。若原料不足，需及时在系统中提交原料采购申请。生产计划提交后，进入审批流程。审批通过后，生产人员按照生产计划在系统中领取物料，开始制剂生产操作。生产过程中，操作人员需实时在系统中记录生产过程数据，如每批物料投入量、生产时间节点、关键工艺参数（如温度、压力、搅拌速度等）以及生产过程中的异常情况。

步骤四：质量检验与放行

制剂生产完成后，进入"质量检验"模块。质量检验人员在系统中接收待检制剂任务，按照质量标准文件进行各项检验操作。在系统中录入检验数据，包括外观、性状、鉴别、含量测定等检验项目的结果。若检验结果合格，检验人员在系统中提交"检验合格报告"，制剂进入放行流程；若检验不合格，需详细记录不合格项目及原因，按照不合格品处理程序在系统中进行相应操作，如隔离、标识、分析原因并制定整改措施等。制剂放行后，系统自动更新库存信息，将合格制剂的数量转入库存模块。

步骤五：制剂调配与使用管理

在"调配与使用管理"模块中，临床科室通过系统提交制剂调配申请，注明所需制剂的名称、规格、数量、使用科室及预计使用时间等信息。药房人员接收调配申请后，在系统中进行调配操作，记录调配人员、调配时间以及实际调配数量等信息。调配完成的制剂在系统中生成配送单，配送至临床科室。临床科室在使用制剂过程中，若发现任何不良反应，需及时在系统中上报，详细描述不良反应的症状、发生时间、严重程度以及涉及的制剂批次等信息。系统将对不良反应信息进行汇总和分析，为制剂质量改进提供依据。

（三）实验分析与讨论

1. 法规遵循与质量控制的实践反思　通过本次实验，应深入了解法规遵循与质量控制在医疗机构制剂管理中的重要性及其实践中的挑战。在实验操作中，虽然明确了各项法规要求，但在实际执行时，可能会因时间紧迫或对法规理解不透彻而出现偏差。例如，在制剂质量检验环节，对部分检验标准的执行可能不够严格，未完全按照质量标准文件的要求进行操作。这反映出对法规和质量标准的重视程度仍需提高，在今后的学习与实践中，应加强对法规政策和质量标准的学习培训，定期进行内部审核与自查自纠，确保每一个操作环节都符合法规要求，保障制剂质量安全。

2. 结合行业现状的拓展思考　当前，随着医疗改革的不断深入和患者对个性化医疗需求的增加，医疗机构制剂的发展面临新的机遇与挑战。在实验讨论中，结合行业现状思考如何进一步完善医疗机构制剂管理信息系统。例如，随着远程医疗的兴起，如何通过信息系统实现制剂的远程调配与使用指导，为偏远地区患者提供更好的医疗服务；面对不断涌现的新技术、新剂型，信息系统应如何及时更新功能模块，以适应制剂研发与生产的创新需求。通过这样的拓展思考，有助于提升创新意识和对行业发展的前瞻性眼光，为将来适应医药行业的工作需求打下基础。

3. 信息系统对制剂管理效率与质量的影响评估　从实验结果来看，医疗机构制剂管理信息系统显著提升了制剂管理的效率与质量。在效率方面，系统实现了信息的快速录入、查询与统计分析，大大缩短了业务流程的处理时间。例如，在物料采购申请环节，系统能够根据库存和生产计划自动生成采购需求，减少了人工计算的时间和错误率。在质量方面，系统通过对生产过程数据的实时记录与监控，以及质量检验结果的自动判断，有效保障了制剂质量的稳定性与一致性。然而，系统也存在一些有待改进之处，如在不同模块之间的数据交互时，偶尔会出现数据传输延迟的现象，影响业务流程的连贯性。针对这一问题，可建议进一步优化系统的架构设计，提高数据传输的速度和稳定性，充分发挥信息系统在医疗机构制剂管理中的优势。

实验二十九　国家药品供应保障综合管理信息平台

📖 实验目标

1. 通过本实验学习，应能掌握国家药品供应保障综合管理信息平台的功能和使用方法；熟悉药品集中采购的政策背景和具体措施。

2. 能够熟练使用国家药品供应保障综合管理信息平台，进行药品采购、配送、使用等信息的管理和分析。

3. 增强对药品供应保障工作重要性的认识，培养保障药品供应稳定、安全的责任意识。

一、实验原理

国家药品供应保障综合管理信息平台是用于药品和医用耗材集中采购的在线系统，提供药品采购、配送、使用等信息的管理和分析功能。该平台是为实现药品集中采购、优化供应流程、保障药品质量和供应稳定而建立的，旨在促进药品采购的透明化、规范化和高效化。其依据药品集中采购政策，如国务院办公厅印发的相关文件，对药品采购范围、形式、措施等进行规范管理。通过该平台，医疗机构可进行药品采购操作，监管部门可监测药品供应情况，确保药品供应符合临床需求。

（一）信息平台功能模块解析

1. 药品生产企业管理模块　用于录入和管理药品生产企业的基本信息，包括企业资质（如药品生产许可证、GMP认证证书等）、生产产品目录、生产计划与进度、药品质量检验报告等。通过此模块，监管部门可以实时掌握企业的生产能力和产品质量状况，保障市场上药品的有效供给和质量安全。当出现药品质量问题时，可以通过该模块快速追溯到生产企业及相关批次产品。

2. 药品流通企业管理模块　主要记录药品流通企业的经营资质、仓储设施、配送范围、药品库存与流向等信息。流通企业在平台上更新药品的出入库数据，使得上下游企业能够及时了解药品的物流状态，优化供应链管理。例如，医疗机构可以通过该模块查询药品的配送进度，以便合理安排临床用药。

3. 医疗机构药品管理模块　医疗机构在此模块中录入药品采购计划、实际采购数据、库存管理信息以及药品使用情况反馈等。平台根据医疗机构的用药需求和库存信息，为其提供采购建议，并与生产企业和流通企业进行信息对接，实现药品的精准供应。同时，医疗机构对药品不良反应的上报也通过此模块进行，有助于及时发现和处理药品安全问题。

4. 药品价格与招标采购模块　整合了药品价格信息，包括政府定价、市场调节价以及集中招标采购价格等。通过对价格数据的分析和对比，监管部门可以监测药品价格波动情况，防止价格虚高或恶意低价竞争。在集中招标采购过程中，该模块实现了招标信息发布、投标企业报名、评标过程管理以及中标结果公示等功能，确保招标采购的公平、公正、公开。

5. 短缺药品监测与预警模块　利用大数据分析技术，对药品的生产、库存、销售等数据进行实时监测，当发现某种药品的供应出现异常波动，可能导致短缺时，及时发出预警信号。预警机制基于设定的阈值，如库存低于一定水平、生产企业停产等情况。相关部门和企业可以根据预警信息采取相应措施，如调整生产计划、优化配送策略或启动应急储备等，保障短缺药品的供应。

（二）数据标准与规范

为了确保信息平台上数据的准确性、一致性和可交互性，制定了一系列数据标准与规范。药品编码采用统一的标准，如国家药品编码体系，对每一种药品赋予唯一的识别代码，涵盖药品的通用名、剂型、规格等关键信息，便于在平台上进行准确的信息检索与统计分析。企业资质数据也有明确的格式要求，例如营业执照、许可证等证件的扫描件需按照规定分辨率和文件格式上传，且关键信息需进行数字化录入，以便系统进行自动审核与比对。此外，数据传输接口遵循特定的技术规范，保证不同主体的信息系统能够与国家药品供应保障综合管理信息平台实现无缝对接，实现数据的顺畅流通与共享。

🔗 知识拓展

区块链技术在药品供应保障中的应用前景

2015 年，《国务院办公厅关于完善公立医院药品集中采购工作的指导意见》发布，旨在通过集中采购降低药品价格，提高采购效率。2019 年国务院办公厅印发《国家组织药品集中采购和使用试点方案》，选择 11 个城市进行试点，通过带量采购、以量换价，降低药品价格。随着区块链技术的发展，其在药品供应保障领域展现出巨大潜力。区块链的去中心化、不可篡改、可追溯等特性，能够有效解决药品供应链中的信息不对称、数据造假等问题。例如，通过区块链技术，药品从原材料采购、生产加工、流通运输到最终销售给患者的全过程信息都可以被安全记录且无法篡改，消费者可以通过扫码等方式获取药品全生命周期的真实信息，增强对药品质量的信任。操作练习：通过查阅前沿研究文献和行业案例，了解区块链技术在国内外药品供应保障中的试点应用情况，探讨其大规模推广面临的技术、政策和成本等方面的挑战，拓宽技术视野，激发创新思维。

不同国家有着各自独特的药品供应保障模式，如美国以市场为主导，通过商业保险和政府项目相结合保障药品供应；英国实行国家卫生服务体系（NHS），由政府主导药品采购与供应。操作练习：对比分析各国药品供应保障模式在信息管理方面的特点，如信息平台的建设目标、数据共享机制、监管方式等。通过国际比较，思考我国国家药品供应保障综合管理信息平台可借鉴的经验，例如在优化药品价格谈判机制、提高罕见病药品可及性等方面，培养国际视野和批判性思维能力。

二、实验操作

（一）操作流程

步骤一：基础信息录入

1. 药品生产企业操作　登录信息平台后，进入"药品生产企业管理模块"。在企业基本信息子模块中准确录入企业名称、法定代表人、注册地址、生产地址、药品生产许可证编号、发证机关、有效期等信息。在生产产品目录子模块，按照药品编码规则逐一录入企业生产的药品信息，包括通用名、剂型、规格、批准文号、执行标准、包装规格等。对于正在进行的生产计划，在生产计划与进度子模块中填写计划生产数量、预计生产日期、已完成生产数量、实际生产进度等内容，并上传相关生产过程中的质量检验报告（PDF 格式）。录入过程中，要仔细核对信息，确保准确无误。

2. 药品流通企业操作　切换至流通企业账号登录平台，进入"药品流通企业管理模块"。在企业基本信息部分，录入企业名称、经营方式（批发、零售连锁等）、注册地址、仓库地址、营业执照编号、药品经营许可证编号等信息。在仓储设施子模块，上传仓库布局图（标注不同功能区域，如常温库、阴凉库、冷库等），并录入各仓库的面积、温湿度控制范围等参数。在库存药品台账子模块，按照药品编码录入库存药品信息，包括药品名称、剂型、规格、生产企业、库存数量、进货价格、进货日期、有效期等，实时更新库存动态数据。通过本操作了解药品流通企业的信息管理流程，体会准确库存管理对药品供应的重要性。

3. 医疗机构操作　使用医疗机构账号登录平台，进入"医疗机构药品管理模块"。在医疗机构基本信息子模块，填写医院名称、地址、联系电话、法定代表人、医疗机构执业许可证编号等信息。在药品采购计划子模块，根据临床需求和库存情况，制定并录入药品采购计划，包括药品名称、剂型、规格、预计采购数量、预计采购时间等。在现有库存清单子模块录入库存药品的详细信息，与流通企业库存信息类似，同时记录药品的入库时间、验收情况等。通过此操作，理解医疗机构在药品供应保障中的需求管理与库存控制要点。

步骤二：业务流程模拟操作

1. 药品采购流程　医疗机构在平台上发布药品采购需求，通过"药品采购计划"模块将采购信息推送给符合条件的药品生产企业和流通企业。生产企业和流通企业收到采购需求后，在规定时间内进行投标响应。医疗机构在"药品招标采购"模块中对投标企业的资质和报价等进行审核，选择合适的供应商并签订采购合同。合同签订后，流通企业按照合同约定的时间、数量和质量要求，将药品配送至医疗机构。医疗机构在收到药品后，在平台上进行入库确认，并更新库存信息。整个过程模拟真实药品采购流程，培养商务谈判、合同管理以及供应链协同能力。

2. 药品质量监管流程　监管部门通过平台实时监控药品生产企业的质量检验数据、流通企业的药品储存条件以及医疗机构的药品使用反馈。当发现药品质量问题时，如生产企业的质量检验报告不合格、流通企业仓库温湿度超标或医疗机构上报药品不良反应，监管部门将通过平台启动质量调查程序。生产企业和流通企业需在规定时间内提交详细的问题说明和整改措施，监管部门将跟踪整改情况直至问题解决。通过此操作，强化质量意识和监管责任意识。

3. 短缺药品应对流程　假设某种常用药品出现供应短缺情况，医疗机构在平台上上报短缺信息。平台的"短缺药品监测与预警模块"根据设定的阈值和数据分析模型自动发出预警信号。监管部门收到预警后，组织相关企业召开协调会议，通过平台调配库存、调整生产计划或启动应急储备。药品生产企业和流通企业按照协调要求，优先保障短缺药品的生产与供应。医疗机构根据调整后的供应计划，合理安排临床用药。通过本操作培养应对突发公共卫生事件的能力和社会责任感，理解保障药品供应对维护公众健康的重要意义。

步骤三：数据查询与分析

1. 药品供应趋势分析　以监管部门或企业管理人员的角色，利用平台的数据分析功能对药品供应数据进行查询与分析。例如，选择某一类药品（如抗生素类），查询过去一年的生产企业产量、流通企业销售量以及医疗机构采购量等数据，绘制趋势图。通过分析趋势图，判断该类药品的供应是否稳定，是否存在季节性波动或潜在的短缺风险。根据分析结果，提出针对性的建议，如生产企业调整生产计划、流通企业优化库存策略等，培养数据挖掘与分析能力以及决策支持能力。

2. 企业经营状况评估　通过平台查询某药品生产企业或流通企业的各项数据，包括生产进度、产品质量、库存周转率、销售业绩等。综合分析这些数据，对企业的经营状况进行评估，判断企业在药品供应保障体系中的竞争力和可持续发展能力。例如，对于生产企业，如果其生产进度滞后、产品质量不合格率较高且库存积压严重，说明企业经营存在问题，需要进一步分析原因并提出改进措施。此操作有助于从宏观角度理解企业在药品供应保障中的作用和面临的挑战。

（二）实验分析与讨论

1. 操作问题与解决方案　在实验操作过程中可能遇到诸多问题。例如，在基础信息录入阶段，由于对数据标准和规范理解不透彻，导致药品编码录入错误或企业资质文件格式不符合要求，从而无法顺利提交信息。针对这一问题，应在实验前加强对数据标准和规范的讲解与培训，提供详细的操作指南和示例，确保录入前充分了解要求。同时，在平台设计上增加实时校验功能，当录入的数据不符合标准时，系统及时弹出提示框告知错误原因，引导录入者进行修改。

在业务流程模拟操作中可能面临角色沟通不畅的问题。例如，医疗机构与药品生产企业在药品采购谈判过程中，由于对彼此需求和利益点理解不足，导致谈判进展缓慢甚至破裂。为解决这一问题，可以在实验设计中增加沟通技巧培训环节，以了解不同角色的立场和关注点。同时，可以在平台上设置沟通记录模块，方便回顾沟通历史，总结经验教训，从而提高沟通效率和谈判能力。

2. 信息平台的优势与局限　从实验结果来看，国家药品供应保障综合管理信息平台展现出显著优势。在提高供应效率方面，平台实现了信息实时共享和业务流程自动化，大大缩短了药品采购周期，减少了中间环节的沟通成本。例如，医疗机构发布采购需求后，相关企业能够立即收到信息并作出响应，相比传统的采购方式，时间成本大幅降低。在质量监管方面，平台通过对生产、流通和使用环节的全流程数据监控，能够及时发现质量问题并进行追溯和处理，有效保障了药品质量安全。

然而，平台也存在一些局限性。一方面，数据安全问题不容忽视。由于平台涉及大量敏感信息，如企业商业机密、患者用药数据等，一旦发生数据泄露将造成严重后果。在实验中，可以讨论如何加强数据安全防护措施，如采用加密技术、访问权限控制、定期数据备份等。另一方面，平台在与一些小型企业或偏远地区医疗机构的信息对接时存在困难。这些主体可能由于信息化水平较低，无法顺利接入平台或在平台上进行操作。针对这一问题，可以探讨政府在推动信息化建设方面的扶持政策，以及开发简化版操作界面或提供技术培训等解决方案。

3. 结合行业发展的思考　随着医药行业的不断发展，新技术与新理念不断涌现，对国家药品供应保障综合管理信息平台提出了新的挑战与机遇。例如，随着互联网医疗的兴起，患者在线问诊后对药品配送的及时性和准确性提出了更高要求。信息平台应如何与互联网医疗平台进行有效对接，确保药品处方信息的安全流转和药品配送的精准定位，是值得思考的问题。

实验三十　医疗机构药品分类采购和集中采购系统

📖 实验目标

1. 通过本实验学习，应能掌握医疗机构药品分类采购和集中采购的政策背景、具体措施和操作流程。

2. 能够熟练使用医疗机构药品分类采购和集中采购系统，进行药品采购计划的制定、供应商筛选、合同签订、采购操作和配送管理。

3. 培养在药品采购工作中严谨、负责的态度，提高对药品采购成本控制和质量保障的意识。

一、实验原理

(一) 医疗机构药品分类采购原理

1. 分类依据与目的　医疗机构药品分类采购是根据药品的不同属性、临床需求特点及市场供应状况等因素，将药品分为不同类别，采取差异化的采购方式。其目的在于提高采购效率、保障药品质量、满足临床多样化的用药需求，同时合理控制采购成本。例如，对于临床用量大、采购金额高的医保目录内药品，通常采用集中采购方式，以发挥规模效应，降低采购价格；对于短缺药品，则通过建立专门的监测与应急采购机制以确保供应稳定。

2. 主要分类方式　①按医保属性分类：分为医保目录内药品和医保目录外药品。医保目录内药品的采购受到医保政策的严格管控，采购价格与医保支付标准密切相关。②按药品供应稳定性分类：分为常规供应药品和短缺药品。常规供应药品遵循一般的采购流程，而短缺药品需要建立快速响应机制，通过与供应商紧密合作、调整采购策略等方式保障供应。③按药品管理类别分类：如特殊管理药品（麻醉药品、精神药品等），因其特殊性，在采购、储存、使用等环节都有严格的法规要求和专门的管理流程。

(二) 医疗机构药品集中采购原理

1. 集中采购的优势　集中采购是指多个医疗机构联合起来，形成采购联盟，集中对药品进行采购的模式。该模式具有显著优势。①议价优势：通过整合采购需求，形成大规模采购订单，增强医疗机构在与药企谈判中的议价能力，从而降低药品采购价格。例如，多家医院联合采购某一常用药品时，采购量大幅增加，药企为了获得订单，往往会降低价格。②流程优化：集中采购能够规范采购流程，减少中间环节，提高采购透明度，降低采购成本和廉政风险。③质量保障：集中采购有利于保障药品质量，通过统一的质量标准和严格的供应商筛选，确保进入医疗机构的药品符合质量要求。

2. 集中采购的流程与关键环节　集中采购流程一般包括以下关键环节。①采购计划制定：医疗机构根据临床用药需求、库存情况以及历史采购数据等，制定详细的药品采购计划，明确采购药品的品种、规格、数量等。②招标公告发布：采购联盟通过指定渠道向社会发布招标信息，吸引符合条件的药品生产企业和流通企业参与投标。③投标资格审核：采购方依据相关法规政策和预先设定的标准，对投标企业的资质进行严格审核，包括企业的生产许可证、营业执照、GMP 认证证书、产品注册证等，确保企业具备合法合规的生产经营能力。④评标定标：是集中采购的核心环节，采用科学的评标方法，如综合评分法（综合考虑药品价格、质量、企业信誉、供应能力等因素进行评分），确定中标企业和产品。⑤合同签订与执行：采购方与中标企业签订采购合同，明确双方的权利义务，包括药品价格、数量、质量标准、交货时间、付款方式等，并在合同执行过程中进行监督管理，确保企业按照合同约定供应药品。

(三) 相关法规政策支撑

法规政策对药品采购的规范：国家出台了一系列法规政策规范医疗机构药品采购行为。《药品管理法》明确了药品采购过程中各方的质量责任，要求采购药品必须从具有合法资质的企业购进，确保药品质量安全。在医保政策方面，《国务院办公厅关于推动药品集中带量采购工作常态化制度化开展的意见》（国办发〔2021〕2 号）和《国家医保局 国家卫生健康委员会关于完善医药集中带量采购和执行工作机制的通知》（医保发〔2024〕31 号）等文件对医保目录内药品的集中采购提出了具体要求，包括采购方式的选择、价格谈判机制、医保支付标准的确定等，旨在通过医保支付杠杆引导药品合理定价，控制医疗费用不合理增长。对于短缺药品，《关于改革完善短缺药品供应保障机制的实施意见》强调建立健全短缺药品监测预警和分级应对体系，保障临床必需、用量小、市场供应不稳定药品的供应。这些法规政策为医疗机构药品分类采购和集中采购系统的运行提供了坚实的法律依据和政策指导。

（四）系统数据交互与管理原理

医疗机构药品分类采购和集中采购系统是一个数据驱动的信息化平台。在系统中，医疗机构上传采购计划、库存信息、历史采购数据等；药品生产企业和流通企业提交企业资质文件、产品信息、投标报价等数据；监管部门录入相关法规政策、审批意见等信息。这些数据在系统中相互流转，实现信息共享。例如，医疗机构的采购计划数据为企业投标提供依据，企业的投标报价数据则是医疗机构评标定标的重要参考。同时，系统通过对各类数据的分析处理，为采购决策提供支持，如根据历史采购数据和市场价格波动情况，预测药品价格走势，帮助医疗机构制定合理的采购预算。此外，系统还对数据进行存储和管理，便于后续查询、统计和监管。

🔗 知识拓展

药品采购模式与技术应用

1. 药品采购模式

（1）分类采购　根据药品的临床需求和市场供应情况，将药品分为不同类别，进行分类采购。

（2）集中采购　通过集中采购的方式，降低药品价格，提高采购效率，确保药品质量和供应。

（3）不同采购平台　了解不同地区医疗机构药品分类采购和集中采购系统的特色功能及与当地医药产业的结合情况，以及政策调整对采购系统操作的影响。

2. 大数据与人工智能在药品采购中的应用趋势　随着信息技术的飞速发展，大数据和人工智能技术逐渐渗透到药品采购领域。大数据技术能够对海量的药品采购历史数据、市场价格数据、企业生产数据等进行深度挖掘与分析，帮助医疗机构更精准地预测药品需求，优化采购计划。例如，通过分析过往几年的药品使用量数据，结合季节因素、疾病流行趋势等，预测未来一段时间内各类药品的需求量，避免库存积压或缺货现象。人工智能技术可应用于评标环节，通过建立智能评标模型，对投标企业的各项指标进行快速、客观的评估，提高评标效率和公正性。

拓展实践：通过查阅前沿研究文献和行业报道，了解这些新兴技术在国内外药品采购中的实际应用案例，探讨其在提高采购效率、降低采购成本、保障药品质量等方面的优势与挑战，拓宽技术视野，激发创新思维。

3. 国际药品采购模式比较与启示　不同国家有着各具特色的药品采购模式。例如，美国的药品采购主要通过大型药品福利管理公司（PBM）进行，PBM通过与药企谈判、集中采购等方式控制药品价格；德国则采用参考定价制度，根据药品的治疗效果和成本效益等因素确定参考价格，药企在参考价格范围内定价销售。

拓展实践：对比分析各国药品采购模式在采购主体、定价机制、监管方式等方面的特点，思考我国医疗机构药品分类采购和集中采购系统可借鉴的经验，如在优化价格谈判策略、加强采购监管力度等方面，培养国际视野和批判性思维能力，为我国药品采购制度的进一步完善提供思路。

二、实验操作

（一）实验准备

1. 账号注册与角色分配　分别模拟医疗机构、药品生产企业、药品流通企业以及监管部门的工作人员，通过医疗机构药品分类采购和集中采购系统的官方注册渠道，提交真实有效的个人信息以及所属单位的相关资质证明材料（如医疗机构执业许可证副本、企业营业执照副本等扫描件）进行账号注册。

系统管理员审核通过后，根据模拟的角色分配相应权限的账号。例如，医疗机构账号可进行采购计划制定、投标企业审核、合同管理等操作；药品生产企业账号用于提交企业资质、产品信息、参与投标等；监管部门账号可查看采购全过程数据、进行政策发布与审批等操作。

2. 资料收集与整理 医疗机构收集临床科室的用药需求信息、现有库存清单、历史采购记录等资料，为制定采购计划做准备。药品生产企业整理企业资质文件（包括药品生产许可证、GMP 认证证书、产品注册证等）、产品说明书、生产能力介绍等资料，以便在投标时向医疗机构展示。药品流通企业准备企业经营资质文件（如药品经营许可证、营业执照等）、仓储设施与配送能力说明、合作生产企业清单等资料，用于证明自身的配送服务能力。监管部门收集整理相关法规政策文件、行业标准规范等资料，为在实验过程中进行政策指导和监管提供依据。

（二）操作流程

步骤一：医疗机构采购计划制定

1. 需求调研与分析 使用医疗机构账号登录系统，组织临床科室、药剂科等相关部门开展药品需求调研。参考历史用药数据、疾病流行趋势及临床治疗方案的变化等因素，分析各类药品的需求情况。例如，对于抗生素类药品，结合当前季节疾病特点和耐药性监测数据，评估不同品种和规格的需求变化。

2. 采购计划录入 根据需求分析结果，在系统的"采购计划制定"模块中按照药品分类逐一录入采购计划。对于医保目录内的常用药品，详细填写药品通用名、剂型、规格、预计采购数量、预计采购时间等信息。对于短缺药品，除基本信息外，还需注明短缺风险等级、应急采购预案等。录入完成后，提交采购计划进行内部审核。内部审核过程中，财务部门对采购预算进行评估，确保采购计划在预算范围内。质量管理部门对药品质量标准和供应商资质要求提出意见，保障采购药品的质量。

步骤二：企业投标与资格审核

1. 企业投标操作 药品生产企业和流通企业登录系统，查看医疗机构发布的采购招标公告。符合条件的企业根据自身产品情况，在规定时间内进入"投标管理"模块进行投标。上传企业资质文件（扫描件需符合系统规定格式）、产品信息（包括药品批准文号、质量标准、生产工艺说明等）以及投标报价等资料。投标报价需综合考虑生产成本、市场竞争情况以及医疗机构的采购规模等因素，制定合理的价格策略。

2. 资格审核流程 医疗机构在系统中收到企业投标信息后，进入"投标企业资格审核"模块，按照预先设定的资格审核标准，对企业的资质文件进行逐一审核。审核内容包括企业营业执照的经营范围是否涵盖投标药品、药品生产许可证和经营许可证是否在有效期内、GMP 认证证书是否合规等。对于不符合资质要求的企业，在系统中注明原因并驳回投标申请；对于资质审核通过的企业，进入下一步评标环节。

步骤三：评标与定标

1. 组建评标团队 医疗机构组建由药剂科专家、临床医生代表、财务人员及质量管理专家等组成的评标团队，并在系统中为评标团队成员分配相应的评标权限。

2. 评标操作 评标团队成员登录系统，进入"评标管理"模块。采用综合评分法对投标企业和产品进行评价。评分指标包括药品价格（如设定价格分占总分的 40%，价格越低得分越高）、质量（如药品质量标准的先进性、是否有质量认证等，占总分的 30%）、企业信誉（如既往合作中的履约情况、市场口碑等，占总分的 15%）、供应能力（如生产规模、配送网络覆盖范围等，占总分的 15%）等。评标团队成员根据各自的专业领域，对各项指标进行独立打分，并在系统中提交评分结果。

3. 定标决策 系统根据评标团队成员的评分结果，自动计算各投标企业和产品的综合得分，并按照得分高低进行排序。医疗机构根据排序结果，结合采购计划和实际需求，确定中标企业和产品。在系统中发布中标公告，同时向中标企业发送中标通知，未中标企业也可在系统中查询未中标原因。

步骤四：合同签订与执行跟踪

1. 合同签订　中标企业收到中标通知后，在系统中与医疗机构进行合同签订操作。双方在"合同管理"模块中，根据招标结果和相关法规政策，共同确认合同条款内容，包括药品价格、数量、质量标准、交货时间、付款方式、违约责任等。经双方仔细核对确认无误后，在线签署电子合同。合同签订完成后，系统自动将合同备案至监管部门。

2. 执行跟踪　在合同执行过程中，医疗机构和监管部门通过系统实时跟踪药品的供应情况。医疗机构在系统中记录药品的到货时间、验收情况（如药品外观、数量、质量检验结果等）。如果出现药品供应延迟、质量不符等问题，医疗机构及时在系统中向企业反馈，并要求企业采取整改措施。监管部门可通过系统查看合同执行进度，对出现的问题进行协调和监管，确保合同顺利履行，保障医疗机构药品的稳定供应。

（三）实验分析与讨论

1. 操作难点与解决策略　在实验操作过程中可能遇到以下难点。例如，在医疗机构采购计划制定环节，准确预测药品需求具有一定难度。由于疾病流行情况的不确定性、临床治疗方案的调整及患者个体差异等因素，药品需求难以精准预估。为解决这一问题，可在实验前深入学习疾病流行病学知识，参考专业医学研究报告，同时加强与临床科室的沟通交流，获取一线的用药反馈信息。在系统设计方面，可以引入大数据分析功能，根据历史数据和实时市场动态提供需求预测的参考模型，以制定更合理的采购计划。

在评标环节，评标标准的准确把握和评分的公正性也是一个难点。不同评标人员对各项评分指标的理解和侧重点可能存在差异，导致评分结果不够客观。针对这一问题，在实验前应组织评标人员进行统一的培训，详细讲解评标标准和评分方法，明确各项指标的内涵和评分尺度。同时，在系统中设置评标记录追溯功能，便于对评标过程进行监督和复查，确保评分的公正性和透明度。

2. 对医疗机构药品采购管理的影响　通过本次实验应深刻认识到医疗机构药品分类采购和集中采购系统对药品采购管理的重要影响。在优化采购策略方面，系统帮助医疗机构根据药品特点和市场情况，制定差异化的采购方案，提高了采购的科学性和针对性。在加强供应链管理方面，系统实现了医疗机构与药品生产企业、流通企业之间的信息共享和协同运作，保障了药品供应的稳定性和及时性。同时，系统的应用有助于医疗机构规范采购行为，加强内部管理，提高资金使用效率。

思考：如何进一步完善系统，以适应不断变化的医疗市场环境和临床用药需求？

实验三十一　短缺药品供应管理系统

📖 实验目标

1. 通过本实验学习，应能掌握短缺药品信息监测、报告及应对措施的相关知识；了解短缺药品供应管理系统的架构和功能。

2. 能够在系统中准确填报短缺药品生产供应及停产信息，运用系统查询功能获取短缺药品相关数据。

3. 培养关注药品短缺问题，积极参与保障药品供应的社会责任感。

一、实验原理

（一）相关政策法规支持

国家出台了一系列政策法规保障短缺药品的供应管理。《关于改革完善短缺药品供应保障机制的实施意见》明确了短缺药品供应保障的工作目标、重点任务和保障措施，要求建立健全短缺药品监测预警和分级应对体系，加强部门协同和信息共享。《药品管理法》规定了药品生产企业、经营企业和医疗机构在保障药品供应方面的责任和义务，对违反规定导致药品短缺的行为进行处罚。这些政策法规为短缺药品供应管理系统的运行提供了法律依据和政策指导，确保系统在合法合规的框架内有效运作。

（二）短缺药品供应管理系统架构

短缺药品供应管理系统通常采用分层架构设计，包括数据采集层、数据存储层、业务逻辑层和用户界面层。数据采集层通过多种渠道收集短缺药品相关数据，如医疗机构的药品库存数据、生产企业的产能与产量数据、流通企业的配送信息以及行业监管部门发布的政策法规和市场动态数据等。数据存储层运用数据库技术对采集到的数据进行分类存储，建立药品基本信息库、库存数据库、企业信息库和短缺事件数据库等，确保数据的安全性和可检索性。业务逻辑层实现对数据的处理与分析，根据预设的算法和模型，如短缺风险评估模型、供应保障策略制定模型等，对数据进行深度挖掘，生成短缺药品预警信息、供应保障方案等。用户界面层为不同用户角色（如医疗机构药师、药品监管人员、企业管理人员等）提供操作界面，方便用户进行数据录入、查询、分析结果展示以及执行相关业务操作。

（三）短缺药品信息收集与分析

信息收集涵盖药品供应链的各个环节。医疗机构需实时上传药品库存数量、使用量、采购计划等信息，以便系统掌握药品在终端的使用和储备情况。药品生产企业提供生产计划、实际产量、原材料供应状况、设备运行情况等数据，使系统能了解药品的生产能力和潜在风险。流通企业需反馈药品的配送路线、运输时间、库存分布等信息，保障药品流通环节的信息畅通。系统对收集到的信息进行整合与分析，运用数据可视化技术，如绘制药品库存变化曲线、生产企业产能趋势图、流通环节物流效率图等，直观展示短缺药品的相关信息，为决策制定提供数据支持。同时，通过建立数据分析模型，如相关性分析、因果分析等，深入探究药品短缺的原因，为制定针对性的解决措施提供依据。

🔗 知识拓展 ┄┄┄

短缺药品管理技术与模式创新

短缺药品指市场上供应不足或供应不稳定的药品，需要进行重点监测和管理。

全国公立医疗卫生机构短缺药品信息直报系统是用于监测和管理短缺药品供应情况的信息化平台。

1. 区块链技术在短缺药品追溯与供应保障中的应用探索　随着区块链技术的发展，其在短缺药品管理领域展现出独特优势。区块链的去中心化、不可篡改和可追溯特性，能够构建一个透明、可信的短缺药品供应链信息平台。在药品生产环节，可记录药品原材料来源、生产工艺参数等信息；在流通环节，能实时跟踪药品运输轨迹、储存条件等。一旦出现药品短缺或质量问题，通过区块链技术可快速追溯到问题源头，明确责任主体，保障药品供应的安全性和稳定性。

拓展实践：查阅相关研究文献和行业案例，了解区块链技术在国内外短缺药品管理中的试点应用情况，探讨其大规模推广面临的技术难题、成本效益以及政策法规障碍等，拓宽技术视野，激发创新思维。

2. 国际短缺药品供应管理模式比较与借鉴　不同国家在短缺药品供应管理方面形成了各具特色的

模式。例如，美国建立了完善的药品短缺监测与报告系统，通过多部门协作及时发布短缺信息，并采取优先审批、进口药品等措施保障供应；欧盟则注重在成员国之间建立药品储备共享机制，提高应对区域性药品短缺的能力。

拓展实践：对比分析各国短缺药品供应管理模式在监测预警机制、供应保障措施、政策法规支持等方面的特点，思考我国短缺药品供应管理系统可借鉴的经验，如优化监测指标体系、加强国际合作等，培养国际视野和批判性思维能力，为完善我国短缺药品管理体系提供思路。

二、实验操作

（一）实验准备

1. 账号注册与权限获取 分别模拟医疗机构、药品生产企业、药品流通企业及药品监管部门的工作人员，通过短缺药品供应管理系统的官方注册入口，提交真实有效的个人信息以及所属单位的相关资质证明材料（如医疗机构执业许可证副本、企业营业执照副本、药品生产许可证副本、药品经营许可证副本等扫描件）进行账号注册。系统管理员审核通过后，根据模拟的角色分配相应权限的账号。医疗机构账号可进行药品库存信息录入、采购计划提交、短缺药品报告等操作；药品生产企业账号用于生产信息更新、产能报备、应对短缺措施反馈等；药品流通企业账号负责配送信息录入、库存分布汇报等；药品监管部门账号能够查看全系统数据、发布政策指令、监督企业和医疗机构行为等。

2. 资料收集与整理 医疗机构收集本机构各类药品的库存清单、近三个月的用药量数据、采购合同以及临床科室对药品需求的预测信息等资料。药品生产企业整理生产设备清单、原材料供应商信息、当前生产计划、既往停产或减产记录等资料。药品流通企业准备配送车辆信息、仓库布局图、各地区库存药品台账以及配送路线规划等资料。药品监管部门收集整理国家和地方关于短缺药品管理的政策法规文件、行业标准规范以及以往短缺药品事件案例等资料，为后续在实验中进行政策解读和监管指导做准备。

（二）操作流程

步骤一：系统基础信息录入

1. 医疗机构信息录入 使用医疗机构账号登录短缺药品供应管理系统，在"医疗机构信息管理"模块中准确录入医院名称、地址、联系电话、法定代表人、医疗机构等级、医保定点类型等基本信息。在"药品库存管理"子模块中，按照药品通用名、剂型、规格、生产企业、批准文号等信息，逐一录入现有药品库存数量，并设置各类药品的安全库存阈值。例如，对于某常用短缺药品，设定安全库存为50盒，当库存低于此数量时，系统将自动触发预警。同时，录入近三个月各类药品的使用量数据，为后续分析药品消耗趋势提供依据。

2. 药品生产企业信息录入 药品生产企业登录系统后，进入"生产企业信息管理"模块，录入企业名称、注册地址、生产地址、法定代表人、药品生产许可证编号、发证机关、有效期等基本信息。在"生产能力与计划管理"子模块中，详细填写主要生产设备的名称、型号、生产能力、运行状况等信息，以及当前的生产计划，包括各药品品种的计划产量、预计生产时间等。此外，还需录入原材料供应商的名称、联系方式、供应稳定性等信息，以便系统评估原材料供应对药品生产的潜在影响。

3. 药品流通企业信息录入 药品流通企业在系统的"流通企业信息管理"模块中录入企业名称、经营方式（批发、零售连锁等）、注册地址、仓库地址、营业执照编号、药品经营许可证编号等信息。在"配送与库存管理"子模块中，上传仓库布局图，标注不同药品的存储区域，并录入各仓库中各类药品的库存数量。同时，填写配送车辆的数量、车型、运输能力以及配送路线信息，包括主要配送区域、配送时间周期等。这些信息将用于系统优化药品配送方案，保障短缺药品的及时供应。

步骤二：短缺药品监测与预警操作

1. 监测指标设置　药品监管部门登录系统，进入"监测指标管理"模块。根据国家相关政策要求和行业标准，结合实际情况，为各类药品设置监测指标及其阈值。例如，对于短缺风险较高的急救药品，设定库存低于 10 盒时触发红色预警，库存介于 10～20 盒时触发黄色预警；对于生产环节，当企业连续两周产量低于计划产量的 80% 时，发出生产异常预警。设置完成后，系统将按照设定的指标和阈值自动对药品供应情况进行实时监测。

2. 数据更新与预警响应　医疗机构、药品生产企业和药品流通企业按照规定的时间间隔（如每日、每周）登录系统，更新各自的药品库存、生产进度、配送情况等数据。系统根据实时数据与设定的监测指标进行比对分析，一旦发现药品供应出现异常，如库存低于安全阈值、生产企业出现停产风险等，立即发出预警信息。相关用户在系统的"预警信息中心"模块中接收预警通知，并根据预警级别采取相应的应对措施。例如，医疗机构在收到红色预警后，立即启动应急采购流程，与药品生产企业和流通企业沟通协调，优先保障短缺药品的供应。

步骤三：短缺药品信息分析与报告生成

1. 数据分析操作　医疗机构、药品生产企业、药品流通企业及药品监管部门均可在系统的"数据分析"模块中进行数据查询与分析。例如，医疗机构可查询本机构近半年内短缺药品的发生频率、短缺持续时间以及对临床治疗的影响等数据，并通过系统提供的数据分析工具，如柱状图、折线图等，直观展示数据变化趋势。药品生产企业可分析自身生产的药品在不同地区的需求情况、原材料供应波动对生产的影响等。药品监管部门则可综合全系统数据，分析全国或特定地区短缺药品的分布特点、主要短缺原因以及各企业和医疗机构的应对效果等。

2. 报告生成与提交　根据数据分析结果，各用户角色在系统中生成短缺药品相关报告。医疗机构生成《本机构短缺药品情况报告》，内容包括短缺药品清单、短缺原因分析、已采取的应对措施及效果评估等；药品生产企业生成《企业药品生产与短缺应对报告》，涵盖生产情况变化、对短缺药品的生产调整策略以及面临的困难和需求等；药品流通企业生成《药品配送与短缺保障报告》，包含配送过程中遇到的问题、对短缺药品配送的优化措施以及库存管理情况等；药品监管部门生成《短缺药品供应管理监测报告》，对全国或区域内短缺药品的整体情况进行总结分析，并提出政策建议和监管措施。报告生成后，按照系统规定的流程提交至相关部门或共享给其他用户角色，实现信息共享与协同工作。

步骤四：短缺药品供应保障措施实施

1. 采购策略调整　医疗机构在系统中收到短缺药品预警后，进入"采购管理"模块。根据预警信息和临床需求调整采购计划，增加短缺药品的采购量，并优先向有供应能力的药品生产企业和流通企业发送采购订单。在采购订单中，明确药品的规格、数量、交货时间、质量要求以及违约责任等条款。同时，通过系统与企业进行沟通协商，争取更优惠的采购价格和更快速的配送服务。例如，对于某短缺的抗肿瘤药品，医疗机构将采购量提高 50%，并与企业协商将交货时间缩短至 3 个工作日。

2. 生产与配送优化　药品生产企业在系统中接到医疗机构的采购需求和监管部门的生产指令后，进入"生产管理"模块。根据企业的生产能力和原材料供应情况调整生产计划，优先安排短缺药品的生产。必要时，增加生产班次、调配设备资源或优化生产工艺，以提高短缺药品的产量。同时，在"配送管理"模块中，与药品流通企业协调配送事宜，确保生产出来的药品能够及时、准确地配送至需求医疗机构。药品流通企业根据短缺药品的配送需求优化配送路线，优先安排配送车辆，提高配送效率。例如，通过系统的配送路线优化算法，将某短缺药品的配送时间缩短了 20%。

3. 药品储备与调配　药品监管部门在系统中根据短缺药品的分布情况和严重程度，启动药品储备与调配机制。在"药品储备管理"模块中，查询各地区的药品储备库存信息，将储备的短缺药品调配至短缺严重的地区。同时，通过系统发布调配指令，协调医疗机构之间的药品调剂工作。例如，将 A 地区储备的部分短缺药品调配至 B 地区的医疗机构，缓解 B 地区的药品短缺压力。医疗机构在接到药品调配通知后，按照系统规定的流程进行药品接收和入库操作，并在系统中更新库存信息。

（三）实验分析与讨论

1. 操作难点与解决策略　在实验操作过程中可能遇到以下难点。例如，在短缺药品监测指标设置环节，准确确定各类药品的监测阈值具有一定难度。由于药品的使用情况受多种因素影响，如疾病流行趋势、季节变化、临床治疗方案调整等，阈值设置过高可能导致预警不及时，设置过低则可能引发频繁误报。为解决这一问题，可在实验前深入研究各类药品的历史使用数据和市场供应情况，参考专业的医学研究报告和行业标准，同时结合实际实验场景中的药品消耗趋势，综合确定监测阈值。在系统设计方面，可以引入机器学习算法，根据实时数据不断优化监测阈值，提高预警的准确性。

在短缺药品供应保障措施实施过程中，协调各方利益关系也是一个难点。医疗机构希望以最低价格快速获得短缺药品，药品生产企业需要考虑生产成本和利润空间，药品流通企业则关注配送成本和效率。为平衡各方利益，在实验中可进行角色扮演和模拟谈判，充分理解不同主体的立场和需求。同时，通过系统设置一些利益协调机制，如建立价格协商平台、配送成本分担机制等，引导各方在保障短缺药品供应的前提下，达成互利共赢的合作方案。

2. 系统优势与潜在问题分析　从实验结果来看，短缺药品供应管理系统具有显著优势。在提高供应保障效率方面，系统通过实时监测和预警机制能够提前发现药品短缺风险，及时采取应对措施，有效缩短了短缺药品从发现到解决的时间。例如，实验中某短缺药品通过系统的预警和协调，供应恢复时间较以往缩短了 n 天。在优化资源配置方面，系统整合了药品供应链各环节的数据信息，实现了药品生产、流通和使用的精准对接，避免了资源的浪费和闲置。同时，系统的信息共享功能促进了各方的协同合作，提高了短缺药品供应保障的整体效能。

实验三十二　全国合理用药监测系统

📋 实验目标

1. 通过本实验学习，应能掌握合理用药监测数据的采集、填报和分析方法；了解全国合理用药监测系统的作用和意义。

2. 能够准确收集药品使用数据，在系统中正确填报并对数据进行初步分析，为合理用药提供支持。

3. 树立合理用药意识，培养严谨的科学态度和数据处理能力。

一、实验原理

（一）全国合理用药监测系统架构

全国合理用药监测系统通常采用分层分布式架构，由数据采集层、数据传输层、数据存储与管理层、应用服务层和用户界面层组成。数据采集层通过多种方式收集用药相关数据，包括医疗机构信息系统（如医院信息管理系统、电子病历系统等）自动采集临床用药数据（如患者基本信息、诊断、用药医嘱、用药剂量、用药时间等），医疗机构药师和医护人员手动录入药物不良反应报告、用药咨询记录等信息，以及从药品监管部门、药品生产企业等外部数据源获取药品质量、药品说明书更新等数据。数据传输层运用安全可靠的网络通信技术，将采集到的数据加密传输至数据存储与管理层。数据存储与管理层采用大型数据库管理系统，对各类用药数据进行分类存储、整合与管理，建立患者用药信息库、药物不良反应数据库、药品知识库、医疗机构信息库等，确保数据的安全性、完整性和可检索性。应用服务层提供各种应用服务，如数据统计分析、用药合理性评价、药物不良反应监测预警、临床用药决策支持等，通过预设的算法和模型对存储的数据进行深度挖掘和处理。用户界面层为不同用户角色（如医疗机构药师、临床医生、药品监管人员、科研人员等）提供友好的操作界面，方便用户进行数据录入、查询、分析结果展示以及执行相关业务操作。

（二）相关政策法规与行业标准支持

国家出台了一系列政策法规和行业标准支持全国合理用药监测工作。《药品管理法》明确规定了药品生产企业、经营企业和医疗机构在保障药品质量和合理用药方面的责任和义务，要求建立健全药品不良反应监测制度。《医疗机构药事管理规定》对医疗机构合理用药的组织管理、临床药师职责、处方点评制度等方面做出了详细规定，强调医疗机构应加强临床用药管理，促进合理用药。此外，国家卫生健康委发布的《国家基本药物临床应用指南》《国家抗微生物治疗指南》等行业标准为临床医生合理选用药物提供了指导。全国合理用药监测系统依据这些政策法规和行业标准，制定数据收集、分析与反馈的规范和流程，确保监测工作的合法合规开展，推动合理用药水平的提高。

（三）监测系统的数据收集与分析方法

1. 数据收集方法 监测系统采用主动监测与被动监测相结合的方式收集数据。主动监测是指医疗机构按照规定的时间间隔（如每日、每周）主动向监测系统上传临床用药数据和药物不良反应报告，确保数据的及时性和完整性。被动监测则是通过设立专门的药物不良反应报告平台，接受医疗机构、药品生产企业、患者等各方自发提交的药物不良反应信息。此外，监测系统还通过与医疗机构信息系统的对接，实时获取临床用药过程中的动态数据，如患者用药过程中的生命体征变化、实验室检查结果等，为全面评估用药合理性提供更丰富的数据支持。

2. 数据分析方法 监测系统运用多种数据分析方法对收集到的数据进行处理和分析。描述性统计分析用于对用药数据的基本特征进行概括，如统计各类药品的使用频率、用药剂量分布、药物不良反应发生率等。关联性分析用于探究不同因素之间的关联关系，如分析患者年龄、性别与药物不良反应发生的相关性，以及不同疾病诊断与用药选择之间的关系。数据挖掘技术如聚类分析、分类分析等，可用于发现潜在的用药模式和异常情况，如通过聚类分析将具有相似用药行为的患者归为一类，进一步分析该类患者用药的合理性；通过分类分析建立预测模型，预测某种药物不良反应发生的可能性。这些数据分析结果为合理用药监测和干预提供了科学依据。

🔗 知识拓展

人工智能技术与国际经验在合理用药监测中的应用

1. 人工智能在合理用药监测中的应用前景 随着人工智能技术的飞速发展，其在合理用药监测领域展现出巨大潜力。人工智能算法能够对海量的用药数据进行快速、精准的分析，识别潜在的不合理用药模式和风险因素。例如，利用机器学习算法建立药物相互作用预测模型，可在医生开具处方时实时提醒可能存在的药物相互作用风险；通过自然语言处理技术对病历文本进行分析，自动提取用药相关信息，提高数据收集的效率和准确性。

拓展实践：查阅相关前沿研究文献和行业报道，了解人工智能技术在国内外合理用药监测中的实际应用案例，探讨其在提高监测效率、降低用药风险、优化临床决策等方面的优势与挑战，拓宽技术视野，激发创新思维。

2. 国际合理用药监测模式比较与借鉴 不同国家在合理用药监测方面形成了各具特色的模式。例如，美国通过建立多个国家级的药物监测数据库，如 FDA 的不良事件报告系统（FAERS），广泛收集药品不良反应等信息，并采用先进的数据分析技术进行监测和预警；英国则注重临床药师在合理用药监测中的作用，使其深度参与临床治疗团队，从药物治疗方案制定到实施全程进行监测与干预。

拓展实践：对比分析各国合理用药监测模式在监测体系构建、数据收集方法、干预措施实施等方面的特点，思考我国全国合理用药监测系统可借鉴的经验，如完善监测指标体系、加强多部门协作等，培养国际视野和批判性思维能力，为进一步完善我国合理用药监测体系提供思路。

二、实验操作

（一）实验准备

1. 账号注册与权限获取 分别模拟医疗机构药师、临床医生、药品监管人员以及科研人员等不同角色，通过全国合理用药监测系统的官方注册平台，提交真实有效的个人信息以及所属单位的相关资质证明材料（如医疗机构执业许可证副本、个人执业证书扫描件等）进行账号注册。系统管理员审核通过后，根据模拟的角色分配相应权限的账号。医疗机构药师账号可进行药品调配信息录入、药物不良反应报告提交、用药合理性评价等操作；临床医生账号用于查询患者用药信息、接收用药合理性提醒、反馈临床用药情况等；药品监管人员账号能够查看全国或特定地区的用药监测数据、发布药品安全监管指令、监督医疗机构和企业的用药相关行为；科研人员账号可获取监测系统中的研究数据，进行合理用药相关的科研分析。

2. 资料收集与整理 医疗机构收集本机构的临床用药数据，包括近期住院患者和门诊患者的病历（含诊断、用药医嘱等信息）、药品采购与库存记录、药物不良反应报告记录等资料。药品监管部门整理国家和地方关于合理用药的政策法规文件、药品质量抽检报告、药品安全事件案例等资料。科研人员收集国内外关于合理用药的最新研究文献、研究方法和技术手段等资料，为后续在实验中进行数据分析和科研探索做准备。

（二）操作流程

步骤一：系统基础信息录入

1. 医疗机构信息录入 使用医疗机构账号登录全国合理用药监测系统，在"医疗机构信息管理"模块中准确录入医院名称、地址、联系电话、法定代表人、医疗机构等级、科室设置等基本信息。在"药品信息管理"子模块中，按照药品通用名、剂型、规格、生产企业、批准文号、药品说明书等信息，逐一录入本机构使用的药品信息，并及时更新药品库存数量和药品有效期等信息。同时，录入医疗机构的药师和临床医生信息，包括姓名、职称、执业证书编号、专业领域等，以便系统进行人员管理和数据关联。

2. 患者用药信息录入 医疗机构药师或临床医生在系统的"患者用药信息录入"模块中，根据患者病历信息录入患者基本信息（如姓名、性别、年龄、联系方式、过敏史等）、诊断信息（疾病名称、诊断时间、病情严重程度等）以及用药医嘱信息（药品名称、剂型、规格、用药剂量、用药途径、用药时间、疗程等）。对于住院患者，还需录入患者住院期间的用药过程记录，如药物更换情况、用药后的病情变化等信息。录入过程中，确保信息的准确性和完整性，为后续的用药合理性分析提供可靠数据。

步骤二：合理用药监测与分析操作

1. 用药合理性评价 医疗机构药师在系统的"用药合理性评价"模块中，运用系统提供的合理用药评价工具和知识库，对录入的患者用药医嘱进行合理性评价。评价内容包括药物选择合理性（是否符合疾病诊断和治疗原则）、用药剂量合理性（剂量是否符合药品说明书或临床指南推荐）、用药途径合理性（是否选择了最佳用药途径）、药物相互作用风险评估等。例如，系统根据患者的诊断和用药信息，判断医生开具的抗生素是否符合《国家抗微生物治疗指南》的用药指征，同时分析该抗生素与患者正在使用的其他药物是否存在相互作用风险。对于不合理用药医嘱，药师在系统中记录不合理原因，并向临床医生发出提醒。

2. 药物不良反应监测　医疗机构药师和临床医生在日常工作中，如发现患者出现药物不良反应，及时在系统的"药物不良反应报告"模块中填写不良反应报告。报告内容包括患者基本信息、不良反应发生时间、症状表现、严重程度、怀疑药品、并用药品、不良反应处理措施等。系统对提交的不良反应报告进行自动审核和分类，对于新的、严重的不良反应报告，及时推送至药品监管部门和相关医疗机构进行进一步评估和处理。同时，医疗机构可在系统中查询本机构既往的药物不良反应报告情况，分析不良反应发生的规律和趋势，采取针对性的预防措施。

步骤三：监测数据查询与分析

医疗机构药师、临床医生、药品监管人员以及科研人员均可在系统的"数据查询与分析"模块中进行数据查询与分析操作。例如，医疗机构药师可查询本机构某一时间段内各类药品的使用情况，包括药品使用频率、用药金额、不同科室的用药分布等，并通过系统提供的数据分析工具，如柱状图、折线图等，直观展示数据变化趋势，为药品采购和库存管理提供参考。临床医生可查询自己开具的处方中不合理用药的比例和类型，分析原因并改进用药行为。药品监管人员可综合全国或特定地区的监测数据，分析药品安全形势，如药品不良反应发生率的变化趋势、不合理用药的主要表现和分布区域等，为制定药品监管政策提供依据。科研人员可根据研究目的，从系统中提取相关数据，进行合理用药的科研分析，如研究某种疾病的最佳用药方案、探索药物不良反应的发生机制等。

步骤四：监测结果反馈与应用

1. 医疗机构内部反馈　医疗机构在系统中定期查看本机构的合理用药监测结果，包括用药合理性评价报告、药物不良反应监测报告等。将监测结果反馈至临床科室和药剂科，组织相关人员进行讨论和分析，针对存在的问题制定改进措施。例如，对于不合理用药比例较高的科室，开展合理用药培训和讲座，提高临床医生的合理用药意识和水平；对于频繁发生药物不良反应的药品，评估是否需要调整药品采购目录或加强用药监测。同时，将改进措施的实施情况记录在系统中，以便后续跟踪和评估效果。

2. 对外反馈与交流　药品监管部门根据监测系统提供的数据，及时发布药品安全警示信息和合理用药指导意见，向医疗机构、药品生产企业和社会公众反馈药品安全风险和合理用药要求。医疗机构和药品生产企业将合理用药监测过程中发现的问题和建议反馈给药品监管部门，促进药品监管政策的完善和优化。此外，医疗机构之间可通过监测系统进行合理用药经验交流与分享，共同提高合理用药水平。例如，某医疗机构在合理用药管理方面取得了良好成效，可通过系统将其成功经验和做法分享给其他医疗机构，促进相互学习和借鉴。

（三）实验分析与讨论

1. 操作难点与解决策略　在实验操作过程中可能遇到以下难点。例如，在患者用药信息录入环节，由于病历信息复杂多样，且部分信息可能存在记录不规范的情况，导致信息录入难度较大且容易出错。为解决这一问题，可在实验前进行病历书写规范和信息提取方法的培训，熟悉如何准确从病历中获取患者基本信息、诊断信息和用药医嘱信息。同时，在系统设计方面，可以增加数据校验功能，当录入的信息不符合格式要求或存在逻辑关系错误时，系统及时弹出提示框告知错误原因。

在用药合理性评价环节，合理用药评价标准的准确把握是一个难点。由于合理用药涉及多个方面的知识和标准，不同药物、不同疾病的评价标准存在差异，在评价过程中可能出现判断不准确的情况。针对这一问题，在实验前应深入学习合理用药相关的理论知识和评价标准，结合实际案例进行讲解和分析，充分理解评价标准的内涵和应用方法。同时，在系统中设置在线知识库和专家咨询功能，当在评价过程中遇到疑问时，可随时查阅知识库或向专家请教，提高评价的准确性。

2. 系统优势与潜在问题分析　从实验结果来看，全国合理用药监测系统具有显著优势。在提高合理用药水平方面，系统通过实时监测和及时反馈，能够有效发现临床用药过程中的不合理现象，为医疗机构和临床医生提供改进依据，促进合理用药行为的养成。例如，实验中某医疗机构通过系统监测发现其抗生素使用不合理率较高，经过针对性的干预措施，抗生素使用合理性得到了显著提高。在保障公众用药安全方面，系统对药物不良反应的监测和预警机制能够及时发现和处理药品安全问题，降低药物不良反应对患者的危害。

书网融合……

本章小结　　　　习题

第九章　药品全生命周期监管

PPT

实验三十三　医药产品信息化追溯体系分析

实验目标

1. 通过本实验学习，应能掌握 GS1 编码体系、区块链、RFID 等技术在医药追溯中的应用原理；熟悉国家药品追溯协同服务平台运行机制；了解《药品管理法》《疫苗管理法》对追溯的法定要求。

2. 能够绘制药品全生命周期追溯流程图、使用追溯码解析工具验证药品信息，具备异常流通场景的追溯分析能力。

3. 培养医药数据安全与隐私保护意识、建立质量风险防控思维、强化 GSP 规范操作认知。

一、实验原理

医药产品信息化追溯体系是运用数字化技术（如 GS1 编码、区块链、大数据等）对药品、医疗器械等产品的生产、流通、使用等全生命周期进行精准记录与追踪的系统，是保障公众健康、提升产业效率、应对全球监管的核心基础设施。通过整合 GS1 等国际标准与新兴技术，未来有望实现从"被动追溯"到"主动预防"的转变，构建更安全、智能的医药生态系统。

（一）GS1 编码体系

GS1 编码体系是国际物品编码组织负责开发和维护的全球商贸领域标准体系，通常被称为"全球统一标识系统"（简称 GS1 系统）。作为全球商贸领域使用最广泛的供应链标准和商贸语言，GS1 系统为供应链中不同层级的贸易项目、产品与服务、物流单元、资产、位置、单据及其他特殊领域提供全球唯一的编码标识，同时为行业间信息交互和流程整合提供技术标准及信息共享技术支撑。

GS1 系统由编码体系、数据载体体系和数据交换体系三部分组成，可用于电子数据交换（EDI）、XML 电子报文、全球数据同步（GDSN）和 GS1 网络系统。《GS1 通用规范》规定了 GS1 标识代码的语法、分配和自动数据采集（ADC）标准。在提供全球唯一标识代码的同时，GS1 系统还通过应用标识符（AI）提供附加信息，例如保质期、系列号和批号，这些都可以用条码、二维码和射频标签等形式呈现。

为适应全球贸易一体化发展趋势，满足供应链贸易伙伴之间的信息互联互通和共享需求，GS1 系统在标准技术方案的开发、管理和应用推广等方面不断创新，并通过全球标准化管理流程（GSMP）对《GS1 通用规范》等标准进行定期修订和更新。我国在 GS1 系统的本土化和推广应用方面紧跟国际发展趋势，从广度和深度上不断推进 GS1 标准在各行业的应用，取得了显著的应用成效。

（二）区块链

从狭义上来说，区块链技术是一种按照时间顺序将数据区块以顺序相连的方式组合成链式数据结构，并以密码学方式保证不可篡改和不可伪造的分布式账本技术。从广义上来说，区块链技术是利用块链式数据结构来验证与存储数据、利用分布式节点共识算法来生成和更新数据、利用密码学方式保证数据传输和访问的安全、利用由自动化脚本代码组成的智能合约来编程和操作数据的一种全新的分布式基础架构与计算范式。一般认为，区块链技术是伴随着数字货币而出现的一项新兴技术，是一种以密码学算法为基础的点对点分布式账本技术，是分布式存储、点对点传输、共识机制、加密算法等计算机技术的新型应用模式。

区块链包括三个基本要素：交易、区块和链。区块链中每个区块保存规定时间段内的数据记录（即交易），并通过密码学的方式构建一条安全可信的链条，形成一个不可篡改、全员共有的分布式账本。通俗地说，区块链是一个收录所有历史交易的账本，不同节点之间各持一份，节点间通过共识算法确保所有人的账本最终趋于一致。区块链中的每一个区块就是账本的每一页，记录了一个批次记录下来的交易条目。这样一来，所有交易的细节都被记录在一个任何节点都可以看得到的公开账本上，如果想要修改一个已经记录的交易，需要所有持有账本的节点同时修改。同时，由于区块链账本里面的每一页都记录了上一页的一个摘要信息，如果修改了某一页的账本，其摘要就会跟下一页上记录的摘要不匹配，这时候就要连带修改下一页的内容，这就进一步导致了下一页的摘要与下下页的记录不匹配。如此循环，一个交易的篡改会导致后续所有区块摘要的修改，考虑到还要让所有人承认这些改变，这将是一个工作量巨大到近乎不可能完成的工作。正是基于这种机制设计，区块链具有不可篡改的技术特性。

（三）RFID 技术

射频识别技术（radio frequency identification，RFID）技术又称电子标签或无线射频识别，是一种通过无线电讯号识别特定目标并读写相关数据的通信技术，其特点在于无需识别系统与特定目标之间建立机械或光学接触即可完成识别过程。

RFID 技术的基本工作原理并不复杂：标签进入接收阅读器发出的射频信号磁场范围后，被动式标签凭借感应电流所获得的能量发送出存储在芯片中的产品信息，而主动式标签则可直接发送某一频率的信号与阅读器进行信息交互，阅读器读取信息并解码后，将其传输至中央信息系统进行相关的处理。

一套完整的 RFID 系统由阅读器、电子标签和应用软件系统三部分组成，其工作原理是阅读器发射一特定频率的无线电波能量，驱动电路将内部的数据送出，此时阅读器便依序接收解读数据，最终传送至应用程序做相应的处理。

> **知识拓展**
>
> #### "药全溯" 药品追溯平台
>
> "药全溯" 药品追溯平台定位于成为连接药品生产、流通、销售、使用等关键节点数据汇聚的第三方药品追溯平台，打通横向、纵向药品追溯大数据共享交换通路，以实现对药品生产、流通、销售、使用的全生命周期追溯，通过与监管部门建设的追溯协同服务平台对接，实现政府的追溯协同和企业的行业协同。
>
> 通过第三方药品追溯平台与国家药品追溯协同监管平台的对接，实现药品全品种全流程的信息化追溯，形成互联互通药品追溯数据链，实现药品生产、流通和使用全过程来源可查、去向可追，确保发生质量安全风险的药品可召回、责任可追究，实现国家对药品数据的全面掌控，保障药品数据安全。

二、实验操作

（一）绘制药品全生命周期追溯流程图

步骤一 梳理出药品研发、生产、流通和使用全生命周期的关键节点和参与方。

步骤二　列出不同节点的追溯要求。

步骤三　绘制药品全生命周期追溯流程图，标出每个节点的追溯要求和操作方式。

（二）使用追溯码解析工具验证药品信息

步骤一　准备一个真实的药品包装盒。

步骤二　记录该药品包装盒上面的追溯码。

步骤三　登录码上放心官网，输入追溯码，进行药品信息验证。

（三）实验考核

1. 提交药品全生命周期追溯流程图、验证药品信息的截图。
2. 进行小组间相互点评，并提出改进建议。
3. 评选优秀实验作品，并进行展示。

实验三十四　药物警戒及药品不良反应监测系统

实验目标

1. 通过本实验学习，应能掌握药品不良反应（ADR）的基本概念、分类及报告标准；熟悉国家和国际药物警戒法规；了解药品不良反应监测系统。

2. 具备药品不良反应案例收集、分析及风险评估能力，能够正确填写药品不良反应报告表。

3. 培养药物安全事件应急处理思维。

一、实验原理

药品不良反应，是指合格药品在正常用法用量下出现的与用药目的无关的有害反应。

药品生产、经营企业和医疗机构应当主动收集药品不良反应，获知或者发现药品不良反应后应当详细记录、分析和处理，填写《药品不良反应/事件报告表》并报告。

新药监测期内的国产药品应当报告该药品的所有不良反应；其他国产药品，报告新的和严重的不良反应。进口药品自首次获准进口之日起5年内，报告该进口药品的所有不良反应；满5年的，报告新的和严重的不良反应。

药品生产、经营企业和医疗机构发现或者获知新的、严重的药品不良反应应当在15日内报告，其中死亡病例须立即报告；其他药品不良反应应当在30日内报告。有随访信息的，应当及时报告。

药品生产企业应当对获知的死亡病例进行调查，详细了解死亡病例的基本信息、药品使用情况、不良反应发生及诊治情况等，并在15日内完成调查报告，报药品生产企业所在地的省级药品不良反应监测机构。

知识拓展

严重药品不良反应

严重药品不良反应是指因使用药品引起以下损害情形之一的反应：①导致死亡；②危及生命；③致癌、致畸、致出生缺陷；④导致显著的或者永久的人体伤残或者器官功能的损伤；⑤导致住院或者住院时间延长；⑥导致其他重要医学事件，如不进行治疗可能出现上述所列情况的。

二、实验操作

（一）分析药品不良反应案例

步骤一　找出一个真实的药品不良反应案例。

步骤二　结合法律法规相关要求和规定进行分析。

步骤三　撰写案例分析报告。

（二）填写药品不良反应报告表

步骤一　收集药品不良反应信息和资料。

步骤二　填写药品不良反应报告表。

（三）实验考核

1. 提交案例分析报告和药品不良反应报告表。

2. 进行小组间相互点评，并提出改进建议。

3. 评选优秀实验作品，并进行展示。

书网融合······

本章小结　　　　习题

第十章　特殊管理药品电子监管

实验三十五　麻醉药品和精神药品电子监管

实验目标

1. 通过本实验学习，应能掌握药品追溯码的查询方法；熟悉电子监管系统；了解麻精药品从生产到使用全流程的数据追溯机制。

2. 提升基于药品追溯码系统追溯药品的生产、经营、使用环节的数据，对麻精药品管理相关法律法规的规定进行电子政务应用与管理的能力。

3. 树立依法行政意识，培养用专业知识分析问题、解决问题的素养。

一、实验原理

麻、精药品电子监管系统的设计和实施需要综合运用麻、精药品监管相关法律法规、现代信息技术、大数据管理、公共政策、智能化监管等多学科的理论基础。通过上述理论学习，可以为麻精药品电子监管系统的实验提供科学依据，确保其高效、安全、可持续地运行，最终实现防止流弊和滥用、保障合法使用、提升监管效率的目标。

为加强麻醉药品和第一类精神药品的经营管理工作，有效控制麻醉药品和第一类精神药品的购、存、销行为，确保依法经营，防止流入非法渠道，根据《麻醉药品和精神药品管理条例》与《总局关于推动食品药品生产经营者完善追溯体系的意见》（食药监科〔2016〕122 号）等法规文件规定：①按规定进行实验研究、生产、经营、使用、储存、运输；②对非药用类麻醉药品和精神药品，可以按规定进行实验研究，不得生产、经营、使用、储存、运输；③国家建立麻醉药品和精神药品追溯管理体系，国务院药品监督管理部门应当制定统一的麻醉药品和精神药品追溯标准和规范，推进麻醉药品和精神药品追溯信息互通互享，实现麻醉药品和精神药品可追溯。麻醉药品、精神药品生产经营企业应当按照《麻醉药品和精神药品管理条例》有关监控信息网络的要求，建立追溯体系。

二、实验操作

步骤一：实验目的

验证电子监管系统对麻醉药品和精神药品流通全程的监控能力，确保其可追溯性、实时性及异常响应效率，防止滥用和非法流通。

步骤二：实验材料与设备

1. **追溯平台**　采用国家药品监督管理局特殊药品生产流通信息报告系统作为基础平台。

2. **模拟药品**　替代品（如贴有特殊条码的模拟药盒）。

3. **电子监管系统**　含数据库、扫码设备、GPS 追踪模块、权限管理界面。

4. **硬件**　电脑、扫码枪、GPS 标签、服务器。

5. **法规文件**　《麻醉药品和精神药品管理条例》《药品追溯系统操作规范》。

6. 记录工具　实验日志表、异常事件记录表。

步骤三：系统部署与配置

1. 电子监管系统软件安装　选择具有生产、流通、使用环节部署电子监管系统为实验对象或具有执法权限的行政机关。

2. 权限分级　为不同用户（如监管部门、医疗机构、生产企业、经营企业等）设置访问和操作角色。

3. 配置数据采集设备　安装条形码扫描器、RFID读写器、传感器等设备，用于麻精药品数据采集。

步骤四：药品各环节追溯管理

1. 生产环节　特殊药品的生产厂房要安装门禁系统、监控系统、报警系统等安防设施并定期进行运行确认。参与生产活动的人员要进行特殊药品知识与安全管理知识的培训与考核。生产过程中的半成品和溶剂的回收管理要严格控制，防止丢失或流入非法渠道。特殊药品尽量避免在车间暂存，生产过程中确需暂存的应设立专用暂存库（柜）、双人双锁管理等。麻醉药品、第一类精神药品和药品类易制毒化学品暂存间应当安装监控和报警系统，第二类精神药品暂存间应当安装监控系统。特殊药品实行三级赋码管理并上传药品追溯管理平台，产品经抽样检验合格后方可放行。在药品包装上嵌入唯一标识码记录药品的生产批次、规格、数量等信息，并上传至电子监管系统。企业应当建立真实、可靠和完整的特殊药品专用账，专用账册应做到账物相符，应当与其他记录明显区分。电子化记录应能体现双人电子签名，应能满足实际操作中的安全管理以及数据可靠性要求。专用账册应按规定保存。

2. 流通环节　在药品运输、仓储、销售过程中，通过扫描设备记录药品的流向信息，实时上传至电子监管系统。麻醉药品及第一类精神药品定点生产企业应当在国务院药品监督管理部门下达的收购计划限额内根据市场实际需求组织销售。特殊药品不得在网络上销售。企业应按照收购计划、需用计划、购用证明或购买方其他合法资质销售特殊药品。经赋码的特殊药品销售应上传至药品追溯管理平台，同时定期将销售和库存情况上报国家药监局的特殊药品生产流通报告系统。

3. 采购环节　经营麻醉药品和第一类精神药品，必须经省、自治区、直辖市药品监督管理部门审核批准，具有合法经营资格，否则不得从事麻醉药品和第一类精神药品的购销经营活动。整个购销活动的进销存情况定期上传至国家药品监督管理局特殊药品生产经营管理平台。购进麻醉药品和第一类精神药品应由专人负责，专职采购员根据"按需购进"的原则，依据市场动态、库存结构等各种信息，合理制定计划并实施麻醉药品、第一类精神药品购进业务。专职采购员应从全国性定点经营麻醉药品和第一类精神药品的批发企业购进，或者经所在省药品监督管理部门审核批准，从定点生产企业购进。首次购进时，专职采购员应向供应商索取相应资质证明材料报质量管理部进行首营审批，具体所需资料按照首营企业、首营品种审批管理制度要求执行。

4. 销售管理　麻醉药品、第一类精神药品的销售供应，必须将麻醉药品、第一类精神药品销售给经市卫生主管部门批准的具有使用麻醉药品和第一类精神药品的合法资质的医疗机构（特殊情况下其他客户应持有省药品监管部门出具的同意购进麻醉药品和第一类精神药品的批准证明文件），不得向其他单位和个人供应；企业设麻药销售专管人员，专门负责麻醉药品、第一类精神药品的销售管理。

5. 运输与结算管理　向医疗机构销售麻醉药品和第一类精神药品时，应将药品送至医疗机构，医疗机构不得自行提货。与客户结算时，使用支票或电汇，禁止使用现金进行麻醉药品和精神药品的结算。

6. 运输与邮寄管理　托运和自行运输麻醉药品、第一类精神药品和药品类易制毒化学品的企业，应当取得运输证明文件。运输特殊药品，应当采取安全保障措施，对可能影响产品运输安全的各类风险制定应急措施，防止特殊药品在运输过程中被盗、被抢和丢失。运输管理应符合以下要求。①应当确定收货地址、相对固定运输人员和运输方式，运输途中不应更改收货地址。如采用托运方式，应当确定托运经办人，选择相对固定的承运单位并进行全程追踪，有条件时采用定位追踪。②如采用自行运输，应采取运输车辆确认、人员资质审查、运输路线固定、全程定位追踪等安全措施。③应当建立运输记录，在交接货物时要核对客户印章样章、收货人员签字样本和身份证明。每次运输均应有双方确认签字的相关单据，运输回执应交至托运方并保存备查。④定期确认客户签收情况，如发现异常立即上传至特殊药品生产报告系统中并及时上报所在地药品监督管理部门和公安部门。邮寄麻醉药品和精神药品，企业应当取得邮寄证明。

7. 收货与验收环节 麻醉药品、第一类精神药品应双人收货、双人核对、双人扫码签收。麻醉药品、第一类精神药品的收货和验收应在麻精药品库的收货验收区进行。麻醉药品、第一类精神药品必须由双人收货、验收。收货和验收时两人必须同时在场，凭验收单对待验药品进行逐批验收，验收到最小包装，验收结论双人签字或盖章并上传至特殊药品追溯管理平台，定期上报国家药品监督管理局特殊药品生产流通报告系统。

8. 储存环节 麻醉药品、第一类精神药品严格实行专库保管。储存麻醉药品、第一类精神药品的专用仓库需有安全措施，安装专用防盗门，配备消防设施；仓库配备监控录像和报警器，监控库房录像无死角，报警装置应当与公安机关报警系统联网，全天24小时进行监控。麻醉药品、第一类精神药品库非特药专职人员禁止进入。各项记录应按规定保存，应确保麻醉药品、第一类精神药品账、货相符。经审批同意报损的不合格麻醉药品、第一类精神药品，由质量部会同不合格药品保管人员进行清点、封存，由监管部门监督销毁。

9. 使用环节 医疗机构通过电子处方系统开具的麻精药品处方，记录药品的使用情况，上传处方数据和药品使用信息至电子信息系统。

步骤五：药品存储与管理

1. 建立数据库 将采集到的数据存储于中央数据库或分布式节点中。

2. 数据加密 对敏感数据进行加密处理，确保数据安全。

3. 数据备份 定期备份数据，防止数据丢失。

步骤六：数据追踪与追溯

1. 实时监控 通过电子监管系统实时监控麻精药品的流向和使用情况。

2. 药品追溯 在出现如药品流失、滥用等问题时，通过唯一标识码快速追溯药品的来源和流向。

3. 药品票据管理 医疗机构实行麻醉药品和第一类精神药品电子印鉴卡管理；医疗机构采购时，登录"医疗机构印鉴卡系统"进行申请，填写所需要的品种、规格、生产企业和数量；特殊药品销售专管人员根据"医疗机构印鉴卡系统"中客户申请的品种和数量，开具销售清单，并在"医疗机构印鉴卡系统"中回填销售给客户麻精药品的批号、有效期、数量。临床使用时医院药师必须经过麻醉药品和精神药品使用知识和规范化管理的培训，考核合格后取得麻醉药品和第一类精神药品的处方权和调剂资格，取得麻醉药品和第一类精神药品的处方权的执业医师需在药学部签字备案，并报送卫生监管部门。药师对医生开具的处方实行双复核签字后，进行药品发放。

步骤七：数据分析与预警

1. 设置预警规则 根据监管要求，设置预警规则（如异常流向、超量采购等）。

2. 数据分析 利用大数据分析技术，对麻精药品的流通和使用数据进行分析。

3. 触发预警 当系统检测到异常行为时，自动触发预警并通知相关人员。

步骤八：实验总结与报告

1. 总结实验结果 整理实验数据，分析实验结果。

2. 撰写实验报告 包括实验目标、实验方法、实验结果、结论和建议等内容。

实验三十六　疫苗全程电子追溯与监管

实验目标

1. 通过本实验学习，应能掌握药品追溯码的追溯查询方法；熟悉电子监管系统；了解疫苗从生产到使用的每个环节的数据可查与可追溯。

2. 提升基于药品追溯码系统追溯疫苗的生产、经营、使用环节的数据，对疫苗管理相关法律法规的规定进行电子政务应用与管理的能力。

3. 树立遵法守法意识，培养用专业知识分析问题、解决问题的素养。

一、实验原理

疫苗电子监管系统的设计和实施需要综合运用药品监管法律法规、信息技术、大数据管理、公共政策、智能化监管、WHO疫苗监管指南、国际药品监管合作计划、冷链管理、接种管理理论等多学科的理论基础，为电子监管系统的实验提供科学依据，确保实验有效运行，最终实现保障疫苗安全，提升监管效率，增强公众信任的目标。

疫苗，是指为预防、控制疾病的发生、流行，用于人体免疫接种的预防性生物制品，包括免疫规划疫苗和非免疫规划疫苗。为贯彻落实药品追溯相关法规，国家药监局规划实施药品信息化追溯体系，按照药品剂型、类别分步推进。根据《中华人民共和国疫苗管理法》中关于国家实行疫苗全程电子追溯制度的要求，疫苗作为重点产品应率先建立疫苗信息化追溯体系。疫苗信息化追溯体系是药品信息化追溯体系的重要组成部分，是指疫苗上市许可持有人/生产企业、配送单位、疾病预防控制机构、接种单位、监管部门等疫苗追溯参与方，通过信息化手段，对疫苗生产、流通、使用等各环节的信息进行追踪、溯源的有机整体。

二、实验操作

步骤一：实验目的

验证疫苗电子监管系统的可行性，测试数据采集、存储、分析和预警功能的准确性，评估系统的实时监管和追溯能力。

步骤二：系统部署与配置

1. 追溯平台　采用"码上放心"药品追溯码系统作为基础平台。

2. 电子监管系统　在生产、流通和接种环节部署电子监管系统。

3. 配置数据采集设备　在生产线、仓库、运输车辆和接种点安装条形码扫描器、RFID读写器、温度传感器等数据采集设备。电脑端安装"药监助手"客户端、移动端安装"药追溯"APP，确保设备与电脑处于同一局域网（IP地址一致）。

4. 平台注册　在"码上放心"平台完成企业资质认证，匹配业务类型（生产/批发/接种单位）。根据企业类型绑定API接口或UKEY密钥（API需填写企业名称自动绑定，UKEY需手动导入数据）。

5. 基础数据同步　登录平台导出"往来单位"及"药品信息"数据包，在药追溯APP中点击"数据下载"导入基础信息。

6. 设置权限和角色　为监管部门、生产企业、流通企业和接种单位设置相应的访问权限和操作角色。

步骤三：数据采集与上传

1. 生产赋码　按国家标准生成唯一追溯码，关联生产批次、质检报告等数据。在疫苗包装上嵌入唯一标识码（如二维码或 RFID 标签），记录疫苗的生产批次、规格、数量、生产日期等信息，并上传至电子监管系统。

2. 入库扫码　在 APP 选择"药品入库"，扫描疫苗包装 20 位追溯码（以数字 8 开头），系统自动校验码有效性，关联生产批次与冷链记录，要求药品 100% 执行扫码，确保核验码唯一性。

3. 出库上传　选择"药品出库"，扫描疫苗并关联下游单位（如疾控中心或接种点），批量操作时需确保光线充足、条码无污损。

4. 流通环节　在疫苗运输和仓储过程中，通过扫描设备记录疫苗的流向信息，实时上传运输温度、仓储条件等数据至电子监管系统。

5. 接种环节　接种点扫码后，数据在 24 小时内同步至协同平台，执行"三查七对一验证"，双方签字后方可执行，核对追溯码、受种者信息、接种记录。三查即查接种者健康状况与禁忌、查接种证或接种卡、查疫苗及注射器；七对即接种时需严格核对受种者姓名、年龄、疫苗名称（如乙肝疫苗、百白破疫苗等）、疫苗规格（如单支剂量）、接种剂量（根据年龄或体重调整）、接种部位（如上臂三角肌、大腿前外侧）、接种途径（肌内注射、皮下注射或口服）；一验证即接种前由接种人员与受种者或其监护人共同确认疫苗种类、有效期等信息。

步骤四：数据存储与管理

1. 建立数据库　将采集到的数据存储于中央数据库或分布式节点中。

2. 数据加密　对敏感数据进行加密处理，确保数据安全。

3. 数据备份　定期备份数据，防止数据丢失。

4. 数据上传　①无线传输：扫描数据通过 WIFI 自动同步至电脑端药监助手。②有线传输：USB 连接设备导出数据，手动上传 XML 文件。

5. 平台提交与复核　在药监助手中点击"上传"，数据直达"码上放心"平台，登录平台"入出库单"模块核查状态，确认追溯码与批次绑定。

步骤五：数据追踪与追溯

1. 实时监控　通过电子监管系统实时监控疫苗的流向和使用情况。

2. 追溯功能　在出现疫苗过期、假冒等问题时，通过唯一标识码快速追溯疫苗的来源和流向。

3. 异常处理与风控　①扫码失败：检查网络/条码完整性，更换设备重试。②平台提示"未销售"：确认下游单位是否扫码入库，否则向药监部门反馈。③冷链数据中断：暂停流通，启动温控异常预案。

步骤六：数据分析与预警

1. 设置预警规则　根据监管要求，设置温度异常、超期未接种等预警规则。

2. 数据分析　利用大数据分析技术，对疫苗的流通和使用数据进行分析。

3. 触发预警　当系统检测到异常情况时，自动触发预警机制并通知相关人员。

4. 审计追踪　平台记录操作日志，支持药监部门飞行检查数据溯源。

步骤七：实验总结与报告

1. 总结实验结果　整理实验数据，分析实验结果。

2. 撰写实验报告　包括实验目标、实验方法、实验结果、结论和建议等内容。

实验三十七　易制毒药品电子监管

实验目标

1. 通过本实验学习，应能掌握药品追溯码的查询方法，熟悉电子监管系统，了解易制毒药品从生产、流通到使用的每个环节的数据可查与可追溯。

2. 提升基于药品追溯码系统追溯易制毒药品从生产、流通到使用的全流程电子追溯，对易制毒药品管理相关法律法规的规定进行电子政务应用与管理的能力。

3. 通过本章学习，树立遵法守法意识，培养学生用专业知识分析问题、解决问题的素养。

一、实验原理

易制毒化学品是指国家规定管制的可用于制造毒品的前体、原料和化学助剂等物质，广泛应用于工农业生产和群众日常生活，若流入非法渠道可用于制造毒品。易制毒化学品分为三类：第一类是可以用于制毒的主要原料；第二类、第三类是可以用于制毒的化学配剂。

易制毒药品电子监管实验的原理是通过唯一标识码实现数据全流程采集，利用区块链、大数据、AI等技术构建智能监管体系，同时结合权限控制与法律合规保障数据安全与合法性。其核心目标是建立"来源可查、去向可追、责任可究"的监管闭环，最大限度降低易制毒药品的流弊和滥用风险，最终实现保障公共健康安全的目标。

二、实验操作

步骤一：实验目标

通过信息技术手段，实现对医疗用毒性药品从生产、流通到使用的全流程追溯和监管，确保合法使用，防止流弊及滥用。

步骤二：系统部署与配置

1. 追溯平台　采用国家药品监督管理局特殊药品生产流通信息报告系统作为基础平台。

2. 电子监管系统　部署易制毒药品电子监管系统，包括数据采集、存储、分析和预警等功能模块。

3. 硬件设备　在实验对象的生产线、仓库、运输车辆、医疗机构部署条形码扫描器、RFID读写器等数据采集设备。

4. 软件配置　配置系统的用户权限、数据接口、预警规则等。

步骤三：药品各环节追溯管理

1. 生产环节　药品类易制毒的生产厂房要安装门禁系统、监控系统、报警系统等安防设施并定期进行运行确认。参与生产活动的人员要进行特殊药品知识与安全管理知识的培训与考核。生产过程中的半成品和溶剂的回收管理要严格控制，防止丢失或流入非法渠道。药品类易制毒尽量避免在车间暂存，生产过程中确需暂存的应设立专用暂存库（柜）、双人双锁管理等。药品类易制毒化学品暂存间应当安装监控和报警系统。药品类易制毒等特殊药品实行三级赋码管理并上传药品追溯管理平台，产品经抽样检验合格后方可放行。在易制毒药品包装上嵌入唯一标识码（如二维码或RFID标签），记录药品的生产批次、规格、数量、生产日期等信息，并上传至电子监管系统。企业应当建立真实、可靠和完整的特殊药品专用账，专用账册应做到账物相符，应当与其他记录明显区分。电子化记录应能体现双人电子签名，应能满足实际操作中的安全管理以及数据可靠性要求。专用账册应按规定保存。

2. 流通环节　在易制毒药品运输和仓储过程中，通过扫描设备记录药品的流向信息，实时上传运输和仓储数据至电子监管系统。药品类易制毒定点生产企业应当在国务院药品监督管理部门下达的收购计划限额内根据市场实际需求组织销售。特殊药品不得在网络上销售。企业应按照收购计划、需用计划、购用证明或购买方其他合法资质销售特殊药品。经赋码的特殊药品销售应上传至药品追溯管理平台，同时定期将销售和库存情况上报国家药监局的特殊药品生产流通报告系统。

3. 采购环节　经营易制毒药品，必须经省、自治区、直辖市药品监督管理部门审核批准，具有合法经营资格，否则不得从事购销经营活动。整个购销活动的进销存情况定期上传至国家药品监督管理局特殊药品生产经营管理平台。购进易制毒药品应由专人负责，专职采购员根据"按需购进"的原则，依据市场动态、库存结构等各种信息，合理制定计划并实施易制毒药品购进业务。专职采购员应从全国性定点经营易制毒药品的批发企业购进，或者经所在省药品监督管理部门审核批准，从定点生产企业购进。首次购进时，专职采购员应向供应商索取相应资质证明材料报质量管理部进行首营审批，具体所需资料按照首营企业、首营品种审批管理制度要求执行。

4. 销售管理　易制毒药品的销售供应，必须将易制毒药品销售给经市卫生主管部门批准的具有使用易制毒药品合法资质的医疗机构（特殊情况下其他客户应持有省药品监管部门出具的同意购进易制毒药品的批准证明文件），不得向其他单位和个人供应；企业设特殊药品销售专管人员，专门负责麻醉药品、一类精神药品、易制毒药品等的销售管理。

5. 运输与结算管理　向医疗机构销售易制毒药品时，应将药品送至医疗机构，医疗机构不得自行提货。与客户结算时，使用支票或电汇，禁止使用现金进行结算。

6. 运输与邮寄管理　托运和自行运输药品类易制毒化学品的企业，应当取得运输证明文件。运输特殊药品，应当采取安全保障措施，对可能影响产品运输安全的各类风险制定应急措施，防止特殊药品在运输过程中被盗、被抢和丢失。运输管理应符合以下要求。

（1）应当确定收货地址、相对固定运输人员和运输方式，运输途中不应更改收货地址。如采用托运方式，应当确定托运经办人，选择相对固定的承运单位并进行全程追踪，有条件时采用定位追踪。

（2）如采用自行运输，应采取运输车辆确认、人员资质审查、运输路线固定、全程定位追踪等安全措施。

（3）应当建立运输记录，在交接货物时要核对客户印章样章、收货人员签字样本和身份证明。每次运输均应有双方确认签字的相关单据，运输回执应交至托运方并保存备查。

（4）定期确认客户签收情况，如发现异常立即上传至特殊药品生产报告系统中并及时上报所在地药品监督管理部门和公安部门。邮寄麻醉药品和精神药品，企业应当取得邮寄证明。

7. 收货与验收环节　易制毒药品应双人收货、双人核对、双人扫码签收。易制毒药品的收货和验收应在麻精药品库的收货验收区进行。易制毒药品必须由双人收货、验收。收货和验收时两人必须同时在场，凭验收单对待验药品进行逐批验收，验收到最小包装，验收结论双人签字或盖章并上传至特殊药品追溯管理平台，定期上报国家药品监督管理局特殊药品生产流通报告系统。

8. 储存环节　易制毒药品严格实行专库保管，储存易制毒药品。易制毒药品的专用仓库需有安全措施，安装专用防盗门，配备消防设施。仓库配备监控录像和报警器，监控库房录像无死角，报警装置应当与公安机关报警系统联网，全天 24 小时进行监控。易制毒药品库非特药专职人员禁止进入。各项记录应按规定保存，应确保易制毒药品账、货相符。经审批同意报损的不合格易制毒药品，由质量部会同不合格药品保管人员进行清点、封存，由监管部门监督销毁。

9. 使用环节　医疗机构通过电子处方系统开具易制毒药品处方，记录药品的使用信息（如患者信息、使用时间、使用剂量等），上传处方数据和药品使用信息至电子监管系统。

步骤四：数据存储与管理

1. 建立数据库　将采集到的数据存储于中央数据库或分布式节点中。

2. 数据加密　对敏感数据进行加密处理，确保数据安全。

3. 数据备份　定期备份数据，防止数据丢失。

步骤五：数据追踪与追溯

1. 实时监控　通过电子监管系统实时监控易制毒药品的流向和使用情况。

2. 追溯功能　在出现药品流失、滥用等问题时，通过唯一标识码快速追溯药品的来源和流向。

步骤六：数据分析与预警

1. 设置预警规则　根据监管要求，设置预警规则。

2. 数据分析　运用大数据分析技术，对易制毒药品的流通和使用数据进行分析。

3. 触发预警　当系统检测到异常情况时，自动触发预警机制并通知相关人员。

步骤七：实验总结与报告

1. 总结实验结果　整理实验数据，分析实验结果。

2. 撰写实验报告　包括实验目标、实验方法、实验结果、结论和建议等内容。

书网融合……

本章小结　　　　习题

第十一章　执业药师业务系统分析

实验三十八　执业药师职业资格考务管理

📖 实验目标

　　1. 通过本实验学习，应能掌握执业药师职业资格考试的报考条件、考试周期与科目；熟悉免试部分考试科目的条件、成绩发布与证书制发的要求；了解执业药师职业资格考试的组织机构。

　　2. 具有根据执业药师资格考试组织、信息审核、成绩管理、监督监管的流程和操作规范，进行电子政务应用与管理的能力。

　　3. 树立职业道德与责任感，培养组织管理、协调及沟通的素养，树立诚信考试、维护社会公平正义的意识。

一、实验原理

　　执业药师在保障公众用药安全、有效、经济、合理方面发挥着关键作用。为加强对药学人员的职业准入管理，进一步规范执业药师权责，促进执业药师队伍建设和发展，我国实行执业药师职业资格制度。随着该制度的实施，执业药师队伍规模持续扩大，成为国家医药卫生体制改革的重要力量。

　　执业药师不仅需要具备专业的药学知识，还必须严格遵守职业道德和法规，以保障公众的用药安全。此外，执业药师需要通过继续教育不断提升自己的专业素养，以适应不断变化的医药环境。

　　执业药师职业资格准入制度十分严格，申请人需要经过全国统一考试合格并取得《执业药师职业资格证书》，经注册后方可执业。这一制度确保了执业药师的专业水平和技能，从而保障了公众的用药安全。

（一）执业药师职业资格考试的组织机构

　　国家药监局与人力资源社会保障部共同负责执业药师职业资格考试工作，日常管理工作委托国家药监局执业药师资格认证中心负责，考务工作委托人力资源社会保障部人事考试中心负责。各省、自治区、直辖市人力资源社会保障行政主管部门会同药品监督管理部门负责本地区的考试工作。

（二）执业药师职业资格考试的报考条件

　　凡中华人民共和国公民和获准在我国境内就业的外籍人员，具备以下条件之一者，均可申请参加执业药师职业资格考试。

　　（1）取得药学类、中药学类专业大专学历，在药学或中药学岗位工作满4年。

　　（2）取得药学类、中药学类专业大学本科学历或学士学位，在药学或中药学岗位工作满2年。

　　（3）取得药学类、中药学类专业第二学士学位、研究生班毕业或硕士学位，在药学或中药学岗位工作满1年。

　　（4）取得药学类、中药学类专业博士学位。

　　（5）取得药学类、中药学类相关专业相应学历或学位的人员，在药学或中药学岗位工作的年限相应增加 1 年。

知识拓展 --

报考条件中的"药学类、中药学类专业""相关专业"界定

在本科及以上学历层次,"药学类专业"包括药学、药物制剂、临床药学、药事管理、药物分析、药物化学、海洋药学;"中药学类专业"包括中药学、中药资源与开发、藏药学、蒙药学、中药制药、中草药栽培与鉴定。

在大专层次,"药学类、中药学类专业"包括药学、现代中药技术、中药(或中药学)、蒙药学、维药学、藏药学。

在中专层次,"药学、中药学专业"包括药剂和中药。

"药学类、中药学类专业"以外的专业,属于报考专业要求中的"相关专业",详见《国家执业药师职业资格考试报考专业参考目录》。

(三)执业药师职业资格考试的考试周期与科目

1. 考试类别与科目 执业药师职业资格考试分为药学、中药学两个专业类别。考试各科目均为客观题。药学类包括"药学专业知识(一)""药学专业知识(二)""药事管理与法规""药学综合知识与技能"四个考试科目。中药学类包括"中药学专业知识(一)""中药学专业知识(二)""药事管理与法规""中药学综合知识与技能"四个考试科目。

2. 考试周期和时间 执业药师职业资格考试日期原则上为每年 10 月。考试以 4 年为一个周期,参加全部科目考试的人员须在连续四个考试年度内通过全部科目的考试。免试部分科目的人员须在连续两个考试年度内通过应试科目。

(四)执业药师职业资格考试免试部分考试科目的条件

符合《执业药师职业资格制度规定》报考条件,按照国家有关规定,取得药学或医学专业高级职称并在药学岗位工作的,可免试"药学专业知识(一)""药学专业知识(二)",只参加"药事管理与法规""药学综合知识与技能"两个科目的考试;取得中药学或中医学专业高级职称并在中药学岗位工作的,可免试"中药学专业知识(一)""中药学专业知识(二)",只参加"药事管理与法规""中药学综合知识与技能"两个科目的考试。

符合免试部分科目的报考人员,取得高级职称与在药学、中药学岗位工作两个条件须同时具备。高级职称的类别为从事药学或中药学岗位工作获得的药学、医学或医药学专业高级职称。从事医疗、预防、保健、医技、护理工作的主任(副主任)医师、主任(副主任)技师、主任(副主任)护师,从事高等院校教学、科研、管理工作的教授(副教授)等不符合免考两科的条件。高级职称应于报考截止日之前取得。

符合免试部分科目的大专及以上学历的报考人员,其成绩从 2019 年开始,实行 2 年为一个周期滚动管理,须在连续两个考试年度内通过应试科目。

(五)执业药师职业资格考试的成绩发布与证书制发

考试成绩原则上在考试结束后 2 个月在全国专业技术人员资格考试服务平台和各省(区、市)人事考试机构网站发布。

人社部人事考试中心制作电子证书后,通过公示和考后核查的成绩合格人员可登录中国人事考试网下载打印本人电子证书。电子证书与纸质证书具有同等法律效力。由省(区、市)人力资源社会保障

部门颁发《执业药师职业资格证书》。

二、实验操作

在进行实验操作时，需严格遵守执业药师职业资格考务管理相关法律法规和操作规程，确保数据安全和系统稳定。建议在实验前仔细阅读操作步骤，并进行模拟操作练习。

步骤一：熟悉法律法规和管理依据

全面了解执业药师职业资格考试考务工作的法律法规和管理依据。

步骤二：考试方式、时间、科目及考点设置

设置"药事管理与法规""药学（中药学）综合知识与技能""药学（中药学）专业知识（一）""药学（中药学）专业知识（二）"四个考试科目、方式和时间。考试科目全部为客观题，采用电子化考试形式，考生需在计算机上作答。

步骤三：发布报名办法和要求

公布执业药师职业资格考试的报名时间、缴费时间及办法、准考证打印时间及网址、报名程序等具体事项。执业药师职业资格考试实行资格考试报名证明事项告知承诺制。

步骤四：审核报名信息及免试条件

审核考生的报名信息。①身份信息：核对身份证号、姓名、照片等信息是否一致。②学历信息：核对毕业证书、学位证书等信息是否真实有效。③工作经历：核对工作单位、工作岗位、工作年限等信息是否符合报考条件。④报考科目：核对考生选择的报考科目是否符合规定。对符合免试部分科目的报考人员，应对其从事药学或中药学岗位工作获得的药学、医学或医药学专业高级职称进行审核。

步骤五：组织考试

各省辖市及有关部门在组织报名时要加强对执业药师职业资格考试工作的领导和指导，分工协作，密切配合，确保考试工作顺利进行。考生可登录中国人事考试网，通过模拟作答系统提前熟悉机考作答界面和考试流程，掌握计算器等工具的使用方法。考试实施封闭管理，各科目考场封闭时长均为90分钟，考场封闭期间原则上不得交卷离场。考试过程中，考生须严格遵守机考系统列明的考场规则、操作指南和作答要求。

步骤六：资格证书办理

考生所有科目考试成绩合格并通过资格核查后，可登录中国人事考试网查询下载本人职业资格电子证书。纸质证书由省药品监督管理局和省辖市市场监督管理局负责发放。

步骤七：监督监管及资格核查

实行报名证明事项告知承诺制后，资格核查部门依法依规对考生进行核查，在考前、考中、考后全程运用在线核查、现场核查、协助核查、随机抽查、考后核查等方式对考生承诺内容开展核查。考试合格标准发布后，省药品监督管理局、省辖市市场监督管理局和省人事考试中心对成绩合格人员进行联合公示，接受社会监督。对于实名举报的情况必须核实处理。

知识拓展

诚信考试，维护公平

人力资源和社会保障部发布的《专业技术人员资格考试违纪违规行为处理规定》明确了应试人员和考试工作人员违纪违规行为范畴及相应处罚条例，规定了应试人员违纪违规行为、严重违纪违规行为、特别严重违纪违规行为的情形。

一旦在执业药师考试中发生违纪违规行为，考生将面临严重的后果，包括考试成绩被取消、违规行为被录入考试成绩档案库，甚至可能需要承担刑事责任。某些省份也特别明确，考生的违纪违规行为将会被同步传达给相应的就业单位，从而影响考生的职业生涯。

公平是考试的灵魂，诚信是考生的守则。考试违纪违规行为会破坏考试秩序和人才选拔制度，妨碍公平竞争，破坏社会诚信，具有较严重的社会危害性。应依法惩治组织考试作弊等犯罪行为，维护公平考试秩序，弘扬诚信社会风尚，助力营造风清气正的考试环境。

实验三十九　执业药师执业注册管理

📖 实验目标

1. 通过本实验学习，应能掌握执业药师注册条件和内容，执业药师注册程序；熟悉执业药师注册证管理要求；了解执业药师注册管理机构与职责。

2. 具有依据执业药师注册办理指南，熟练操作执业药师网上注册、查询注册信息的能力。

3. 树立优化服务流程、创新服务模式的药学专业服务意识。

一、实验原理

执业药师注册管理是保障药品安全、提升药学服务质量、维护公众健康的重要制度安排。国际上许多国家对药师实行注册管理，我国的执业药师注册管理与国际接轨，有助于推动药学服务的国际化。通过注册管理，可以确保执业药师队伍的合法性和专业性，为公众提供高质量的药学服务。注册管理也为执业药师提供了合法的职业身份，增强其职业认同感和社会地位。

（一）执业药师注册管理机构与职责

国家药品监督管理局负责执业药师注册的政策制定和组织实施，指导监督全国执业药师注册管理工作。国家药品监督管理局执业药师资格认证中心承担全国执业药师注册管理工作，各省、自治区、直辖市药品监督管理部门负责本行政区域内的执业药师注册及其相关监督管理工作。

国家药品监督管理局建立完善全国执业药师注册管理信息系统，国家药品监督管理局执业药师资格认证中心承担全国执业药师注册管理信息系统的建设、管理和维护工作，收集报告相关信息。

（二）执业药师注册条件和内容

1. 注册条件　执业药师注册申请人（以下简称申请人）需具备以下条件：①取得《执业药师职业资格证书》；②遵纪守法，遵守执业药师职业道德；③身体健康，能坚持在执业药师岗位工作；④经执业单位同意；⑤按规定参加继续教育学习，取得合格学分证明。

2. 注册内容　①执业地区：注册地为省、自治区、直辖市，执业药师需在注册地区内执业。②执业类别：分为药学类、中药学类、药学与中药学类。③执业范围：药品生产、药品经营、药品使用。④执业单位：包括药品生产、经营、使用及其他需要提供药学服务的单位。执业药师只能在一个执业单位按照注册的执业类别、执业范围执业。

（三）执业药师注册程序

申请人通过全国执业药师注册管理信息系统向执业所在地省、自治区、直辖市药品监督管理部门申请注册。按要求在线提交注册申请或者现场递交纸质材料。

药品监督管理部门对申请人提交的材料进行形式审查，确保材料齐全、符合规定形式。自受理注册申请之日起 20 个工作日内作出注册许可决定。准予注册的，颁发执业药师注册证；不予注册的，应当说明理由，并告知申请人享有依法申请行政复议或者提起行政诉讼的权利。

知识拓展

执业药师网上注册报送材料

首次注册需提交执业药师首次注册申请表、执业药师职业资格证书、身份证明、执业单位合法开业证明、继续教育学分证明。

延续注册需提交执业药师延续注册申请表、执业单位合法开业证明、继续教育学分证明。

变更注册需提交执业药师变更注册申请表、执业单位合法开业证明、继续教育学分证明。

注销注册需提交执业药师注销注册申请表（个人或其执业单位提交申请时填写）。

（四）执业药师注册证管理

执业药师注册有效期为 5 年。

1. 变更　申请人需变更执业地区、执业类别、执业范围、执业单位的，应向拟申请执业所在地的省、自治区、直辖市药品监督管理部门申请办理变更注册手续。药品监督管理部门应当自受理变更注册申请之日起 7 个工作日内作出准予变更注册的决定。

2. 延续　需要延续注册的，申请人应当在注册有效期满之日 30 日前，向执业所在地省、自治区、直辖市药品监督管理部门提出延续注册申请。药品监督管理部门准予延续注册的，注册有效期从期满之日次日起重新计算 5 年。超过期限不办理再次注册手续的人员，其执业药师注册证自动失效，并不能再以执业药师身份执业。

3. 注销　符合注销情形的，执业药师本人或者其执业单位，应当自知晓或者应当知晓之日起 30 个工作日内向药品监督管理部门申请办理注销注册，并填写执业药师注销注册申请表。药品监督管理部门经核实后依法注销注册。

二、实验操作

在进行实验操作时，需严格遵守执业药师注册管理相关法律法规和操作规程，确保数据安全和系统稳定。建议在实验前仔细阅读操作步骤，并进行模拟操作练习。

步骤一：熟悉法律法规和管理依据

熟悉执业药师注册管理的法律法规和管理依据。

步骤二：了解全国执业药师注册平台

登录全国执业药师注册平台，点击"使用说明"栏。全国执业药师注册平台是全国执业药师注册申报的服务平台，是为执业药师、药企、社会公众提供信息服务的窗口。可以为执业药师提供注册服务，包括网上申报、注册信息查询、注册指南、各地注册机构联系方式等，另外还提供通知公告、政策法规、继续教育信息、常见问题解答及合理用药等相关信息查询服务。执业单位可以通过全国执业药师注册平台进行信息查询、政策法规查看、药师求职信息查询。全国执业药师注册平台的信息也为社会公众了解执业药师注册提供了很好的服务窗口。

步骤三：了解执业药师注册办理指南

登录全国执业药师注册平台，点击"办理指南"栏。了解执业药师注册行政许可项目办理指南和执业药师网上注册指南办理流程。

步骤四：执业药师注册网上申报

执业药师注册网上申报流程包括网上登录，网上选择注册省份，办理模式，网上选择注册类型、填写申请信息，网上打印申请表，网上提交申请，网上查询审批状态，网上查询注册许可决定和网上领取电子证书（部分省份）等步骤（图 11-1）。

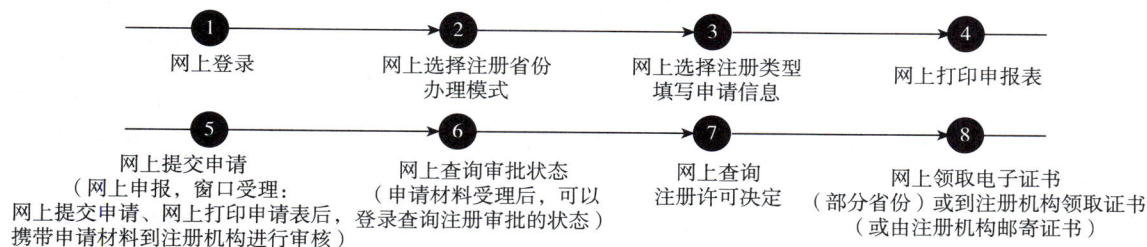

图 11-1 执业药师注册网上申报流程

🔗 **知识拓展**

执业药师首次注册申请表（样表）

执业地区：　　　　省（自治区、直辖市）

姓 名		性 别		民 族		近6个月 2寸免冠 证件照片
学历/学位	/	专 业		职 称		
身份证号码						
资格证书号			考试年份			
毕业学校			参加工作时间			
执业范围	□药品生产 □药品经营 □药品使用		执业类别		□药学 □中药学 □药学与中药学	
执业单位 名称			执业单位 合法开业证明号码			
通讯地址			联系电话			
继续教育 完成情况						
执业单位 意见	该申请人健康状况符合岗位要求，同意注册申请。 负责人：　　　　（公章） 年　月　日					
药品监督 管理部门 审查意见	 负责人：　　　　（公章） 年　月　日					
承诺	我承诺本人身体健康，本次提交申请的相关资料真实有效，无违法违规行为，本人严格遵照执行《执业药师注册管理办法》，只在申请注册单位按照注册的执业类别、执业范围执业，不兼职，不挂证，若不属实，本人承担一切法律责任。 承诺人： 年　月　日					
备注						

1. 登录全国执业药师注册平台 网上申报的入口有两个：一个是网站标题下面的"执业药师注册网上申报"的"点击进入"按钮，一个是网页"业务办理"栏的网上申报。

2. 开始注册申报 选择注册省份（执业单位所在的省份），点击省份名称或地图中的对应区域均可。

3. 点击进入注册省份后仔细阅读该省的注册办理事项的说明，并选择办理方式 目前系统有"网上全程办理"和"网上申报，窗口受理"两种办理方式，使用"网上申报，窗口受理"方式需在网上填写注册申请后，携带相关材料到注册审批大厅的窗口办理注册；使用"网上全程办理"方式可以在网上填写注册申请后，邮寄相关材料到注册机构，不需要到注册审批大厅的窗口办理。根据各省局需求开放两种或其中一种办理方式。

4. 选择办理方式，进入注册申报系统登录页面（图11-2） 输入证件号码、密码和验证码，点击"登录"进入系统，即可进行注册申报的相关操作。

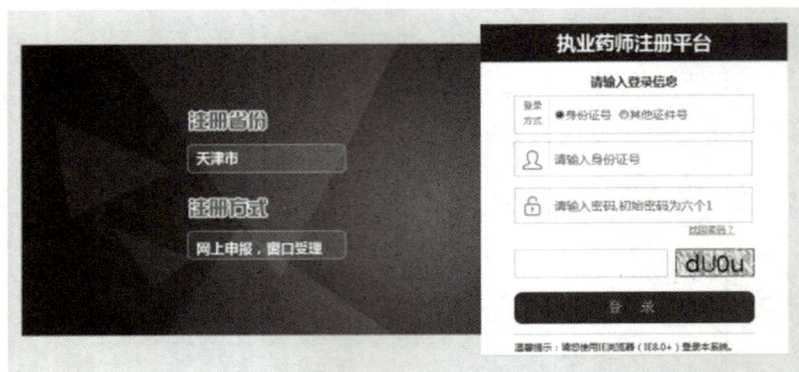

图 11-2 执业药师注册申报系统登录页面

步骤五：执业药师注册许可和注册信息查询

登录全国执业药师注册平台，部分注册许可信息在"注册许可公示"区显示。点击"信息查询"栏（图11-3），可以查询首次注册许可、再次注册许可、变更注册许可、注销注册许可、注册人员查询等注册的相关信息。

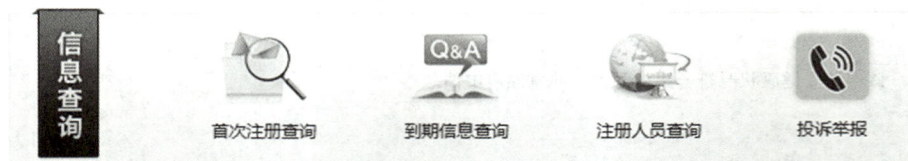

图 11-3 执业药师注册信息查询页面

知识拓展 ....

多措并举助力执业药师高效注册

为规范执业药师注册管理，提升药品经营企业专业服务水平，某市市场监管局以优化服务流程、强化政策指导、创新服务模式为抓手，切实保障执业药师首次注册工作高效开展。

1. 优化流程，缩短审批时限 发布首次注册所需的详细材料清单，提供注册申请表填写范例、材料格式模板及常见问题解答，避免重复提交。实行容缺受理，对非核心材料允许"先受理后补正"，缩短办理周期。将原本法定的20个工作日的审批时限大幅压缩至1个工作日办结。

2. 加强指导，畅通服务渠道　设置注册专线，配备 3 名业务骨干提供在线咨询及材料预审服务，实行一对一指导。编制《首次注册操作指南》电子手册，对首次注册的执业药师的继续教育进行提醒与指引。

3. 突出特色，加强分类帮扶　设置"服务专窗"，推行"线上＋线下"服务。线下开展帮代办、预约办和延时办等服务，实现"一窗受理、限时办结"。线上对偏远地区、行动不便的申请人提供全程网办、邮寄服务。

实验四十　执业药师继续教育管理

实验目标

1. 通过本实验学习，应能掌握执业药师继续教育内容、方式和学时管理的要求；熟悉执业药师继续教育机构和考核监督的规定；了解执业药师继续教育组织管理职责。

2. 具有熟练操作执业药师继续教育报名、学习、打印证书等技能。

3. 树立强化药学专业服务能力和职业能力建设的观念。

一、实验原理

执业药师继续教育管理是保障执业药师专业素质、提升药学服务质量、适应医药行业快速发展的重要措施。执业药师继续教育管理不仅帮助执业药师及时更新专业知识与技能，还能有效支持国家医药政策的实施，增强公众对药学服务的信任。通过科学、规范的继续教育管理，可以培养一支高素质的执业药师队伍，为保障公众健康和推动国家医药事业的发展提供有力支持。执业药师继续教育管理电子政务通过信息化手段，提高了管理效率，为执业药师参与学习提供了便利条件，同时增强了透明度和监管能力。通过科学规划和有效实施，电子政务系统将为执业药师继续教育管理提供强有力的支持，持续推动药学服务质量的提升和医药行业的健康发展。

（一）执业药师继续教育组织管理

国家药品监督管理局会同人力资源社会保障部负责全国执业药师继续教育工作的综合管理和统筹协调，制定全国执业药师继续教育工作政策，指导监督全国执业药师继续教育工作的组织实施，组织开展示范性继续教育活动。

各省级药品监管部门和人力资源社会保障部门，共同负责本行政区域执业药师继续教育工作的综合管理和组织实施。

有关机关、企业、事业单位以及社会团体等在各自职责范围内，依法依规做好执业药师继续教育的规划、管理和实施工作。

（二）执业药师继续教育内容

执业药师继续教育内容包括公需科目和专业科目。公需科目包括执业药师应当普遍掌握的政治理论、法律法规、职业道德、技术信息等基本知识。专业科目包括从事药品质量管理和药学服务工作应当掌握的行业政策法规，药品管理、处方审核调配、合理用药指导等专业知识和专业技能，以及行业发展需要的新理论、新知识、新技术、新方法等。

（三）执业药师继续教育方式

执业药师继续教育方式包括参加省级以上药品监管部门、人力资源社会保障部门以及执业药师继续教育机构组织的脱产培训、网络培训等继续教育培训活动，以及其他继续教育活动。执业药师继续教育方式由各省级药品监管部门会同人力资源社会保障部门组织制定并公开发布。

知识拓展

执业药师继续教育方式中的其他继续教育活动

（1）参加国家教育行政主管部门承认的药学类、中药学类以及相关专业大学专科以上学历（学位）教育。

（2）承担药品监管部门、人力资源社会保障部门或者相关行业协会学会的执业药师类研究课题，或者承担相关科研基金项目。

（3）公开发表执业药师类学术论文，公开出版执业药师类学术著作、译著等。

（4）担任药品监管部门、人力资源社会保障部门或者相关行业协会学会组织举办的与执业药师工作相关的宣讲、巡讲，以及培训班、学术会议、专题讲座等活动授课（报告）人。

（5）参加药品监管部门、人力资源社会保障部门或者相关行业协会学会组织的与执业药师工作相关的评比、竞赛类活动等。

（6）省级以上药品监管部门、人力资源社会保障部门认可的其他继续教育活动。

（四）执业药师继续教育机构

执业药师继续教育机构包括依法成立的高等院校、科研院所、大型企业、社会组织的培训机构等各类教育培训机构，可以面向执业药师提供继续教育服务。执业药师继续教育机构应当具备与继续教育目的任务相适应的教学场所、教学设施、教材、师资和人员，建立健全相应的组织机构和管理制度。

（五）执业药师继续教育学时登记

执业药师参加继续教育实行学时登记管理。登记内容主要包括继续教育时间、内容、方式、学时数、机构等信息。

执业药师应当自取得执业药师职业资格证书的次年起开始参加继续教育，每年参加的继续教育不少于90学时。其中，专业科目学时一般不少于总学时的三分之二。参加继续教育取得的学时在当年度有效，原则上不得结转或者顺延至以后年度。记入全国专业技术人员继续教育管理信息系统或者记入全国执业药师注册管理信息系统的执业药师继续教育学时，在全国范围内有效。

（六）执业药师继续教育考核监督

用人单位应将执业药师参加继续教育情况作为执业药师考核评价、岗位聘用的重要依据，此外，执业药师参加继续教育情况，应当作为聘任专业技术职务或者申报评定高一级职称资格的重要条件。

省级以上药品监管部门会同人力资源社会保障部门依法对执业药师继续教育工作实施监督检查，执业药师继续教育机构、用人单位、执业药师应当对药品监管部门、人力资源社会保障部门的监督检查予以协助、配合，不得拒绝、阻挠。

省级以上药品监管部门、人力资源社会保障部门对执业药师继续教育机构教学质量开展动态监测，监测情况作为评价继续教育机构办学质量的重要标准和是否继续承担执业药师继续教育任务的重要依据。

二、实验操作

在进行实验操作时，需严格遵守执业药师继续教育管理相关法律法规和操作规程，确保数据安全和系统稳定。建议在实验前仔细阅读操作步骤，并进行模拟操作练习。本实验操作以山东省为例进行介绍。

步骤一：注册与登录

1. 访问平台 登录山东省执业药师继续教育管理服务平台。

2. 注册账号 首次使用需注册账号，填写个人信息（如姓名、身份证号、执业药师资格证书编号等）。已有账号的执业药师可直接登录。

3. 信息审核 提交注册信息后，等待平台审核（通常需要 1 ~ 2 个工作日）。审核通过后，账号激活，可开始继续教育学习。

步骤二：选课与缴费

1. 查看课程 登录平台后，查看当前年度提供的继续教育课程。课程内容通常包括药学专业知识、法律法规、职业道德等。

2. 选择课程 根据个人需求和学习计划，选择适合的课程。注意课程对应的学时，确保满足年度学时要求。

3. 缴费 选择课程后，按照平台提示缴纳学习费用。缴费方式通常包括在线支付。

步骤三：在线学习

1. 开始学习 缴费成功后，进入课程学习页面。学习形式包括视频课程、文字资料、在线讲座等。

2. 学习进度管理 平台会记录学习进度，执业药师可随时查看已完成和未完成的内容。部分课程可能要求按顺序学习，需注意课程安排。

3. 学习时间安排 继续教育学习通常有年度时间限制（如每年 1 月 1 日至 12 月 31 日）。执业药师需在规定时间内完成学习和考试。

步骤四：在线考试

完成课程学习后，进入在线考试环节。部分课程允许补考，具体规则以平台说明为准。提交试卷后，系统自动评分并显示成绩。

步骤五：学时管理

平台自动记录执业药师获得的学时。执业药师可随时登录平台查询学时累计情况。完成年度继续教育要求后，可下载或打印学时证明。

学时证明需妥善保存，用于执业药师注册或延续注册。

知识拓展

促进执业药师继续教育规范化高质量发展

党中央、国务院高度重视人才教育培训和人才专业化能力培养工作。习近平总书记指出，人才是实现民族振兴、赢得国际竞争主动的战略资源。党的二十大报告指出，深入实施人才强国战略，培养造就大批德才兼备的高素质人才，完善人才战略布局，坚持各方面人才一起抓，建设规模宏大、结构合理、素质优良的人才队伍。

执业药师是经过国家职业资格认定并注册执业的药学技术人员，执业药师承担药品管理、处方审核调配、合理用药指导等专业技术工作，是保障药品质量和用药安全的重要技术力量。执业药师参加继续教育是执业药师注册执业的必备条件和提升业务能力的重要手段。目前，执业药师继续教育机构存在继续教育质量参差不齐等问题，有的执业药师继续教育机构培训组织、考试考核等流于形式，执业药师难以真正提高专业技术能力，执业药师队伍素质与保障人民群众用药安全的要求仍有差距。加强执业药师继续教育管理制度建设，是规范执业药师继续教育活动，提升执业药师队伍素质的重要途径，对提升执业药师专业技术能力、加强执业药师队伍建设、保障公众用药安全具有重要意义。

各省级药品监管部门、人力资源社会保障部门以《执业药师继续教育暂行规定》为依据，优化健全执业药师继续教育管理体系，建设优质继续教育机构和精品课程，共同推动执业药师队伍更好服务公众用药安全、药品质量管理和健康中国建设。

实验四十一   执业药师执业规范和信用管理

实验目标

1. 通过本实验学习，应能掌握执业药师业务规范的具体要求；熟悉执业药师信用管理相关规定；了解执业药师信用管理措施。
2. 具有依据执业规范和信用管理法律法规，从事执业药师执业和信用监管的技能。
3. 树立规范执业、诚信执业的意识。

一、实验原理

执业药师执业规范是贯彻落实《药品管理法》《执业药师职业资格制度》等法律法规的重要措施。不仅规范了执业药师的行为，还促进了行业的健康发展，支持国家医药政策的实施，增强了公众对药学服务的信任。通过建立科学、严格的执业规范管理体系，可以培养一支高素质的执业药师队伍，为保障公众健康和推动国家医药事业的发展提供有力支持。

（一）执业药师执业规范

执业药师业务规范是指执业药师在运用药学等相关专业知识和技能从事业务活动时，应当遵守的行为准则。

1. 业务活动   执业药师的业务活动包括处方调剂、用药指导、药物治疗管理、药品不良反应监测、健康宣教等。

2. 基本要求   执业药师应当遵纪守法、爱岗敬业、遵从伦理、服务健康、自觉学习、提升能力。执业药师应当佩戴执业药师徽章上岗，以示身份。

3. 处方调剂规范   执业药师应当凭医师处方调剂药品，无医师处方不得调剂。执业药师对于不能判定其合法性的处方和不规范处方，不得调剂。对于存在用药不适宜情形的处方，应当告知处方医师，要求确认或者重新开具处方；不得擅自更改或者自行配发代用药品。处方审核合格后，执业药师依据处方内容和规范调配药品。药品交付前，执业药师应当核对调配的药品是否与处方所开药品一致、数量相符，有无错配、漏配、多配。药品交付时，执业药师应当核实交付，按处方顺序将药品逐个交与患者、患者家属或看护人，并按照处方或者医嘱进行用药交代与指导。执业药师在完成处方调剂后，应当在处方上加盖专用签章或者签名。

4. 用药指导规范   执业药师应当主动对患者提供个性化的合理用药指导。执业药师应当按照规范要求指导患者使用药品。执业药师有责任和义务对患者提供用药咨询，通过直接与患者、家属交流，解答其用药疑问，介绍药品和疾病的常识。对购买非处方药的患者或消费者，执业药师有责任和义务提供专业指导。

5. 药物治疗管理规范　执业药师应当主动参与患者的药物治疗管理，为患者合理用药、优化药物疗效提供专业服务。开展药物治疗管理的执业药师应当掌握沟通技能和药物治疗评估的实践技能。执业药师应当在与患者建立互信关系的基础上，采集患者相关信息，建立药历。执业药师采集患者信息后，应当对患者药物治疗的适宜性、有效性、安全性及用药依从性方面进行用药评估。

6. 药品不良反应监测规范　执业药师应当承担药品不良反应监测的责任，对使用药品进行跟踪，特别关注处于药品监测期和特殊人群使用的药品。发现药品不良反应时，应当及时记录、填写报表并按《药品不良反应报告和监测管理办法》的规定上报。执业药师在日常用药咨询和药物治疗管理中，应当特别关注患者新发生的疾病，仔细观察患者的临床症状和不良反应，判断患者新发生的疾病是否与药品的使用有关，一旦发现，应当及时纠正和上报。

7. 健康宣教规范　执业药师有责任和义务对公众宣传疾病预防和药品使用的知识，积极倡导健康生活方式，促进合理用药。执业药师在社区中应当是健康信息的提供者，协助居民了解慢性疾病的危害性以及预防慢性疾病的重要性。执业药师应当知晓国家和世界健康与疾病防控宣传日；关注和学习国家卫生行政部门定期发布的慢性疾病报告，了解本地区慢性疾病发病现状，有针对性地开展健康教育，为预防和控制慢性疾病的发生和流行发挥作用。执业药师可以通过适当的形式告知社区居民如何纠正不健康的生活方式，预防、减少慢性疾病的发生。执业药师应当在控制药物滥用方面发挥积极作用。

（二）执业药师信用管理

执业药师信用管理是药品监管体系的重要组成部分，旨在通过建立信用评价机制，规范执业药师行为，提升药学服务质量，保障公众用药安全。通过建立科学的信用评价体系和完善的信用管理机制，可以激励守信、惩戒失信，推动执业药师队伍整体素质的提升，为公众健康和国家医药事业的发展提供有力支持。

（1）依据《执业药师职业资格制度规定》，建立执业药师个人诚信记录，并以此为依据对执业药师实行信用管理。执业药师的违法违规行为、接受表彰奖励及处分等，都将由负责药品监督管理的部门及时记入全国执业药师注册管理信息系统。

（2）依据《国家药监局关于规范药品零售企业配备使用执业药师的通知》，将"挂证"执业药师纳入信用管理"黑名单"，实施多部门联合惩戒。

（3）依据《执业药师注册管理办法》，有下列情形之一的，应当作为个人不良信息由药品监督管理部门及时记入全国执业药师注册管理信息系统：①以欺骗、贿赂等不正当手段取得《执业药师注册证》的；②持证人注册单位与实际工作单位不一致或者无工作单位的，符合《执业药师注册证》挂靠情形的；③执业药师注册证被依法撤销或者吊销的；④执业药师受刑事处罚的；⑤其他违反执业药师资格管理相关规定的。

🎓 **知识拓展** --

执业药师信用管理新举措

江苏省印发《江苏省执业药师信用信息管理暂行办法》，将执业药师信用信息分为个人基础信息、执业资质信息、正面信息和负面信息，并详细规定了正面信息和负面信息的内容，以此为基础进行执业药师的信用评价管理。广州市为重点人群建立职业信用档案，并将执业药师纳入其中，执业药师需要建立信用档案和实施信用奖惩机制。山东省将医保定点药店执业药师（医保药师）纳入信用管理。北京市施行《北京市执业药师信用评价管理办法（试行）》，明确将执业药师信用信息分为个人基本信息、良好信息和不良信息三类。根据评分情况将执业药师信用分为 A（优秀）、B（良好）、C（中等）、D（较差）四个等次。对于不同信用分的执业药师，区分层次开展信用分级监管。

二、实验操作

在进行实验操作时，需严格遵守执业药师执业规范和信用管理相关法律法规和操作规程，确保数据安全和系统稳定。建议在实验前仔细阅读操作步骤，通过电子政务平台，模拟执业药师执业规范的监督流程和信用评价流程。

步骤一：执业信息录入与查询

录入执业药师的基本信息（如姓名、注册编号、执业单位等）。

步骤二：投诉举报处理

模拟公众通过电子政务平台提交投诉举报（如不合理用药、服务态度问题等）。测试系统的投诉举报接收、分配和处理功能。

步骤三：执业行为监督

模拟执业药师的日常执业行为（如处方审核、用药指导等）。通过系统监控执业行为，记录异常情况（如违规操作、患者投诉等）。

步骤四：信用数据采集与录入

模拟采集执业药师的信用数据（如执业记录、投诉举报、患者评价等）。

步骤五：信用信息公开与查询

将信用评价结果在电子政务平台上公开，保证信息公开的透明度和及时性。

步骤六：激励与惩戒措施实施

根据信用评价结果，对信用良好的执业药师实施激励措施（如优先评优、政策支持）；对信用不良的执业药师实施惩戒措施（如限制执业、公开曝光）。

知识拓展

"数字化"赋能执业药师智慧监管

近年来，随着科技的飞速发展，执业药师行业迎来了数字化监管的新时代。全国多地已经开始执行执业药师人脸识别考勤、定位打卡等监管手段，提高了监管效率，坚决守住药品安全底线，切实维护人民群众的生命健康。

通过"人脸识别＋实时定位"的双重验证机制，确保在岗执业药师的真实身份，杜绝了虚假挂证的可能，不在岗超时预警则督促药师切实履行职责。同时，监管部门可以实时查看药师的在岗情况，并调阅历史出勤记录。对于未按要求打卡或出勤不达标的药师，属地市场监管部门将组织执法人员进行现场核查。一旦查实"挂证"或不在岗销售处方药的违规行为，将依法严肃处理，并记录在执业药师的信用档案中。

书网融合……

本章小结   习题

第十二章 医疗器械管理

实验四十二 医疗器械产品备案、产品注册申报

📋 实验目标

1. 通过本实验学习，应能掌握《医疗器械监督管理条例》规定的产品备案与注册基本知识，《医疗器械注册与备案管理办法》的相关内容；熟悉医疗器械备案、注册的基本操作流程与技能；了解医疗器械备案与注册程序对保障医疗器械质量的关键作用。

2. 具有结合具体医疗器械产品进行备案与注册实践训练的操作能力，能够准确、规范地完成实验操作。

3. 养成在实验操作中主动提出问题、分析问题、解决问题的科学思维习惯，树立创新意识。

一、实验原理

医疗器械备案与注册是产品上市的重要环节，旨在确保医疗器械符合预期的用途和性能要求。根据规定，第一类医疗器械上市前实行备案管理，第二类、第三类医疗器械上市前实行注册管理，且监管申报的平台也有所区别。境内第一类医疗器械备案需向设区的市级药品监督管理部门提交备案资料；境内第二类医疗器械应向各省级药品监督管理部门申请注册；境内第三类医疗器械需向国家药品监督管理局申请注册。进口第一类医疗器械需向国家药品监督管理局申请备案，进口第二类、第三类医疗器械需向国家药品监督管理局申请注册。

🔗 知识拓展

国际注册之 CE 认证

CE 认证是欧盟针对进入其成员国市场产品实施的安全性检测认证，所有在欧盟市场流通销售的产品都必须获得 CE 认证才能够流通销售。医疗器械由于直接关联着使用者的健康安全，是欧盟 CE 认证中检测最为全面、严格的产品类型之一。

CE 认证的要点如下。

（1）合规性标志 CE 标志是一种合规性标志，表示医疗器械符合欧洲市场的法规和标准。在欧洲市场销售的医疗器械必须获得 CE 认证。

（2）法规依据 医疗器械 CE 认证遵循欧盟的《医疗器械指令》（Medical Devices Directive）或《医疗器械规例》（Medical Devices Regulation），具体要求因产品类型和用途而有所不同。

（3）技术文件 制造商需要准备详尽的技术文件，包括设计和制造信息、性能和安全性评估、风险分析、生产工艺等。这些文件是认证机构审核的基础。

（4）认证机构 医疗器械 CE 认证必须由欧盟认可的具备相应资质的认证机构进行。

（5）产品测试 制造商需要对医疗器械进行必要的测试，包括生物相容性、电气安全性、性能测

试等，确保产品符合法规和标准的要求。

（6）审查技术文件　认证机构将审查制造商提交的技术文件，确保其符合欧洲法规。

如果医疗器械通过测试并符合要求，认证机构将颁发 CE 证书，证明产品合规。制造商可在医疗器械上加贴 CE 标志，表明产品已获得 CE 认证，可以在欧洲市场上销售。

医疗器械 CE 认证是制造商进入欧洲市场的法定要求，也是对产品安全性和性能的官方认可。

二、实验操作

（一）第一类医疗器械备案

第一类医疗器械因其风险程度较低，采用简化的备案登记流程即可获准上市，在确保产品安全有效的同时，显著提高了市场准入效率。这种备案制度既减轻了企业的行政负担，又严格保障了医疗器械的质量与安全。

步骤一　备案前的准备。①明确产品分类：确认所生产的医疗器械属于第一类，并充分了解其具体分类要求。②准备必要材料：根据第一类医疗器械备案要求准备申报材料，包括产品技术要求、产品检验报告、临床评价资料、产品说明书及标签样稿等。

步骤二　访问所在地市级市场监督管理部门的官方网站，进行用户注册并登录。以沈阳市第一类医疗器械产品备案为例进行介绍（图 12 - 1）。

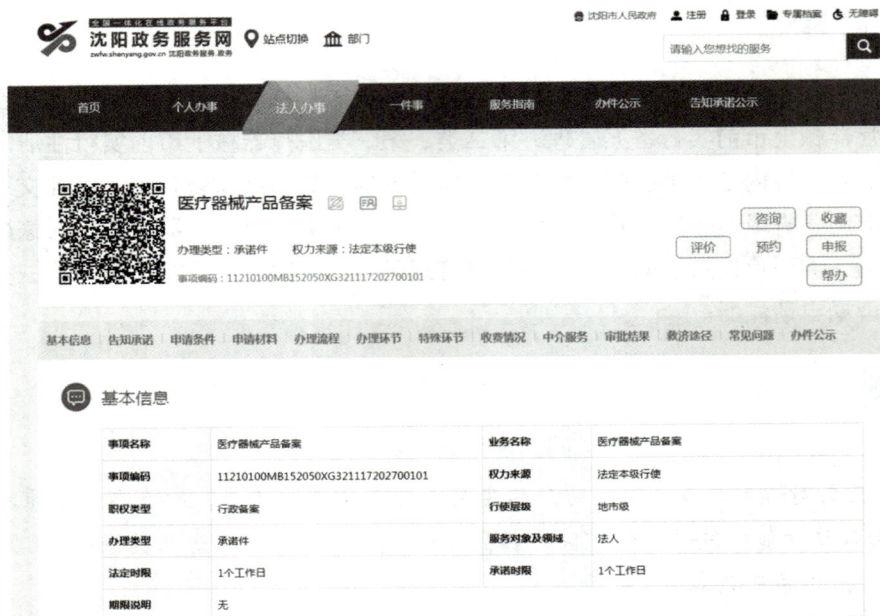

图 12 - 1　沈阳市第一类医疗器械产品备案申报页面

步骤三　备案人在系统中填写医疗器械的基本信息，包括产品名称、型号规格、生产厂商等。并将准备好的材料按照系统要求逐一上传，确保文件格式正确且清晰可见。在正式提交前，仔细核对所填写的信息和上传的材料，确保准确无误后点击提交按钮。提交后，可通过系统查询备案进度，及时了解备案状态。审核通过后即可下载医疗器械备案凭证。

需要注意的是，所提交的材料必须真实有效，不得弄虚作假。填写的信息应与实际情况相符，避免出现错误或遗漏。如遇到备案问题或困难，可及时与相关部门沟通联系，寻求帮助和指导。

（二）境内第二类医疗器械注册

以辽宁省第二类医疗器械产品注册为例。

步骤一 准备注册资料，包括产品风险分析资料、产品技术要求、产品检验报告、临床评价资料、产品说明书和标签样稿、与产品研制、生产有关的质量管理体系文件、证明产品安全、有效所需的其他资料等。

步骤二 登录辽宁省药品监督管理局官方网站，查找并点击进入"办事指南"或"政务服务"等栏目中的"第二类医疗器械产品注册审批"事项（图 12 - 2）。

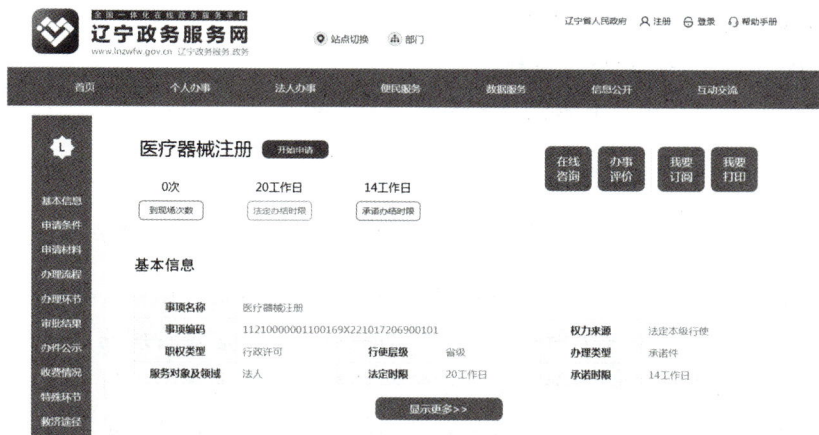

图 12 - 2 辽宁省第二类医疗器械产品注册申报页面

按步骤提交资料后支付相关注册费用（部分省份注册环节免费），等待资料审核。审批通过后即可自行在系统中下载医疗器械注册证的电子证书。

（三）境内第三类医疗器械注册

步骤一 准备注册资料，要求与第一类、第二类医疗器械相同。访问国家药品监督管理局官方网站，点击进入"政务服务"栏目。

步骤二 在国家药品监督管理局政务服务门户查找并点击"国产三类医疗器械首次注册"这一事项（图 12 - 3）。

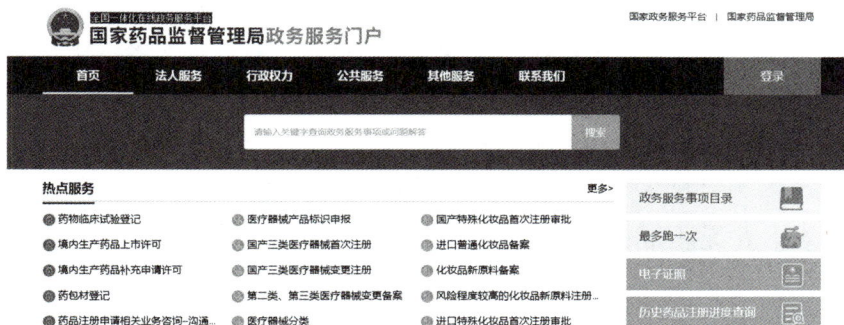

图 12 - 3 国家药品监督管理局政务服务门户网站

步骤三 进入具体的注册页面，选择"在线办理"，即开始进入流程。审核通过后可直接在网站下载医疗器械注册证电子证书。

实验四十三　医疗器械生产备案、生产许可申报

实验目标

1. 通过本实验学习，应能掌握医疗器械生产备案与生产许可的申报材料要求、申报步骤、审批流程；熟悉《医疗器械监督管理条例》和《医疗器械生产监督管理办法》的有关规定，监管机构的检查流程与应对策略；了解医疗器械生产备案与生产许可的基本程序。

2. 具有分析和解决申报过程中问题的能力，能够独立完成生产备案与生产许可申报全流程操作，确保企业生产合规并顺利通过审批。

3. 树立严谨的质量规范意识和依法合规的生产管理理念。

一、实验原理

医疗器械生产备案与生产许可在保证消费者安全用械中起着重要的作用。根据规定，境内第一类医疗器械生产实行备案管理，备案机关为所在地设区的市级负责药品监督管理的部门；境内第二类、第三类医疗器械生产实行许可管理，许可机关为所在地省级药品监督管理部门。进口第一类医疗器械的生产备案及进口第二类、第三类医疗器械的生产许可全部由国家药品监督管理局负责。

知识拓展

医疗器械的飞行检查

医疗器械飞行检查，是指药品监督管理部门针对医疗器械研制、生产、经营、使用等环节开展的不预先告知的监督检查。企业收到飞行检查通知书，检查目的主要有两种情况：有因检查和合规检查。①有因检查：适用于企业出现明显的质量安全风险、严重违反质量管理要求或不守信的情况，即监管部门已掌握可能出现问题的线索。②合规检查：是企业没有出现问题的线索，这样的飞行检查属于药监部门系统性检查的一部分。需要明确的是，接受飞行检查并不代表企业产品质量存在问题。

根据飞行检查结果，监管部门可以依法采取限期整改、发告诫信、约谈被检查单位、监督召回产品、收回或者撤销相关资格认证认定证书，以及暂停研制、生产、销售、使用等风险控制措施。风险因素消除后，应当及时解除相关风险控制措施。被检查单位因违法行为应当受到行政处罚，且具有拒绝、逃避监督检查或者伪造、销毁、隐匿有关证据材料等情形的，药监部门将依法对其从重处罚。违法行为涉嫌犯罪的，将被移送司法机关追究相应的法律责任。

二、实验操作

（一）第一类医疗器械生产备案

以沈阳市第一类医疗器械生产备案流程为例进行介绍（图 12 - 4）。

步骤一　根据《医疗器械生产监督管理办法》准备资料，包括：①所生产的医疗器械注册证以及产品技术要求复印件；②法定代表人（企业负责人）身份证明复印件；③生产、质量和技术负责人的身份、学历、职称相关材料复印件；④生产管理、质量检验岗位从业人员学历、职称一览表；⑤生产场地的相关文件复印件，有特殊生产环境要求的，还应当提交设施、环境的相关文件复印件；⑥主要生产

设备和检验设备目录；⑦质量手册和程序文件目录；⑧生产工艺流程图；⑨证明售后服务能力的相关材料；⑩经办人的授权文件。

　　步骤二　访问所在地市级市场监督管理局官方网站，在"办事指南"中查找"第一类医疗器械生产备案"事项，并按流程逐步提交资料，等待审核通过后即可下载《第一类医疗器械生产备案凭证》电子证书。

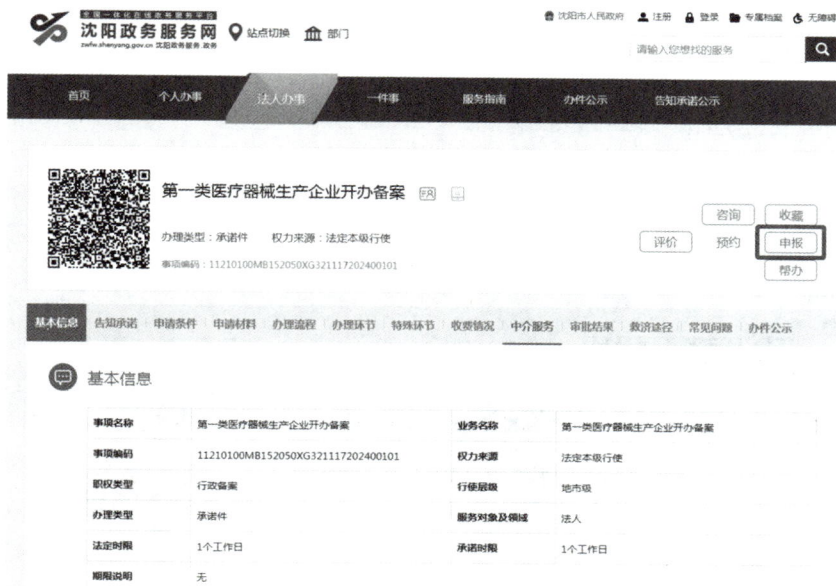

图 12 – 4　沈阳市第一类医疗器械生产企业开办备案办事指南

（二）第二类、第三类医疗器械生产许可

　　步骤一　根据《医疗器械生产监督管理办法》准备资料，资料内容与生产备案相同。

　　步骤二　访问所在地省级药品监督管理局官方网站，在"办事指南"或"政务服务"栏目中选择"第二类、第三类医疗器械生产首次许可"事项，按流程进行在线办理，逐一提交资料后等待审核，通过后即可下载《医疗器械生产许可证》电子证书。以辽宁省第二类医疗器械生产许可为例，具体步骤如图 12 – 5 至图 12 – 7 所示。

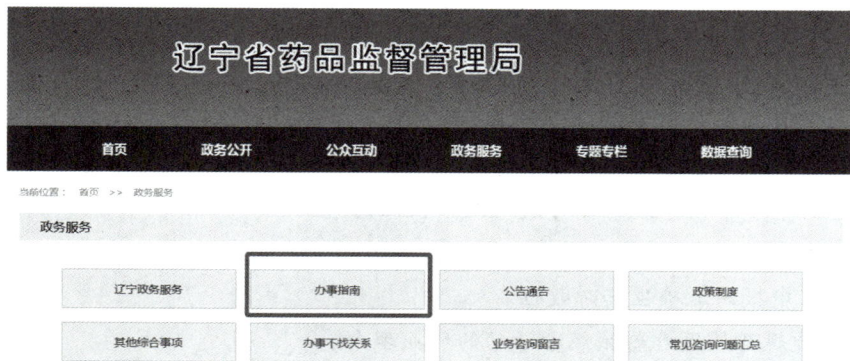

图 12 – 5　省级药品监督管理局——办事指南

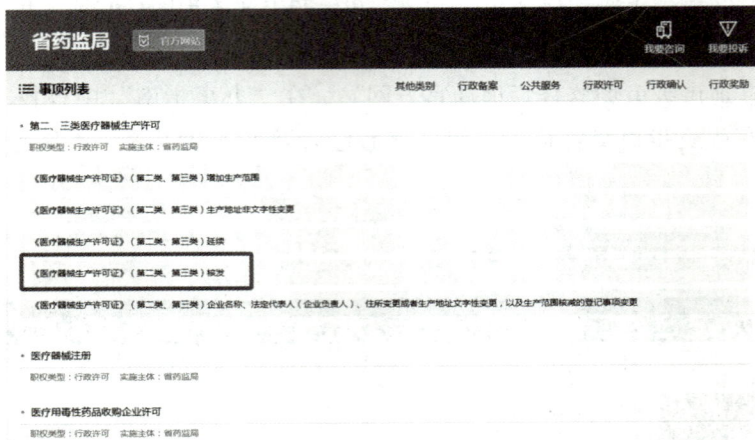

图 12 – 6 《医疗器械生产许可证》的核发

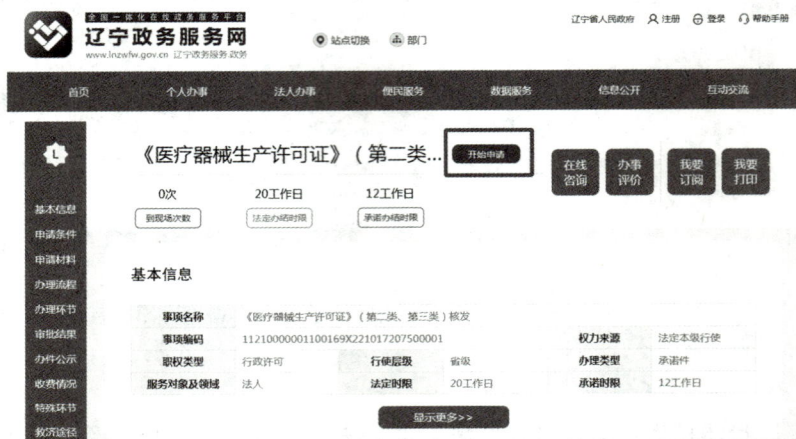

图 12 – 7 《医疗器械生产许可证》的申请

实验四十四 医疗器械经营备案、经营许可申报

实验目标

1. 通过本实验学习，应能掌握《医疗器械监督管理条例》和《医疗器械经营监督管理办法》口关于经营备案与许可的核心规定；熟悉医疗器械经营备案及许可的完整申报流程和申报表格规范填写要求；了解电子申报系统的操作规则及申报注意事项。

2. 具有将法规理论应用于实际操作的能力，能够独立完成电子申报系统的全流程操作，确保经营备案与许可申报的准确性和时效性。

3. 树立依法合规开展医疗器械经营活动的职业理念。

一、实验原理

医疗器械的流通环节是医疗器械全生命周期中持续时间最长的环节，从医疗器械生产完成后即进入流通过程，因此，医疗器械经营的规定是必须掌握的内容。我国第一类医疗器械经营不需要备案或许可，第二类医疗器械实行经营备案，备案机关为设区的市级市场监督管理部门。同时，按照国务院药品监督管理部门的规定，对产品安全性、有效性不受流通过程影响的第二类医疗器械，可以免于经营备案。第三类医疗器械实行经营许可，即需要获取《医疗器械经营许可证》，许可审批机关是设区的市级市场监督管理部门。可见，医疗器械的经营环节全部由市级市场监督管理部门负责发证与监管。

📎 知识拓展

医疗器械委托第三方贮存配送服务的合规要求

（1）准入资质　企业需取得医疗器械经营许可证（第三类）或经营备案凭证（第二类）。经营范围须载明："为其他医疗器械生产经营企业提供贮存、配送服务"。

（2）硬件设施　仓储环境符合 GSP 标准（温湿度实时监控、产品分区管理、独立不合格品区）。配备信息化追溯系统（可实时调取出入库记录）。

（3）人员配置　质量负责人须具备医疗器械相关专业大专以上学历或中级以上专业技术职称，关键岗位人员（验收、养护）需接受岗前培训并考核合格。

（4）申请步骤　首先需要成为医疗器械注册人或备案人的代理人，其次需要具备通过药监部门审核的经营场所、标准化仓库，为委托方提供一站式的全程资质办理服务，同时需具备符合要求的仓储管理系统。在营业执照的"经营范围"一项，需要包含"为其他医疗器械生产经营企业提供贮存、配送服务"。

二、实验操作

（一）境内第二类医疗器械经营备案

步骤一　按照《医疗器械经营监督管理办法》的规定准备资料，包括：①法定代表人（企业负责人）、质量负责人身份证明、学历或者职称相关材料复印件；②企业组织机构与部门设置；③医疗器械经营范围、经营方式；④经营场所和库房的地理位置图、平面图、房屋产权文件或者租赁协议复印件；⑤主要经营设施、设备目录；⑥经营质量管理制度、工作程序等文件目录；⑦信息管理系统基本情况；⑧经办人授权文件。

步骤二　访问所在地市级市场监督管理局官方网站，在"政务服务"或"办事服务"栏目中搜索"第二类医疗器械经营备案"事项，按照流程逐步办理即可，通过审核后可自行在网站下载《第二类医疗器械经营备案凭证》电子证书。以济南市第二类医疗器械经营备案为例，具体申请步骤如图 12 - 8、图 12 - 9 所示。

（二）境内第三类医疗器械经营许可

步骤一　按照《医疗器械经营监督管理办法》的规定准备资料，内容与第二类医疗器械经营备案相同。

步骤二　访问所在地市级市场监督管理局官方网站，在"政务服务"或"办事服务"栏目中搜索"医疗器械经营许可证核发"事项，按步骤办理即可。审核通过后，自行在网站下载《医疗器械经营许可证》电子证书。以济南市第三类医疗器械经营许可为例，具体申请步骤如图 12 - 10 所示。

综上，境内第三类医疗器械的经营许可与其他许可事项类似，选择企业所在地的药品监督管理部门网站进行平台申报即可。

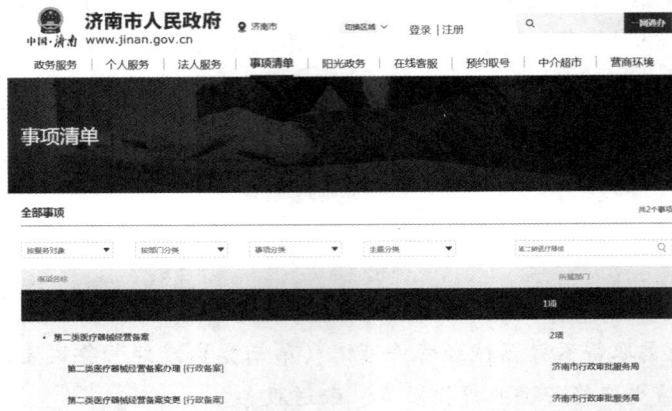

图 12 - 8　市级政务服务网站

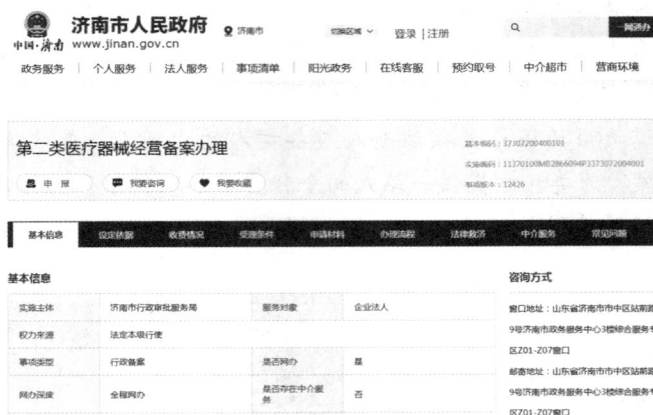

图 12 - 9　第二类医疗器械经营备案在线申报

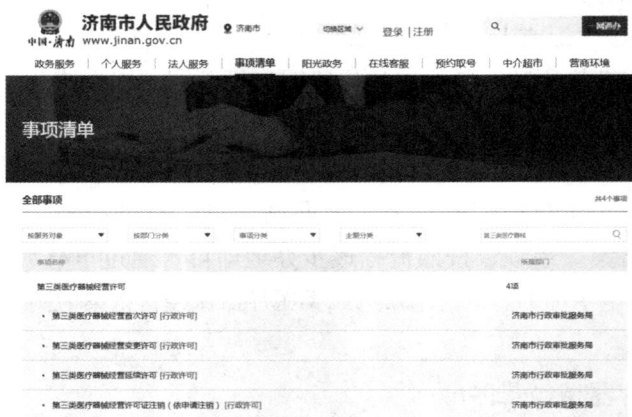

图 12 - 10　第三类医疗器械经营许可在线申报

书网融合……

本章小结

习题

第十三章　化妆品、保健食品管理

PPT

实验四十五　化妆品备案

实验目标

1. 通过本实验学习，应能掌握化妆品备案信息服务平台的操作方法；熟悉化妆品备案所需材料及要求；了解化妆品备案的概念、流程及相关法律法规。

2. 能够熟练使用化妆品备案信息服务平台，完成备案账号注册、产品信息填报、资料上传等操作；能够对备案过程中可能出现的问题进行分析和解决，如资料填写错误、系统操作问题等。

3. 培养法规意识，充分认识到化妆品备案工作的重要性，自觉遵守相关法律法规；培养严谨的态度和责任感，确保备案信息的真实性和完整性，保障消费者的健康安全；增强创新思维和团队协作能力，在备案过程中积极探索更高效、更科学的方法，同时与团队成员密切合作，共同完成备案任务。

一、实验原理

（一）化妆品备案基本规定

化妆品、化妆品新原料备案，是指备案人依照法定程序和要求，提交表明化妆品、化妆品新原料安全性和质量可控性的资料，药品监督管理部门对提交的资料存档备查的活动。《化妆品监督管理条例》《化妆品注册备案管理办法》等法律法规为化妆品备案提供了明确的法律依据：《化妆品监督管理条例》明确了化妆品备案的主体、范围、程序和法律责任等基本要求，《化妆品注册备案管理办法》对化妆品备案的具体流程、资料要求、技术审评等方面进行了详细规定。国家对普通化妆品和其他化妆品新原料实行备案管理。

（二）化妆品备案信息服务平台概况

为贯彻落实党中央、国务院关于深入推进"放管服"改革的重大部署，保障《化妆品监督管理条例》《化妆品注册备案管理办法》落地实施，加强对化妆品备案工作管理，自 2021 年 4 月 1 日起，化妆品注册备案信息服务平台正式运行，平台以企业信息资料管理、普通化妆品备案管理和化妆品智慧申报审评模块为基础，按照大系统、大平台的建设思路，整合化妆品注册、备案、检验业务数据，加强化妆品监管业务的协同和信息资源共享，并与国家药监局网上办事大厅、国家药品智慧监管平台等进行对接，方便化妆品企业一站登录、一网通办，实现化妆品和化妆品新原料注册、备案业务的"一平台办理"。

二、实验操作

步骤一：账号注册与权限开通

登录国家药品监督管理局政务服务门户，点击"法人登录"，使用企业营业执照上的统一社会信用代码进行注册。按照系统提示完善企业基本信息，包括企业名称、法定代表人、联系人、联系电话等。注册完成后，登录化妆品注册备案信息服务平台，创建账号并完成账号绑定。

步骤二：备案号领取

1. 登录"化妆品注册备案信息服务平台"，点击"普通化妆品（牙膏）备案管理"（图13-1），进入企业备案首页后即可在对应菜单进行业务操作。

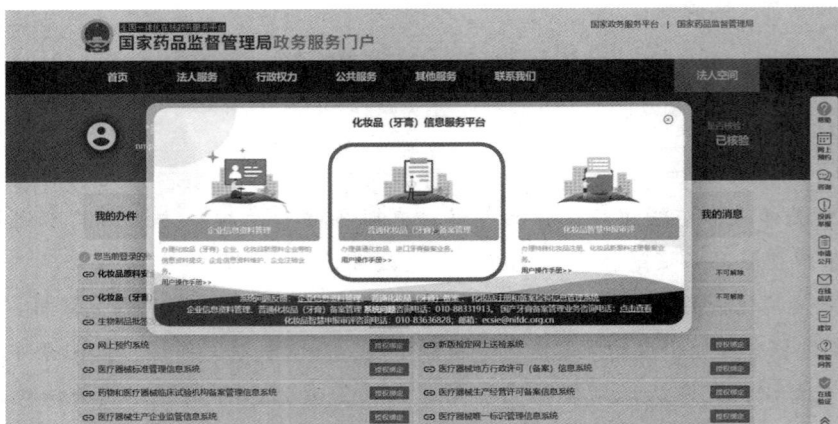

图 13-1　普通化妆品（牙膏）备案管理

2. 在左侧菜单栏选择【备案号领取】，进入备案号领取列表页面，可通过设置查询条件并点击【查询】按钮查询已维护的备案号（图13-2）。

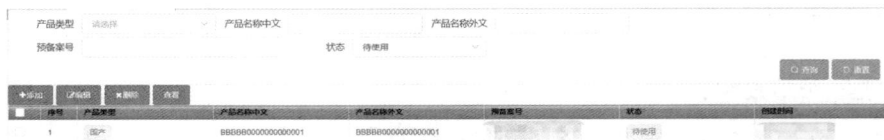

图 13-2　查询备案号

3. 点击【添加】按钮进入预备案产品信息页面（图13-3）。产品性质选择化妆品或牙膏，产品类型选择国产或仅供出口。

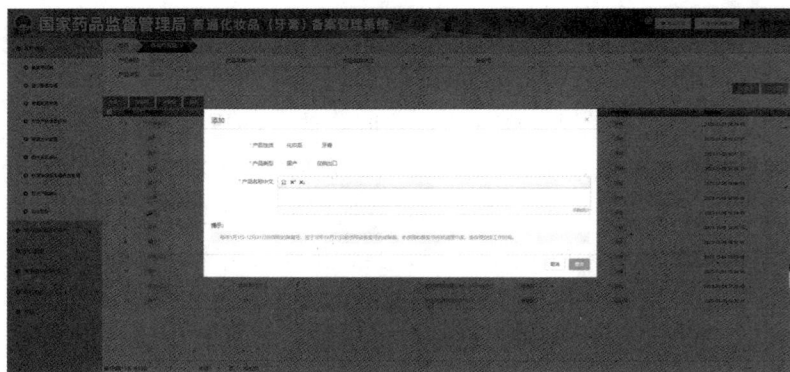

图 13-3　预备案产品信息页面

4. 填写产品中文名称，产品中文名称和外文名称支持特殊字符的录入，点击录入框左上角的特殊字符或上下标可以录入对应的字符。国产产品需点击【提交】按钮完成备案号的领取；仅供出口产品不需要填写外文名称，其余步骤与国产产品相同，提交后系统将自动生成备案号。

　　5. 选择记录，点击【查看】，可查看预备案产品信息及备案编号（图 13 - 4）。

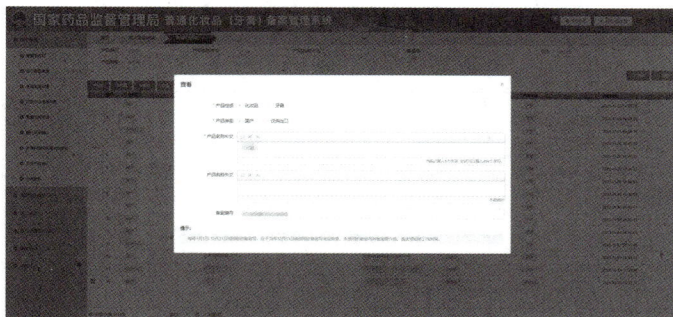

图 13 - 4　查看预备案产品信息

　　6. 选择状态为"已注销"的记录，点击【查看】，可查看预备案产品信息、备案编号及注销原因。

步骤三：首次备案申请单录入

　　首次备案是本系统的核心功能。首次产品备案，需在首次备案申请中进行操作。如果备案申请在资料整理阶段被监管人员发现问题，或在备案后检查环节收到责令改正意见，均需在此处进行编辑，修改信息后重新提交。点击【国产备案】下面的【首次备案申请】菜单，即可进入首次备案查询列表页面（图 13 - 5）。

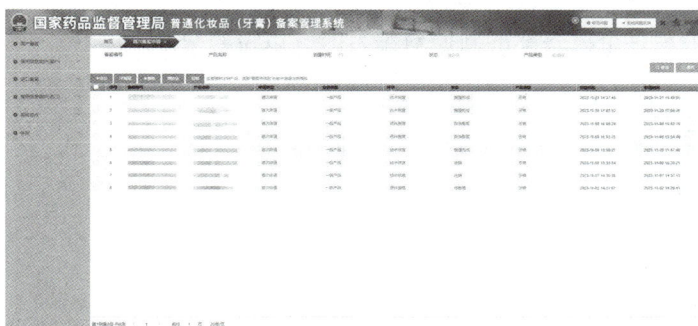

图 13 - 5　首次备案查询列表页

　　点击【添加】按钮进入首次备案申请单录入页面（图 13 - 6）。在产品信息栏中，可通过下拉菜单选择已在"备案号领取功能"中维护的国产产品中文名称，系统将自动关联对应备案编号。依次选择分类编码的功效宣称、作用部位、产品剂型、适用人群、使用方法及备注说明。备案人信息自动从用户平台获取。

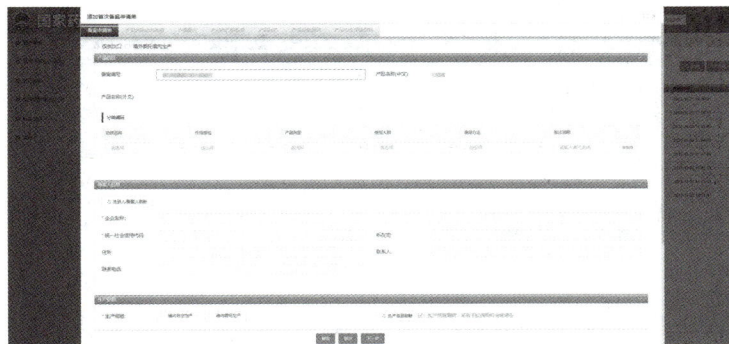

图 13 - 6　首次备案申请单录入页面

步骤四：录入生产信息栏

生产信息栏包含境内自主生产和境内委托生产，可根据产品实际情况进行选择，支持同时选择两种方式。选择境内自主生产（图13-7）时，系统将自动关联生产许可证号（信息来源于企业信息资料管理模块）。

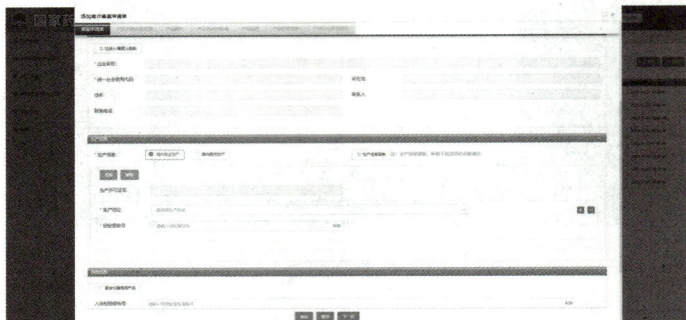

图13-7 境内自主生产录入生产信息

选择境内委托生产（图13-8）时，通过下拉菜单选择生产企业名称，系统将自动获取对应的住所地址。点击【上传】按钮上传委托关系文件，可动态添加和删除生产地址及检验报告号。此处的生产企业信息需要预先在"常用信息维护—受托企业维护"页面中维护信息。若涉及使用已注册新原料的，需输入新原料注册号，如填写多个已注册的新原料编号时，以逗号分隔；若涉及使用已备案新原料的，输入新原料备案号，如填写多个已备案的新原料编号时，以逗号分隔。

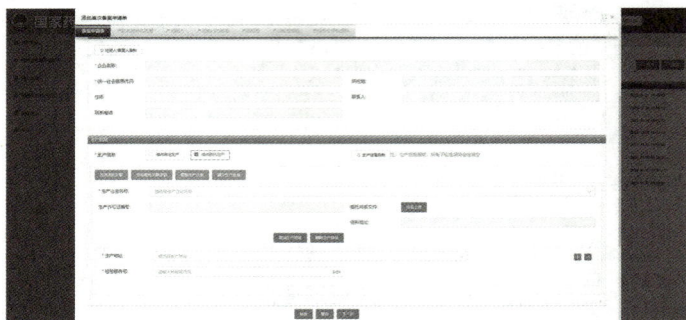

图13-8 境内委托生产录入生产信息

步骤五：录入产品名称命名依据

产品名称命名依据可通过左侧菜单栏【常用信息维护（国产）】—【商标维护】功能已维护的内容中选择，也可以在线录入，两种方式均支持（图13-9）。

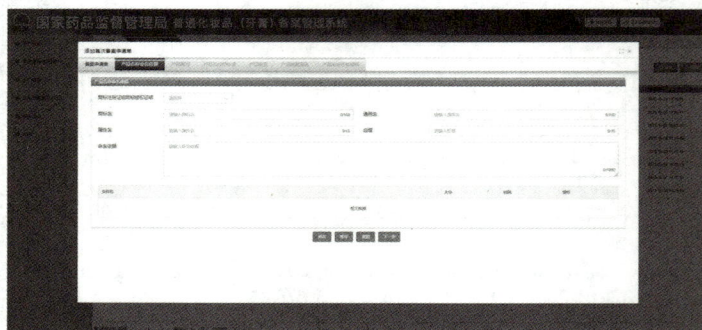

图13-9 录入产品名称命名依据

步骤六：产品配方录入（图 13 – 10）

首先填写配方名称，点击上方【增加行】按钮可以在该配方下增加原料信息，支持通过点击【增加复配】按钮增加复配原料；勾选已经录入的原料后，点击【编辑行】按钮可对已录入的原料进行修改编辑；勾选已录入的原料后，点击【删除行】可删除已勾选的原料。配方编辑完成后，若涉及使用与内容物直接接触的推进剂，需勾选相应选项并填写推进剂名称和原料含量，支持动态添加或删除。点击【发送新原料授权申请】按钮，对当前新原料提交授权使用申请；若涉及膜质材料，需勾选相应选项并上传附件说明膜质材料特性。可在备注栏中添加该配方的备注事项，若填写的配方与检验系统配方存在差异，需要在不一致说明中阐述原因。

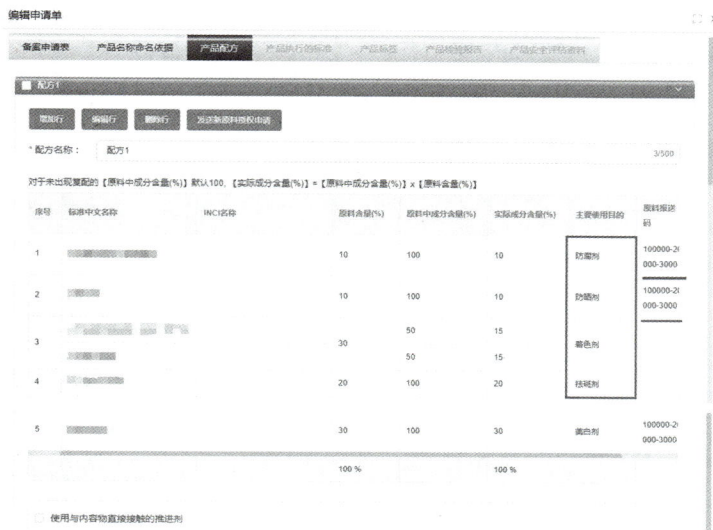

图 13 – 10　产品配方录入

步骤七：在线填写产品执行的标准内容（图 13 – 11）

在完成产品配方页后点击下一步，系统将弹出："是否重置生产工艺及感官指标等信息？（增加或减少配方时，需重置！）"。如果已填写并保存过生产工艺信息，此处点击"是"则生产工艺信息会被清空，点"否"则保留之前填写的生产工艺信息。另外需填写生产工艺、产品使用方法、贮存条件、使用期限等信息，如有注意事项，填写到"安全警示语"中，若不填写则无法进入下一步操作。

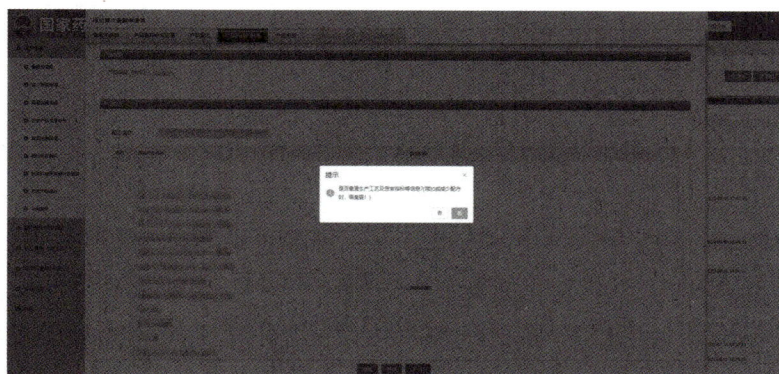

图 13 – 11　在线填写产品执行的标准内容

步骤八：在线填写产品标签

在基本内容（图 13 – 12）中，产品名称、产品执行的标准编号、备案人名称、备案人地址、生产企业名称、生产企业地址均自动关联备案申请表中的内容；全成分标识中 0.1%（w/w）以上的成分和其他微量成分关联自配方表的内容（注意：如果保存后再次修改配方信息，产品标签中的全成分标识不会自动更新，需要企业手动调整）。净含量、使用期限、产品使用方法、安全警示语关联自产品执行的标准中的内容。其他信息（图 13-13）支持通过【添加】或【删除】按钮动态添加或删除创新用语及其解释。在线填写标注的标签内容和电子标签内容。在附件资料上传栏中分别通过点击【点击上传】按钮补充销售包装平面图、销售包装立体图、说明书等内容，系统里可以支持最大 10MB 文件的上传（图 13-14）。

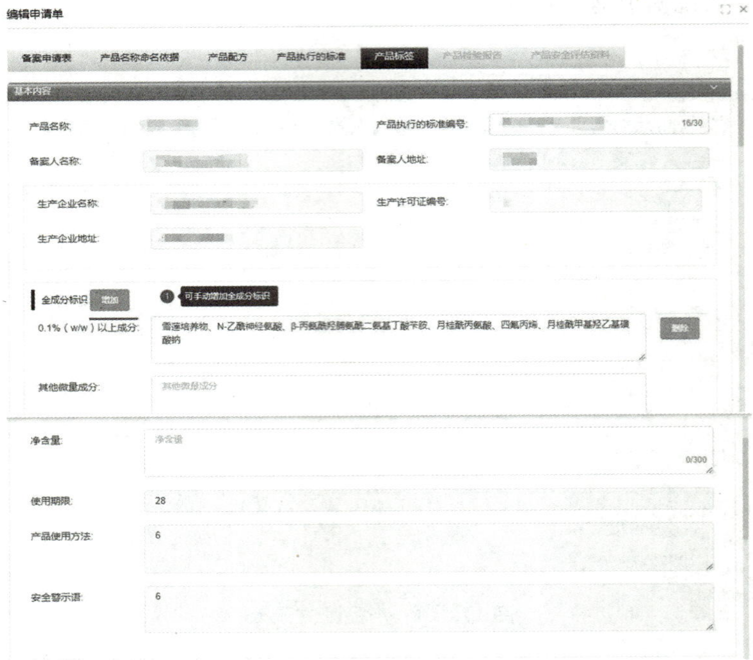

图 13-12　在线填写产品标签基本内容

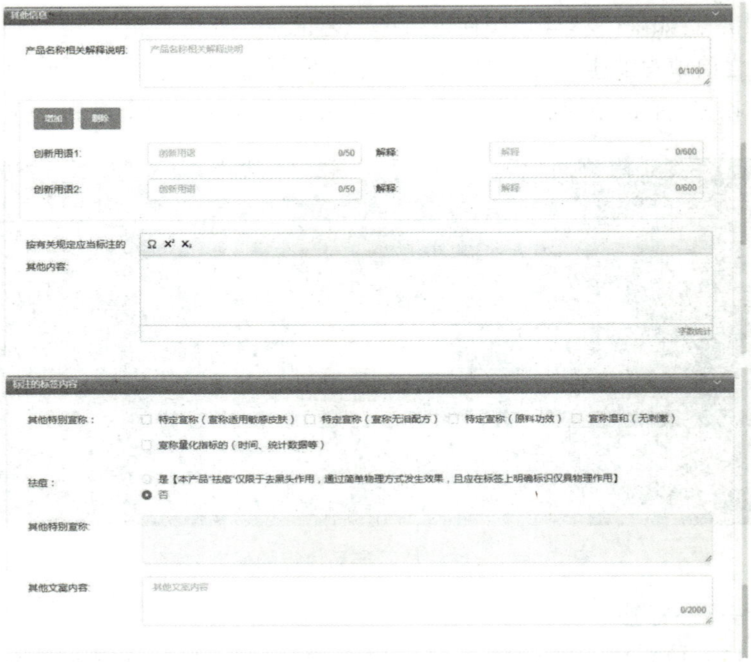

图 13-13　在线填写产品标签其他信息

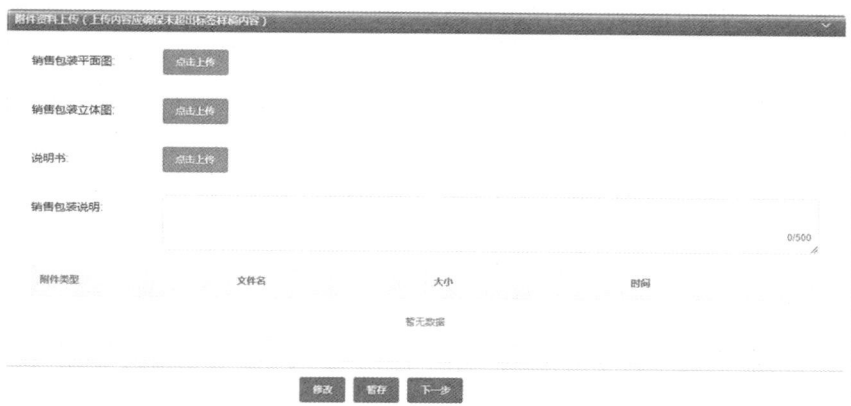

图 13-14 在线填写产品标签附件资料上传

步骤九：上传产品检验报告

进入产品检验报告页面后，系统将自动关联备案申请表中填写的检验报告号，此时需要手动上传检验报告（图 13-15、图 13-16），最多可上传 10 个检验报告附件。

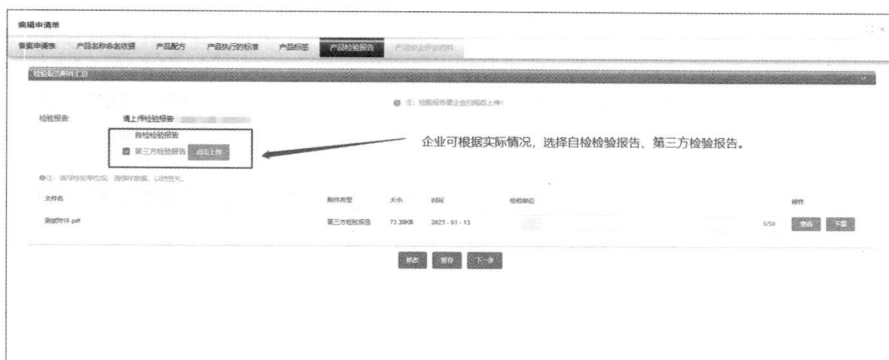

图 13-15 手动上传检验报告

进行国产产品备案申报时，在产品检验报告填报页面新增必填选项"上传自检检验报告"和"上传第三方检验报告"（可以同时选择，部分项目无法自检的可以继续委托第三方），如果选择"上传自检检验报告"，企业需手动上传自检报告及配套声明文件，并下拉菜单选择自检报告出具的检验单位；如果选择"上传第三方检验报告"，企业需手动上传第三方出具的检验报告附件，并填写第三方检验报告出具的检验单位。

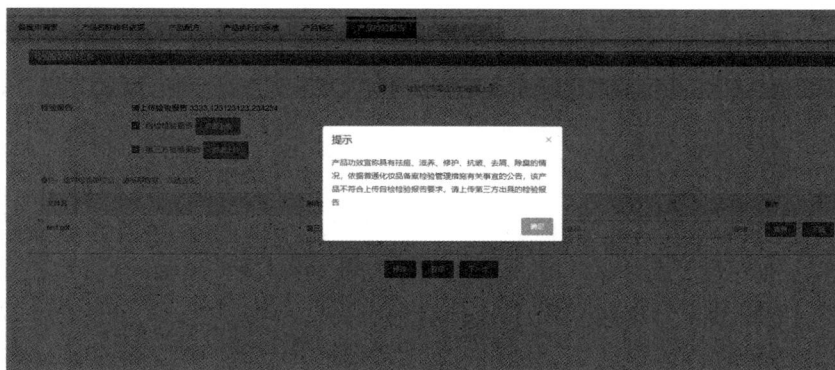

图 13-16 上传第三方检验报告

步骤十：填写产品安全评估资料（图13-17）

产品安全评估资料包含评估单位、评估日期、评估摘要及产品简介。其中安全评估信息中的评估人员相关信息支持动态添加和删除。产品首次备案时，企业必须上传安全评估结论附件，并可自行选择是否对上传的安全评估附件类型进行勾选标注。上传安全评估结论附件后，可点击【编辑】或【查看】按钮，查看上传的安全评估结论附件。点击【提交】按钮，提交到待资料整理环节，完成首次备案操作。

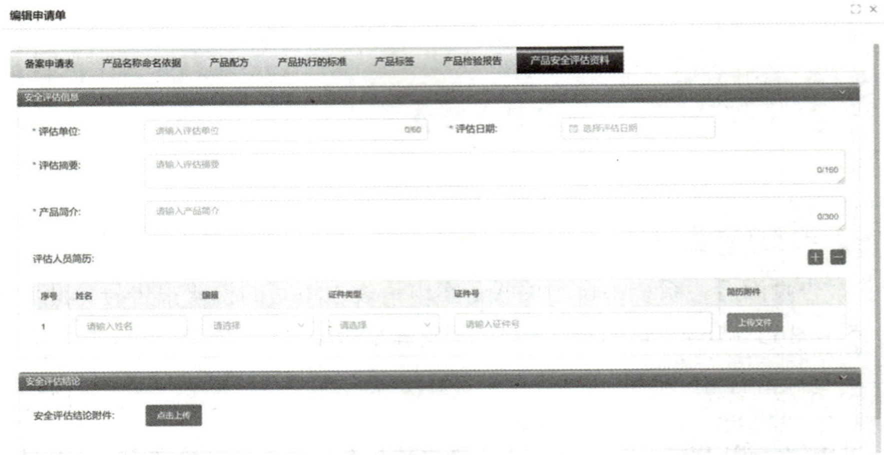

图13-17 填写产品安全评估资料

实验四十六 化妆品注册

实验目标

1. 通过本实验学习，应能掌握化妆品智慧申报审评系统的功能及操作；熟悉化妆品注册所需的法规文件、技术要求及资料准备；了解化妆品注册的基本概念、流程。

2. 能够熟练运用化妆品智慧申报审评系统，完成账号注册、产品信息填报、资料上传及提交等操作；能够对注册过程中可能出现的问题进行分析，并提出合理的解决方案。

3. 培养严谨细致的工作态度，确保注册信息的准确性和完整性；树立法规意识，确保化妆品注册工作的合法合规性；增强创新思维和问题解决能力，在面对复杂的注册流程和可能出现的问题时，能够积极思考并主动探索解决方案。

一、实验原理

(一) 化妆品注册基本规定

国家对特殊化妆品和风险程度较高的化妆品新原料实行注册管理。特殊化妆品是指用于染发、烫发、祛斑美白、防晒、防脱发的化妆品以及宣称新功效的化妆品。在我国境内首次使用于化妆品的天然或者人工原料为化妆品新原料。具有防腐、防晒、着色、染发、祛斑美白功能的化妆品新原料，经国务院药品监督管理部门注册后方可使用；其他化妆品新原料应当在使用前向国务院药品监督管理部门备案。

（二）化妆品智慧申报审评系统概况

在国家药监局的统一部署下，中国食品药品检定研究院积极探索审评技术和信息化的融合，搭建化妆品智慧申报审评系统，实现了特殊化妆品注册和化妆品新原料注册及备案核心业务全过程信息化网络办公。系统具备以下优势及特点。

1. 多系统深度融合　通过多系统深度融合实现了化妆品注册、备案业务工作的高效协同，例如在针对风险管控时，实现了一处风险、全局触发。

2. 全过程数字认证技术应用　在申报、审评、制证等各环节引入数字认证技术，显著提高了各环节的工作效率。

3. 全方位数据安全保障　在网络传输、页面展示、后台存储等环节应用密码保护等技术对数据进行加密保护，开创性采用第三方数据审计方式实现对程序开发人员数据库操作行为的追溯审计，有效防范内部人员的非授权操作，防止敏感信息泄露。

4. 智慧申报审评功能实践　系统实现了按企业申报类别智能生成资料目录树，引导企业快速规范提交资料，提升"一次性通过率"，开展生产工艺完整性自动判定、标签禁用语自动识别等智能辅助审评功能建设，为智慧申报审评提供信息技术支撑。

二、实验操作

（一）特殊化妆品注册申报

步骤一：登录系统选择申报类别

化妆品注册人/境内责任人用户登录化妆品智慧申报审评系统后进入首页，点击【特殊化妆品申报】—【首次申请】菜单，进入首次申请页面（图13-18）。在弹出的页面选择"国产—境内注册人""国产—境外委托境内生产""境外注册人""境内委托境外生产"，并选择"申报类别"，点击【确定】进入申报信息页面。

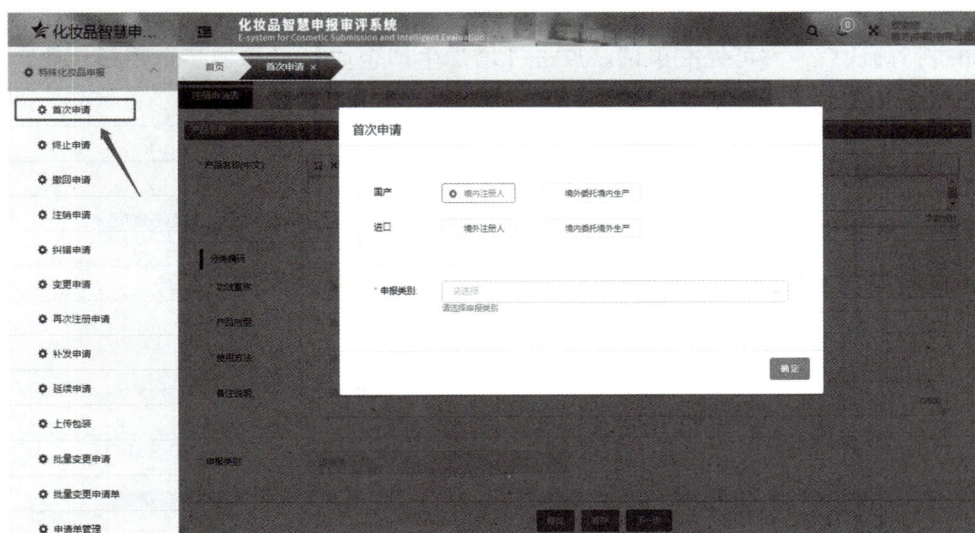

图13-18　首次申请页面

步骤二：注册申请表页填报

1. 产品信息栏（图13-19）　填写产品名称、分类编码等信息。

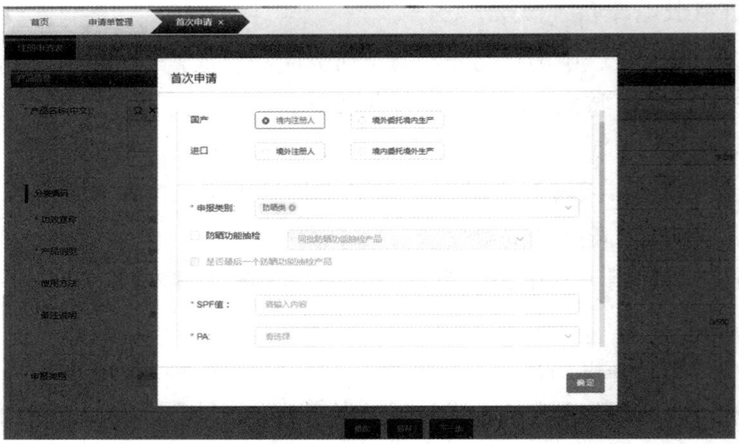

图 13 - 19　注册申请表产品信息栏

2. 注册人信息栏（图 13 - 20）　由系统自动从登录用户信息中提取，不可进行修改。

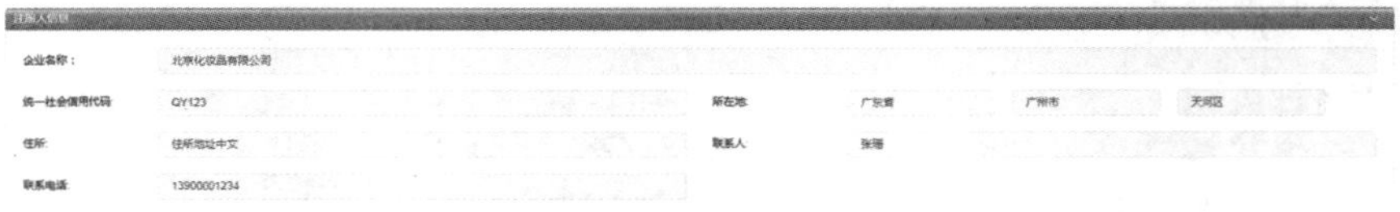

图 13 - 20　注册申请表注册人信息栏

3. 生产信息栏（图 13 - 21）　包括境内自主生产和境内委托生产。选择境内自主生产时，系统自动关联生产许可编号，需要选择生产地址；如有多个生产地址可点击【增加】按钮进行操作。选择境内委托生产时，需选择生产企业名称、生产地址，上传委托关系文件并发送委托关联。委托企业信息需要提前在【委托企业管理】中进行维护。境内委托的企业添加后需要点击【发送委托关联】，将本次产品的委托生产信息发送至受托方（国内生产企业），待受托方生产企业在【支撑数据管理】—【受托关系确认】菜单进行确认后，方可提交申请。点击【增加生产企业】可添加多个委托企业，若委托生产企业需要多个厂址可点击【增加生产地址】进行增加。

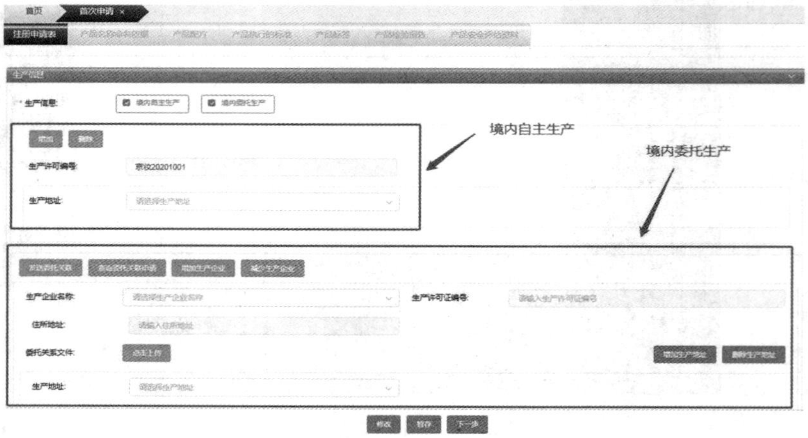

图 13 - 21　注册申请表生产信息栏

4. 其他信息栏（图 13 - 22）　填写检验受理编号后，会在产品检验报告页签自动带出，填写好数据后点击【下一步】。

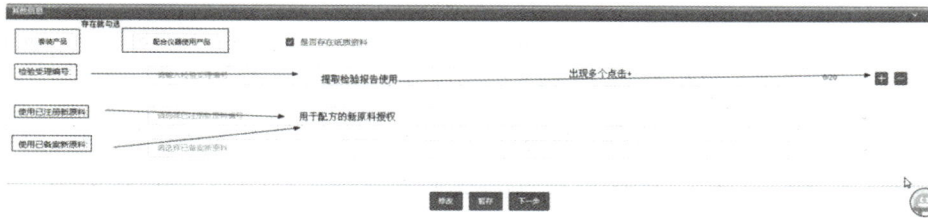

图 13－22 注册申请表其他信息栏

步骤三：产品名称命名依据填报（图 13－23）

如注册人或境内责任人用户在【支撑数据管理】—【商标管理】菜单下提前维护了商标注册证/商标授权证明以及产品名称命名依据信息，可在"商标注册证或商标授权证明"下拉列表中选择已维护的商标信息，系统将自动关联相关信息。用户也可不选择商标信息，直接在页面手动录入商标信息。录入完成后，点击【下一步】。

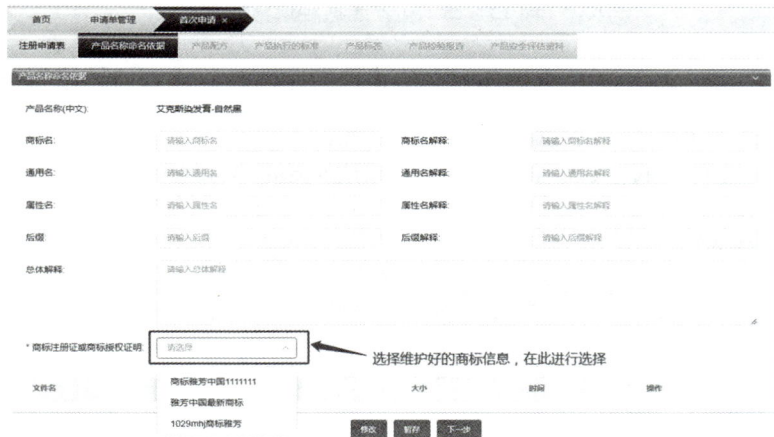

图 13－23 产品名称命名依据填报

步骤四：产品配方填报（图 13－24）

系统提供导入配方和手动录入配方两种录入方式。用户可通过【下载模板】功能下载配方模板，维护配方模板后点击【覆盖导入】进行配方的批量导入；也可手动维护产品配方，输入配方名称后，点击【增加行】弹出配方增加页面，在弹出的页面维护配方信息，然后点击【下一步】。

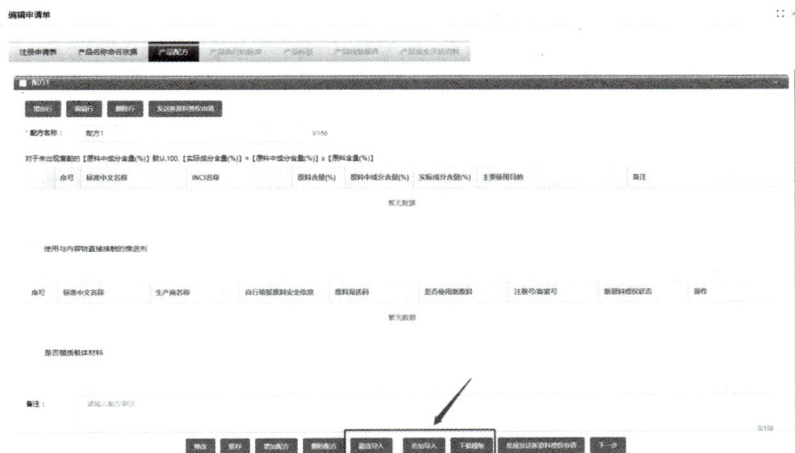

图 13－24 产品配方填报

步骤五：产品执行标准填报

1. 产品名称栏　系统自动关联注册申请表页签信息，不可进行修改。

2. 产品配方栏　系统自动关联产品配方页签信息，不可进行修改。

3. 生产工艺栏（图 13 – 25）　先将配方原料分相/分组，再按分组情况填写具体工艺。

图 13 – 25　生产工艺栏填报

4. 感官指标栏（图 13 – 26）　可维护各配方的感官指标，点击【添加】按钮可增加项目。

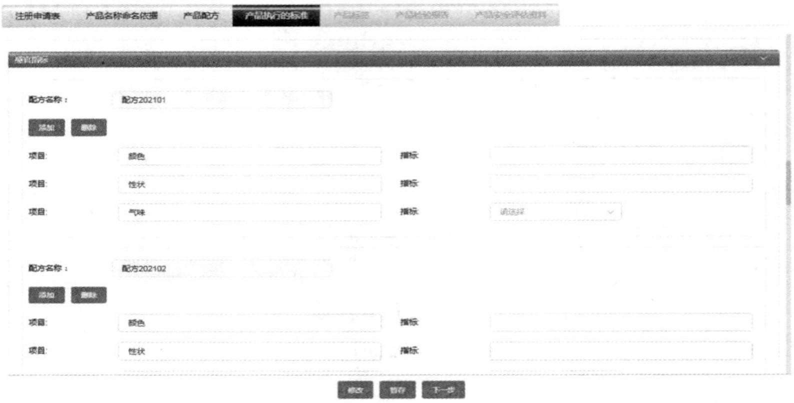

图 13 – 26　感官指标栏填报

5. 微生物指标和理化指标栏（图 13 – 27）　可录入各配方的微生物指标和理化指标信息。点击【+】按钮可增加指标信息，其中简要说明是直接选择的，需要在【支撑数据管理】—【质量管理措施信息维护】菜单中进行维护。

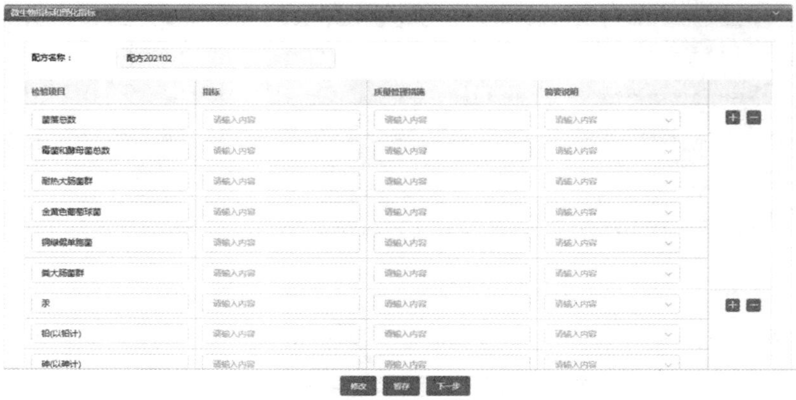

图 13 – 27　微生物指标和理化指标栏

6. 录入产品使用方法、贮存条件和使用期限（图 13 – 28）后，点击【下一步】。

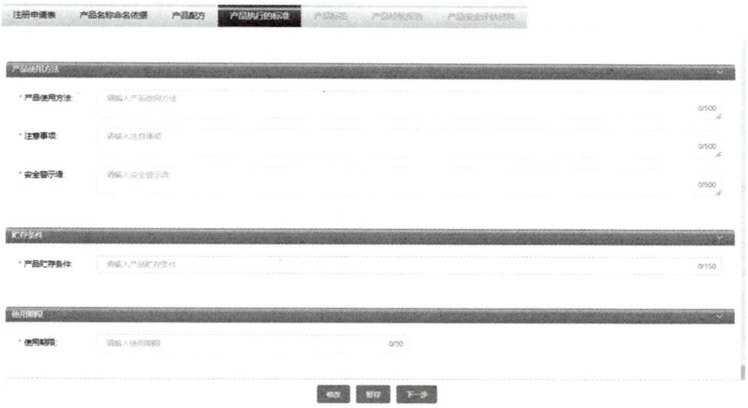

图 13 – 28　录入产品使用方法、贮存条件和使用期限

步骤六：产品标签填报

产品标签页面包括基本内容、其他信息、标注的标签内容和附件上传栏，录入相关信息后点击【下一步】。

步骤七：产品检验报告填报（图 13 – 29）

在产品检验报告页面，可查看产品检验报告，展开微生物、理化和毒理学实验检验结果，可录入不一致说明和上传附件。

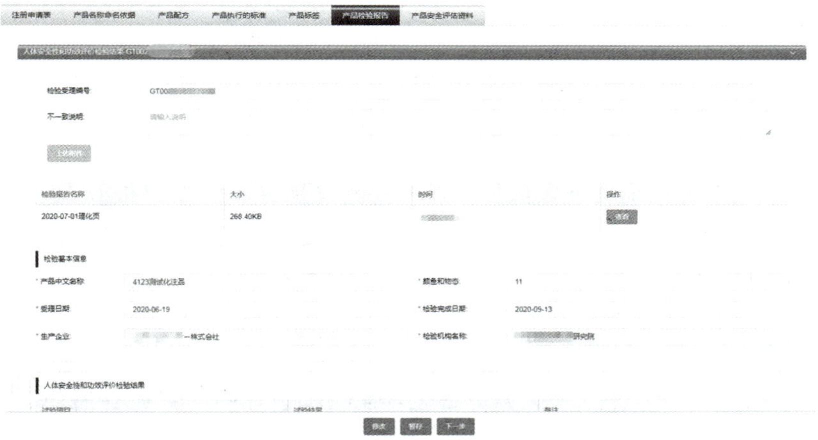

图 13 – 29　产品检验报告页签填报

步骤八：产品安全评估资料填报（图 13 – 30、图 13 – 31）

按要求填写安全评估摘要、安全评估资料、安评人员信息等内容，点击【+】可增加评估人员信息。填报内容以正式发布的《化妆品安全评估技术导则》为准。

产品安全评估资料页签信息录入完成后，点击【签章】可探测签章列表页，在签章列表页可下载和查看相关电子申报资料。其中注册申请表/备案信息表、产品名称命名依据、配方表、产品执行的标准、产品标签样稿、原料安全相关信息会自动直接生成，也可点击【上传扫描件】按钮进行上传。【上传扫描件】按钮同时支持纸质材料盖章后扫描上传。

所有页签信息填写完成、电子资料上传并盖章后，点击【提交】按钮完成申请单的提交。提交的申请单可在【申请单管理】页面进行查看。

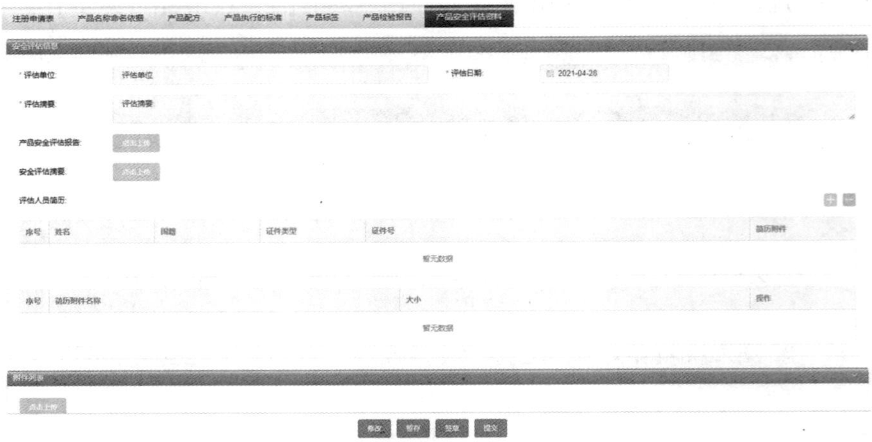

图 13 –30 产品安全评估资料页签填报

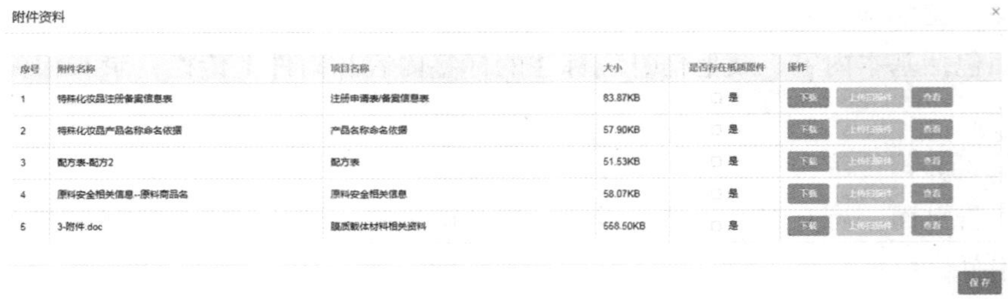

图 13 –31 产品安全评估资料页附件资料填报

（二）新原料注册申报

步骤一：登录系统进入新原料注册申请页面（图 13 –32）

登录化妆品智慧申报审评系统后进入首页，点击左侧【新原料注册申报】—【注册申请】，选择国别后，进入新原料注册申请页面。注册申请页面包含 5 个页签，分别是申请信息、基本信息、关键信息、技术要求和附件资料。

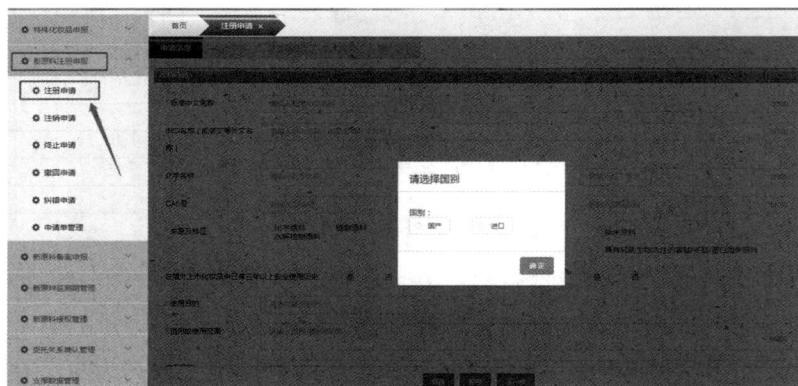

图 13 –32 新原料注册申请页面

步骤二：申请信息页签填报

申请信息页签包括原料信息、注册人信息、生产信息和申请表文书。其中注册人信息由系统自动关联，无需填写。

在原料信息栏（图 13 -33），来源及特征包括：化学原料、植物原料、矿物原料、生物原料、动物原料和水解植物原料。页面的输入项会根据几种大类的选择联动显示更细粒度的填报信息。

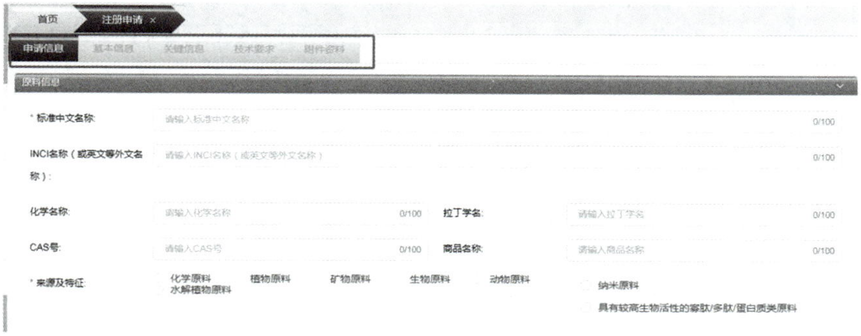

图 13 - 33　原料信息栏填报

在生产信息栏，生产信息自动带出并可手动进行修改，且支持多个生产地址的编辑。点击【增加生产地址】可进行多地址的维护。

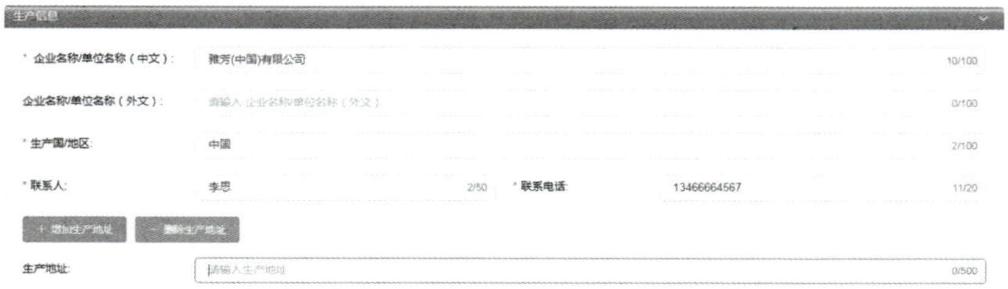

图 13 - 34　生产信息栏填报

申请信息页签所有信息录入完成后，在申请表文书列，点击【生成文书】按钮，可生成新原料申请表，生成的申请表会在附件资料页签中显示（图 13 -35）。点击【下一步】可进入基本信息页签。

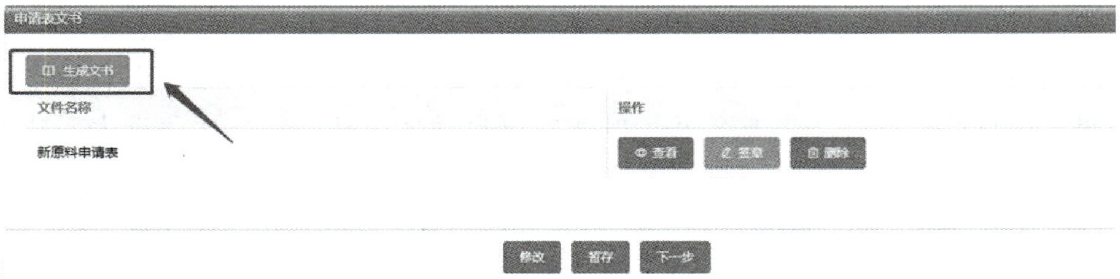

图 13 - 35　生产文书页面

步骤三：基本信息填报（图 13 -36）

在基本信息页面，标准中文名称等部分信息从申请信息页签的输入项自动带出，且无法修改。输入页面相关数据后，在研制报告基本信息表文书栏，点击【生成文书】可自动生成研制报告基本信息表。信息录入完成后，点击【下一步】可进入关键信息页签。

步骤四：关键信息页签填报（图 13 -37）

在关键信息页签，使用目的、适用或使用范围等信息从申请信息和基本信息页签的输入项自动带出，无法修改。输入页面相关数据后，点击【生成文书】可自动生成研制报告研发目的表。点击【下一步】可进入技术要求页签。

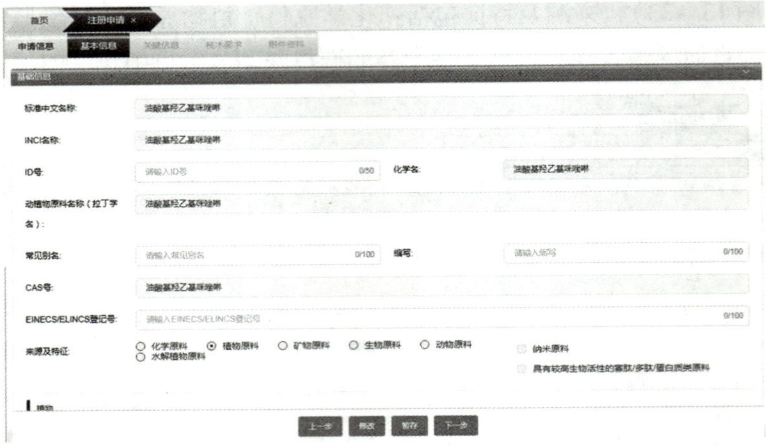

图 13 - 36　基本信息页签填报

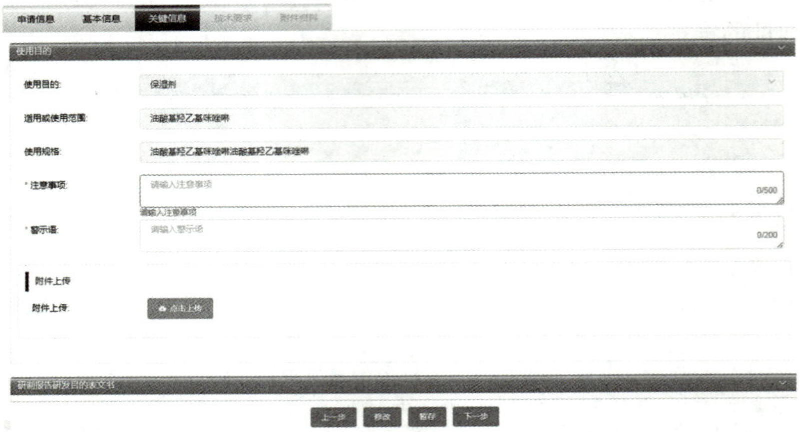

图 13 - 37　关键信息页签填报

步骤五：技术要求页签填报（图 13 - 38）

技术要求页签包括基本信息、性状指标、理化常数、技术要求、检验方法、其他要求、新原料技术要求表文书。录入信息后，点击【生成文书】按钮即可自动生成新原料技术要求表。技术要求信息填写完成后，点击【下一步】进入附件资料页签。

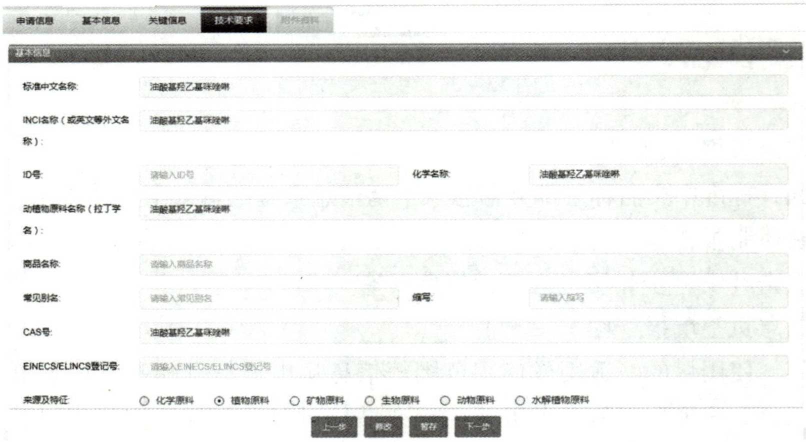

图 13 - 38　技术要求页签填报

步骤六：附件资料页签填报

在附件资料页签（图13-39），分为6个情形，将鼠标移动至情形名称上时，会显示具体的信息。根据选择的情形，需要上传的附件有所不同。【必须上传】列显示为"是"时，该附件必须上传。

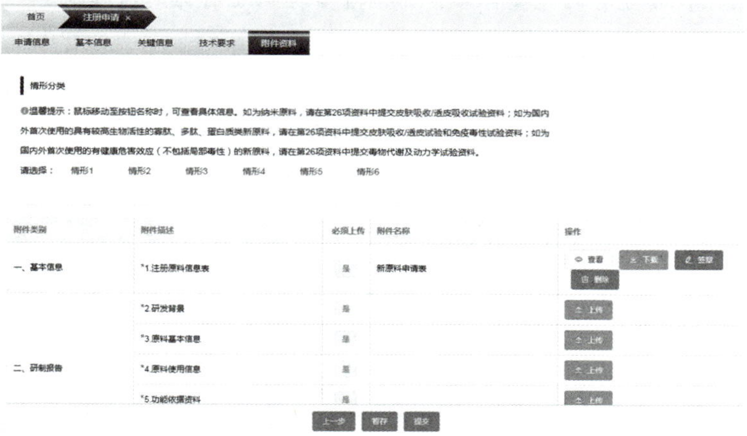

图13-39 附件资料页签

附件信息上传完成后，可以对附件进行下载、查看、删除操作（图13-40）。所有必填项录入完成后，点击【提交】，将新原料注册申请单提交至受理大厅。

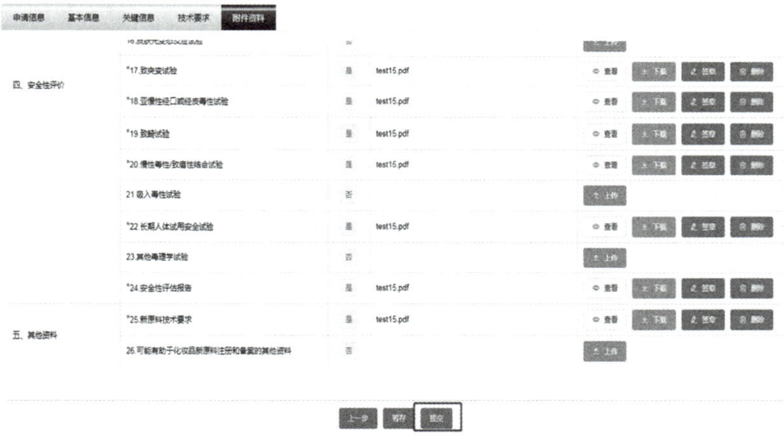

图13-40 附件资料页签管理页面

知识拓展

化妆品注册与备案的差异及意义

化妆品注册与备案是我国化妆品监管体系的两种重要管理方式，二者在管理对象、流程和目的上存在显著差异。注册主要针对特殊化妆品（如染发、祛斑美白等产品），以及高风险的化妆品新原料。这些产品因潜在风险较高，需经过严格的技术审评和行政审批，确保其安全性、功效性和质量可控性。注册流程较为复杂，包括注册申请、技术审评、行政审批和注册证发放等环节，要求企业提交详尽的资料，如产品配方、生产工艺、检验报告等。备案则主要针对普通化妆品和其他化妆品新原料，管理相对简化。备案人需提交表明产品安全性和质量可控性的资料，监管部门对提交的资料存档备查即可。备案流程主要包括备案号领取、首次备案申请单录入、生产信息录入、产品配方录入等步骤，相对注册而言，备案更侧重于信息的公开和透明。化妆品注册与备案制度的实施，体现了我国对化妆品行业分级分类、精准监管的科学理念。注册制度严格把控高风险产品的市场准入，保障消费者的健康安全；备案制度则在确保产品质量安全的前提下，简化流程，提高监管效率，促进化妆品行业的健康发展。二者相辅相成，共同构建了我国化妆品监管的完整体系，为消费者提供了有力的保障。

实验四十七　保健食品备案

📖 实验目标

1. 通过本实验学习，应能掌握保健食品备案所需材料及要求；熟悉保健食品备案管理信息系统的操作；了解保健食品备案的概念、流程及相关法律法规。

2. 能够独立完成保健食品备案信息的填报、提交及备案号的获取；能够对备案过程中出现的问题进行分析并提出解决方案；能够运用电子政务系统进行保健食品备案相关操作。

3. 培养严谨细致的工作态度，确保备案信息的准确性和完整性；增强法律意识和责任意识，认识到保健食品备案工作的重要性；树立诚信意识，如实提供备案材料。

一、实验原理

（一）保健食品备案的定义

保健食品备案是指保健食品生产企业依照法定程序、条件和要求，将表明产品安全性、保健功能和质量可控性的材料提交食品药品监督管理部门进行存档、公开、备查的过程。国家对使用的原料已经列入保健食品原料目录的保健食品以及首次进口的属于补充维生素、矿物质等营养物质的保健食品实行备案管理。这一过程对于保障消费者的健康权益、规范保健食品市场秩序具有重要意义。

（二）保健食品备案的法律依据

《中华人民共和国食品安全法》《保健食品注册与备案管理办法》等法律法规为保健食品备案提供了明确的法律依据，规定了保健食品备案的主体、程序、材料要求等内容。备案人需要对备案材料的真实性、完整性、可溯源性负责。例如，《中华人民共和国食品安全法》明确规定了保健食品备案的法律责任，备案人如果提供虚假材料或隐瞒重要信息，将面临法律责任。

（三）保健食品备案的分类

根据《保健食品注册与备案管理办法》，保健食品备案分为国产保健食品备案和进口保健食品备案。两者的主要区别在于备案主体、备案管理部门和备案流程的不同。

1. 国产保健食品备案

（1）备案主体　国产保健食品的生产企业，原注册人可以作为备案人。

（2）备案管理部门　省、自治区、直辖市市场监督管理部门。

（3）备案流程　备案人向所在地市场监督管理部门提出申请，获取备案管理信息系统登录账号，通过系统提交备案申请并上传相关材料。

2. 进口保健食品备案

（1）备案主体　上市保健食品境外生产厂商。

（2）备案管理部门　国家市场监督管理总局行政受理机构。

（3）备案流程　备案人向国家市场监督管理总局行政受理机构提出申请，获取备案管理信息系统登录账号，通过系统提交备案申请并上传相关材料。

（四）保健食品备案管理信息系统

保健食品备案管理信息系统是用于保健食品备案信息填报、提交、审核及备案号发放的电子政务平台。按照《中华人民共和国食品安全法》《保健食品注册与备案管理办法》关于保健食品备案管理的相关规定，为统一规范全国保健食品备案管理工作，保健食品备案信息系统于 2017 年 5 月 1 日正式上线运行，为保健食品备案提供了统一的信息化平台。

通过保健食品备案管理信息系统的建设，备案人可以在线填写和提交备案材料，减少了纸质文件的使用，同时也便于备案管理部门的电子化存档和检索。通过系统自动生成备案申请表、产品配方、标签说明书、产品技术要求等文档，减少了人工填写的错误和时间成本，提高了工作效率。此外，备案信息的公开和备查增加了保健食品市场的透明度，有助于消费者和监管部门更好地了解和监管产品信息，备案管理部门可以及时发现和处理不符合要求的备案申请，保障保健食品市场的安全。

（五）备案材料要求

1. 国产保健食品备案材料　①备案申请表；②产品配方；③产品生产工艺；④产品标签说明书；⑤产品技术要求；⑥生产企业的营业执照复印件；⑦生产许可证复印件；⑧其他相关证明文件。

2. 进口保健食品备案材料　①备案申请表；②产品配方；③产品生产工艺；④产品标签说明书；⑤产品技术要求；⑥生产国（地区）政府主管部门或法律服务机构出具的备案人为上市保健食品境外生产厂商的资质证明文件；⑦生产国（地区）政府主管部门或法律服务机构出具的备案人对上市保健食品具有所有权的证明文件；⑧其他相关证明文件。

保健食品备案要求备案人如实提供备案材料，不得隐瞒或提供虚假信息，遵守诚信为本的职业道德。例如，在备案过程中，备案人需要提供产品的配方、生产工艺、标签说明书等材料，这些材料必须真实可靠。如果备案人提供虚假材料，不仅会损害消费者的健康权益，还会破坏企业的信誉。

二、实验操作

步骤一：获取保健食品备案管理信息系统登录账号

国产保健食品备案人应向所在地省、自治区、直辖市市场监督管理部门提出获取备案管理信息系统登录账号的申请，提供企业营业执照复印件、生产许可证复印件等必要材料，等待市场监督管理部门审核并发放登录账号。

进口保健食品备案人携带产品生产国（地区）政府主管部门或法律服务机构出具的备案人为上市保健食品境外生产厂商的资质证明文件和联系人授权委托书等，向国家市场监督管理总局行政受理服务部门现场提出获取备案管理信息系统登录账号的申请，由受理部门审核通过后向备案人发放登录账号。

原注册人产品转备案的，应当向总局技术审评机构提出申请。总局技术审评机构对转备案申请相关信息进行审核，符合要求的，将产品相关电子注册信息转送备案管理部门，同时书面告知申请人可向备案管理部门提交备案申请。

步骤二：产品备案信息填报与提交

备案人获得备案管理信息系统登录账号后，进入保健食品备案管理信息系统（图 13 - 41），认真阅读并按照相关要求逐项填写备案人及申请备案产品相关信息，逐项打印系统自动生成的附带条形码、校验码的备案申请表、产品配方、标签说明书、产品技术要求等，连同其他备案材料，逐页在文字处加盖备案人公章（检验机构出具的检验报告、公证文书、证明文件除外）。

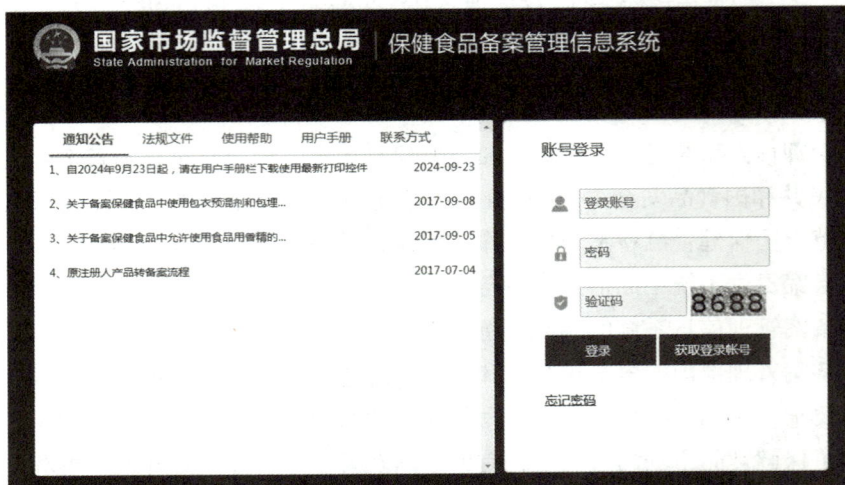

图 13 - 41　保健食品备案管理信息系统

　　备案人将所有备案纸质材料扫描成彩色电子版（PDF 格式）上传至保健食品备案管理信息系统，确认后提交。进口保健食品备案应当向国家市场监督管理总局行政受理机构提交全套备案材料原件 1 份。

　　原注册人已注册（或申请注册）产品转备案的，进入保健食品备案管理信息系统后，可依据《保健食品原料目录》及相关备案管理要求修改和完善原注册产品相关信息，并注明修改的内容和理由。

　　在保健食品备案过程中，备案人需要认真填写备案信息，确保信息的准确性和完整性。这不仅体现了备案人的专业素养，也体现了对消费者健康负责的态度。例如，在填写备案申请表时，每一个数据、每一个文字都必须准确无误，任何疏忽都可能导致备案失败，甚至对消费者健康造成潜在风险。

　　步骤三：备案材料审核与备案号获取

　　备案管理部门收到备案材料后，对材料进行审核。备案材料符合要求的，备案管理部门当场备案，发放备案号，并按照相关格式要求制作备案凭证；不符合要求的，将告知备案人补正相关材料。备案人需妥善保存备案号和备案凭证。

　　步骤四：备案材料存档与公开

　　备案人应当保留一份完整的备案材料存档备查，存档内容包括备案申请表、产品配方、生产工艺、标签说明书、产品技术要求等。备案信息将在网站上进行公开，供公众查询，公开内容包括备案号、产品名称、备案人信息、产品配方、生产工艺等。

实验四十八　保健食品注册

📖 实验目标

　　1. 通过本实验学习，应能掌握保健食品注册系统的功能和使用方法；熟悉保健食品注册的申请流程、所需材料；了解保健食品注册相关的法律法规和政策要求。

　　2. 能够熟练操作保健食品注册系统，完成注册信息的录入和提交；能够准确理解和应用保健食品注册相关的法律法规和政策要求；能够分析和解决保健食品注册过程中遇到的实际问题。

　　3. 培养严谨细致的工作态度，确保注册信息的准确性和完整性；增强法治观念，严格遵守保健食品注册的法律法规和政策要求；提升团队协作精神，共同完成注册工作。

一、实验原理

（一）保健食品注册的定义

保健食品注册，是指市场监督管理部门根据注册申请人申请，依照法定程序、条件和要求，对申请注册的保健食品的安全性、保健功能和质量可控性等相关申请材料进行系统评价和审评，并决定是否准予其注册的审批过程。国家对使用保健食品原料目录以外原料的保健食品以及首次进口的保健食品（属于补充维生素、矿物质等营养物质的保健食品除外）实行注册管理。

（二）保健食品注册的法律依据

在保健食品注册过程中，企业需要遵循相关的法律法规和政策要求，如《中华人民共和国食品安全法》《保健食品注册与备案管理办法》等。这些法规和政策对保健食品注册的条件、流程、资料要求等方面进行了详细规定，是保健食品注册系统设计和应用的重要依据。

（三）保健食品注册管理信息系统

根据《保健食品注册与备案管理办法》《保健食品注册审评审批工作细则（2016 年版)》《保健食品注册申请服务指南（2016 年版)》相关规定，原国家食品药品监督管理总局组织开发了保健食品注册管理信息系统，2017 年 8 月 1 日正式上线运行，为注册申请人提供了一个统一的电子化平台，用于提交新产品注册、延续注册、变更注册、转让技术、证书补发及相关补充资料的申请。该系统旨在提高保健食品注册的效率和透明度，确保注册信息的准确性和完整性。

2023 年，保健食品注册管理信息系统进行了功能升级，新版保健食品注册系统通过多项功能调整显著提升了用户体验和操作效率。首先，注册申请人的企业基本信息自动填充统一社会信用代码，减少了手动输入错误的可能性，提高了数据的准确性。其次，系统新增的预审服务为申请人提供了审评前的咨询，帮助解决材料完整性和审评意见的对应性问题，从而提升了法规一次性补正的合规性。材料目录的调整及重新划分使得材料提交更加规范和便捷，申请人只需按照新的目录要求上传材料即可。通知形式的更新引入了系统电子通知功能，申请人可以在进度跟踪中查看并下载受理、审评相关通知及电子证书，信息获取更加及时和方便。打印控件的更换保证了打印功能的正常使用，而企业经营异常状态的限制则确保了申请的有效性和企业的合规性。整体而言，新系统通过这些调整优化了用户操作流程，提高了数据处理的准确性，增强了系统的便捷性和信息透明度。

二、实验操作

步骤一：申请材料准备

1. 国产保健食品注册申请材料 ①国产保健食品注册申请表；②产品研发报告；③产品配方及配方依据；④功效成分/标志性成分、含量及检验方法；⑤生产工艺简图及详细说明；⑥产品质量标准（企业标准）和起草说明；⑦直接接触产品的包装材料的种类、名称、质量标准及选择依据；⑧检验机构出具的检验报告；⑨产品标签、说明书样稿；⑩其他有助于产品审评的资料。

2. 进口保健食品注册申请材料 ①进口保健食品注册申请表；②申请人合法登记证明文件复印件；③保健食品的中文通用名称与已经批准注册的药品名称不重名的检索材料；④申请人对他人已取得的专利不构成侵权的保证书；⑤商标注册证复印件；⑥产品研发报告；⑦产品配方（原、辅料原文及中文译本）及配方依据；⑧功效成分/标志性成分、含量及检验方法；⑨生产工艺简图、详细说明（原文及中文译本）和有关的研究资料；⑩产品质量标准（企业标准，原文及中文译本）和起草说明；⑪直接接触产品的包装材料的种类、名称、质量标准及选择依据；⑫检验机构出具的检验报告；⑬产品标签、说明书样稿；⑭产品生产国（地区）政府主管部门或者法律服务机构出具的注册申请人为上市保健食品境外生产厂商的资质证明文件；⑮产品生产国（地区）政府主管部门或者法律服务机构出具的保健食品上市销售一年以上的证明文件；⑯产品生产国（地区）或者国际组织与保健食品相关的技术法规或者标准；⑰产品在生产国（地区）上市的包装、标签、说明书实样。

步骤二：系统登录与注册

（1）访问系统　进入保健食品注册管理信息系统（申报端），登录页面如图 13 - 42 所示。

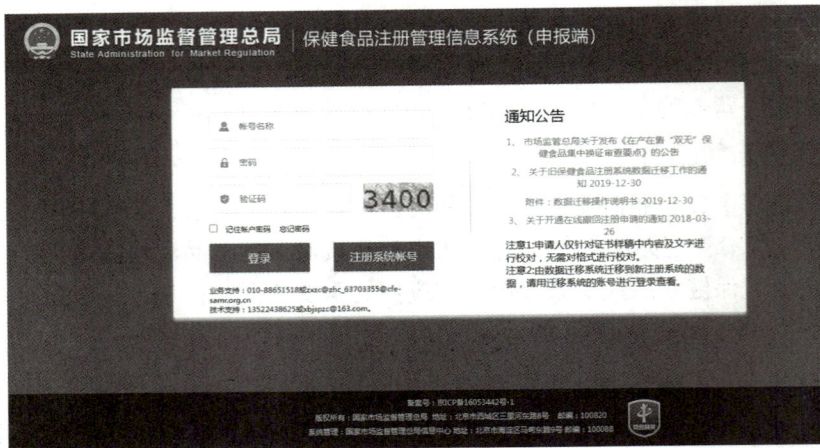

图 13 - 42　保健食品注册管理信息系统登录界面

（2）用户注册　对于首次使用的用户，需要点击"注册"按钮，填写相关信息（如企业名称、统一社会信用代码、联系人姓名、联系电话等），并设置登录密码。提交注册信息后，等待系统审核。

（3）用户登录　审核通过后，使用注册时填写的用户名和密码登录系统。

在注册过程中，要求如实填写企业信息，不得弄虚作假，确保信息的准确性和完整性。

步骤三：注册信息录入

（1）选择注册类型　登录系统后，选择新产品注册（图 13 - 43），点击新建，根据企业需要注册的保健食品类型（如国产保健食品、进口保健食品等），选择相应的注册类型（图 13 - 44）。

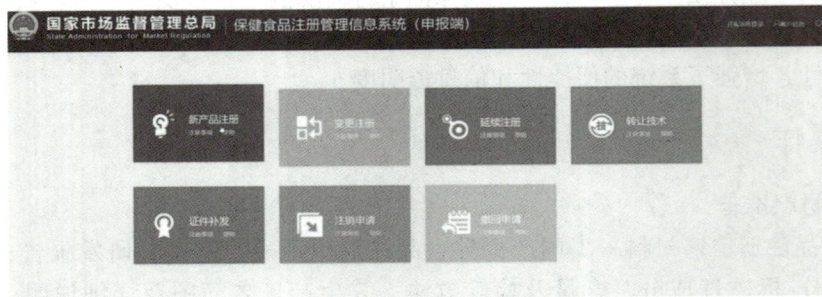

图 13 - 43　保健食品注册管理信息系统申报端

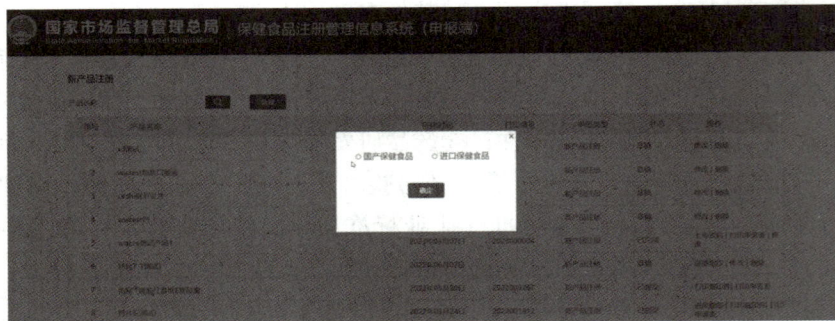

图 13 - 44　保健食品新产品注册类型

（2）填写基本信息 根据系统提示逐项填写保健食品的基本信息，包括产品配方材料、产品标签说明书、技术要求、注册申请人信息、资料目录等（图13-45）。

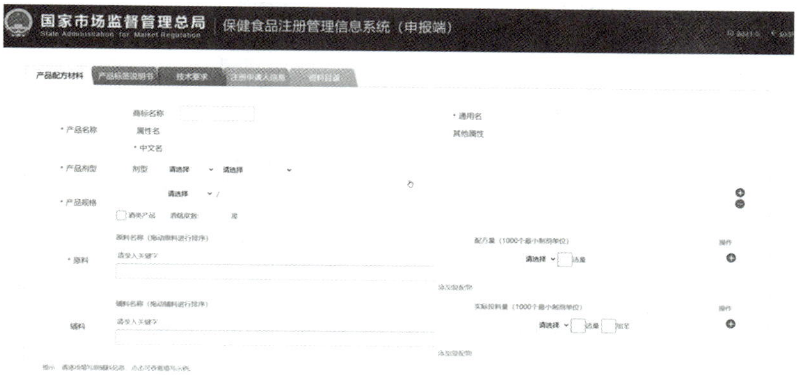

图13-45 保健食品新产品注册基本信息申报

步骤四：打印注册申请表

按规定格式和内容填写后打印（图13-46）国产保健食品注册申请表、进口保健食品注册申请表等。申请表填写内容应规范、完整，不得涂改，并与所提交的证明文件、申请材料相关内容一致。

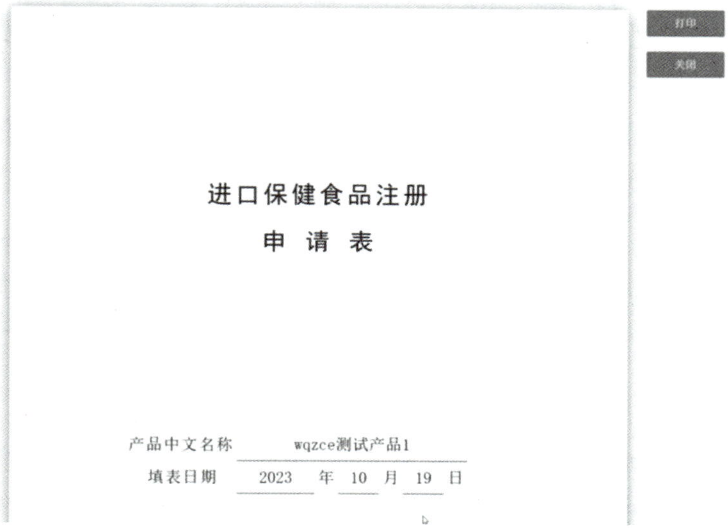

图13-46 打印保健食品新产品注册申请表

步骤五：上传相关资料并提交

根据系统要求上传保健食品的配方、生产工艺、质量标准、检验报告等相关资料（图13-47）。将纸质版资料加盖注册申请人公章后扫描成PDF，选择文件逐个上传后点击"提交"按钮，将注册信息提交至系统。在提交之前需要通过文件预览确保上传文件清晰度，并确认材料内容无误，提交后不允许撤回。

步骤六：审核与审批

（1）审核流程 系统接收到注册信息后，将自动进入审核流程。审核人员将对注册信息进行全面审查，包括资料的真实性、完整性以及是否符合法律法规和政策要求。

（2）审批流程 审核通过后，注册信息将进入审批流程。审批人员将对注册申请进行审批，并决定是否颁发保健食品批准证书。

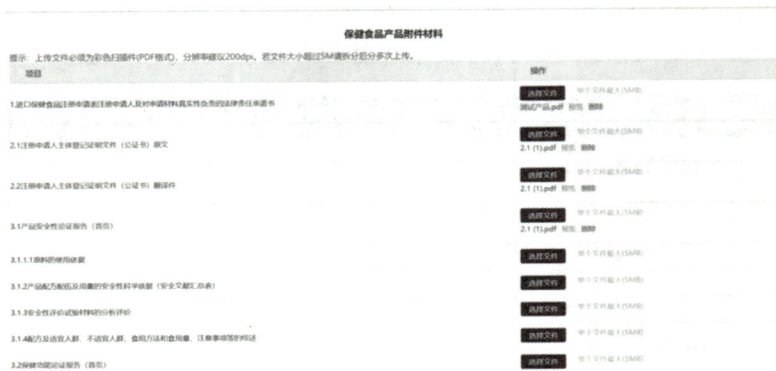

图 13 – 47　上传保健食品新产品注册申报材料

（3）进度查询　在审核和审批过程中，企业可以通过系统提供的查询功能实时查询注册申请的进度和状态。

步骤七：结果反馈与后续操作

（1）结果反馈　审批完成后，系统将通过短信或邮件等方式，向企业反馈审批结果。如果审批通过，将颁发保健食品批准证书；如果审批未通过，将说明未通过的原因和需要补充的资料。

（2）后续操作　根据审批结果，企业需要进行相应的后续操作。如果审批通过，可以开始生产销售保健食品；如果审批未通过，需要根据系统提示补充完善相关资料，并重新提交注册申请。

实验四十九　保健食品监管信息查询

实验目标

1. 通过本实验学习，应能掌握法人库特殊食品监管子库信息查询系统的功能和使用方法；熟悉保健食品注册信息和备案信息查询的流程；了解保健食品信息查询的法律背景及其在市场监管中的作用。

2. 能够熟练操作法人库特殊食品监管子库信息查询系统；能够根据查询需求，快速准确地获取保健食品相关信息；能够分析和处理查询结果，为保健食品监管提供数据支持。

3. 培养严谨细致的工作态度，确保查询信息的准确性和完整性；增强法律意识和责任意识，使其认识到保健食品信息查询工作的重要性；树立诚信意识，如实提供和使用查询信息。

一、实验原理

（一）法人库特殊食品监管子库信息查询系统简介

法人库特殊食品监管子库信息查询系统是国家市场监督管理总局为规范特殊食品市场监管而开发的电子政务平台。该系统以法人单位为管理对象，涵盖保健食品等特殊食品的生产、经营、监管等全生命周期信息。该系统可以查询保健食品的生产企业、产品信息、注册审批情况、监督检查记录等关键信息，为保健食品监管提供有力支持。该系统具备以下功能。

1. **企业信息查询**　可查询企业的基本信息，包括企业名称、法定代表人、注册资本、经营范围等。

2. **保健食品注册信息查询**　可查询保健食品的注册证书、产品信息、生产企业、有效期、保健功能等。

3. 保健食品备案信息查询　可查询保健食品的备案号、产品名称、备案日期、生产企业等。

4. 保健食品生产许可信息查询　可查询保健食品生产企业的生产许可证信息。

5. 保健食品经营许可信息查询　可查询保健食品经营企业的经营许可证信息。

（二）保健食品监管相关法律法规

保健食品监管工作依据的法律法规和标准主要包括《中华人民共和国食品安全法》《保健食品注册与备案管理办法》和《保健食品标识规定》等。这些法规对保健食品的生产、流通、标识等方面进行了详细规定，是保健食品监管的重要依据。作为保健食品行业的从业者或监管者，必须严格遵守相关法律法规要求，确保保健食品的质量和安全。保健食品的监管必须依法进行，任何违法行为都将受到法律的制裁。

（三）保健食品信息查询的作用

1. 市场监管　通过查询保健食品注册信息和备案信息等，监管部门可以及时发现和处理违规行为，维护市场秩序。

2. 消费者权益保护　消费者可以通过查询保健食品相关信息，了解产品的合法性和安全性，做出明智的购买决策。

二、实验操作

步骤一：访问查询系统

访问法人库特殊食品监管子库信息查询系统首页（图 13 - 48）。

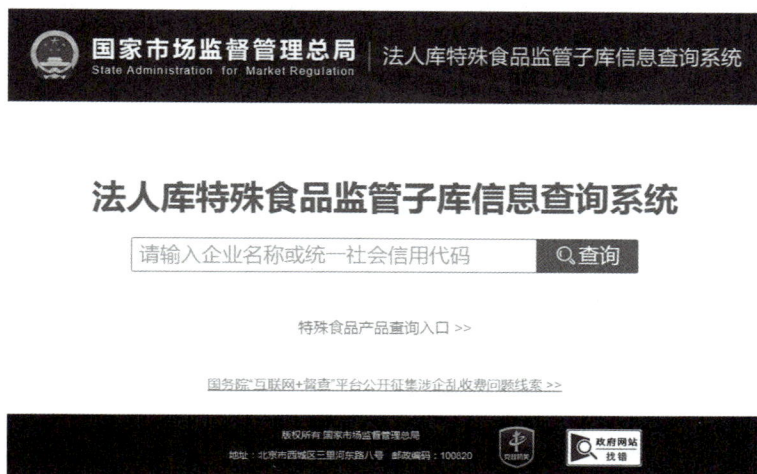

图 13 - 48　法人库特殊食品监管子库信息查询系统

步骤二：企业信息查询

（1）在法人库特殊食品监管子库信息查询系统操作界面，输入查询条件，如企业名称、统一社会信用代码等。

（2）点击"查询"按钮，系统会显示符合条件的企业信息列表。

（3）点击列表中某个企业的名称，可以查看该企业的基本信息，包括企业名称、法定代表人、注册资本、经营范围等。

步骤三：保健食品注册信息查询

（1）在系统操作界面，选择"产品查询入口"功能模块。

（2）点击"保健食品注册"（图 13－49），输入查询条件，如产品名称、批准文号等。

（3）点击"查询"按钮，系统会显示符合条件的产品信息列表。

（4）点击列表中某个产品的名称，可以查看该产品的详细信息，如产品基本信息、注册审批信息、产品说明书等。

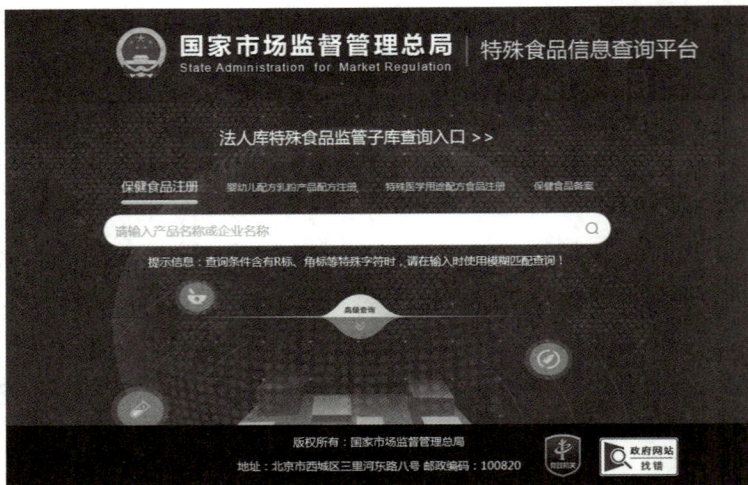

图 13－49　特殊食品信息查询平台保健食品注册信息查询

步骤四：保健食品备案信息查询

（1）在系统操作界面，选择"产品查询入口"功能模块。

（2）点击"保健食品备案"，输入查询条件，如保健食品备案号、产品名称、企业名称、社会信用代码等信息。

（3）点击"查询"按钮，页面会显示保健食品的备案号、产品名称、备案状态、生产企业等详细信息。

步骤五：保健食品生产许可和经营许可信息查询

（1）在法人库特殊食品监管子库信息查询系统操作界面，输入查询条件，如企业名称、统一社会信用代码等。

（2）点击"查询"按钮，系统会显示出企业生产和经营许可证编号、生产者名称、经营者名称、签发人、发证日期和有效期等信息。

步骤六：查询结果分析

（1）分析企业信息　检查企业的基本信息是否完整，确认企业的合法经营资格。

（2）分析保健食品注册信息　检查注册证书的有效期、生产企业资质、保健功能描述等，确保产品合法合规。

（3）分析保健食品备案信息　检查备案号的有效性、生产企业资质、备案日期等，确保产品合法合规。

（4）分析保健食品生产和经营许可信息　检查生产和经营许可证的有效期、许可范围等，确保企业合法生产。

书网融合……

本章小结　　　　　　　　　习题

参考文献

［1］国家药品监督管理局执业药师职业资格认证中心．药事管理与法规（第九版·2025）［M］．北京：中国医药科技出版社，2025.

［2］徐双敏．电子政务概论［M］.3 版．北京：科学出版社，2016.

［3］孟令全，武志昂，刘颖．基于医药电子商务的医药电子政务系统的建设［C］.2009 年中国药学会药事管理专业委员会年会暨"国家药物政策与《药品管理法》修订研究"论坛论文文集，2009：283−290.

［4］郝静静．政府门户网站建设的探索与实践［D］.上海：同济大学，2008：3−4，26−36.

［5］金晶，左昌盛，后小仙，等．智慧政府与治理创新电子政务实验实训教程［M］．北京：北京大学出版社，2024.